骨科疾病
临床诊疗与康复

主编　张爱萍　孙国权　燕东展　代　杰

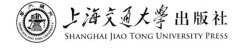

上海交通大学出版社
SHANGHAI JIAO TONG UNIVERSITY PRESS

内容提要

本书在内容选择上是以四肢、脊柱及骨盆等部位的常见病和多发病为主，在内容编排上以创伤性骨关节疾病为重点，从疾病的临床特点入手，对其诊断原则与治疗要点做了详细描述，反映了骨科领域的成熟理论与临床经验，并兼顾疾病的最新诊治进展。本书紧扣临床，简明实用，可供骨科医师、康复科医师及相关医务人员参考阅读。

图书在版编目（CIP）数据

骨科疾病临床诊疗与康复 / 张爱萍等主编. --上海 ：
上海交通大学出版社，2022.9
ISBN 978-7-313-26501-2

Ⅰ．①骨… Ⅱ．①张… Ⅲ．①骨疾病－诊疗②骨疾病－康复 Ⅳ．①R68

中国版本图书馆CIP数据核字（2022）第133110号

骨科疾病临床诊疗与康复
GUKE JIBING LINCHUANG ZHENLIAO YU KANGFU

主　　编：张爱萍　孙国权　燕东展　代　杰

出版发行：上海交通大学出版社　　　　　　地　　址：上海市番禺路951号
邮政编码：200030　　　　　　　　　　　　电　　话：021-64071208
印　　制：广东虎彩云印刷有限公司
开　　本：710mm×1000mm 1/16　　　　　经　　销：全国新华书店
字　　数：279千字　　　　　　　　　　　　印　　张：16
版　　次：2023年1月第1版　　　　　　　　插　　页：2
书　　号：ISBN 978-7-313-26501-2　　　　印　　次：2023年1月第1次印刷
定　　价：198.00元

编委会 BIANWEIHUI

前言
Foreword

骨科学是外科学领域中一门形成较早、范围较广、发展较快的专业学科，尤其是进入 21 世纪以来，骨科学的发展如雨后春笋，日新月异。随着知识的不断更新，新技术的迅猛发展，骨科学又细分为创伤外科、脊柱外科、关节外科、骨肿瘤科、手足外科等分支学科。

骨关节疾病损害了世界各国不同年龄阶段数以万计人的健康，随着人口的老龄化，骨关节疾病的发病率还在不断增长，已成为危害人类健康的严重疾病，受到世界各国的广泛关注。现如今，基础理论研究逐渐深入，治疗方法层出不穷，新技术、新材料、新器械广泛应用于临床，各种创伤和疾病的诊疗技术也有了很大的进步。由于国际间学术交流的频繁和深入，骨科领域内不仅治疗方法多种多样，而且治疗原则和学术思想也有不同程度的改变，有的科研项目已达到国内乃至国际先进水平。我国骨科学工作者一直坚持不懈地努力，始终与新技术的发展保持同步，不断吸收国内外新技术，并创新发展，取得了许多新的成果。

本书在内容选择上是以四肢、脊柱、骨盆等部位的常见病和多发病为主，在阐述新理论、新技术的同时，对某些容易混淆的基本概念加以强调，而对罕见的骨关节疾病，由于篇幅所限，难以全面涉及。在内容编排上，以创伤性骨关节疾病为重点，从疾病的临床特点入手，对其诊断原则与治疗要点做了详细描述，反映了骨科领域的成熟理论与临床经验，并兼顾疾病的最新诊治进展。本书紧扣临床，简明实用，内容丰富，图文并茂，资料新颖,希望能对中青年骨科医师的临床工作有所帮助。

本书的编者均为工作在临床一线的专家和教授,具有丰富的临床实践经验。他们在繁重的临床工作之余,将自己的临床经验编辑成书,并得到了多位专家的指导。由于经验不足和编写时间有限,书中的缺点和错误在所难免,希望骨科同仁指正,以备再版时更正。

《骨科疾病临床诊疗与康复》编委会

2021 年 11 月

目 录
Contents

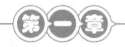

上肢骨折

第一节 锁骨骨折

一、功能解剖

锁骨属长管状骨，连接于肩胛骨与胸骨之间，外形呈∽状，内侧向前突出成弓状，外侧向后弯曲，如弓的末端凹进。锁骨中 1/3 以内的截面呈棱柱状，外 1/3 截面扁平状。中 1/3 段直径最细，是薄弱之处，若纵向或横向暴力作用于此，其弓状突出部位容易发生骨折。中 1/3 与外 1/3 交界处是棱柱状与扁平状的交接处，这种生理解剖学的改变也是骨折的好发部位。

锁骨内端与胸骨的锁骨切迹构成胸锁关节，外端与肩峰形成肩锁关节。锁骨外端被喙锁韧带、肩锁韧带、三角肌及斜方肌附着而稳定。

锁骨与下后方的第 1 肋骨之间有肋锁间隙、间隙中有锁骨下动脉、静脉及臂丛神经通过。锁骨骨折内固定时应小心保护血管和神经。

锁骨的功能和作用较多：①锁骨桥架于胸骨与肩峰之间，使肩部宽阔、壮实而美观，如果锁骨缺如，肩部就会狭窄而下垂。②锁骨通过韧带和软组织作用牵动肩胛带上举，带动肋骨上移，有协同呼吸和保护肺脏的作用。③为肌肉提供附着点，胸锁乳突肌附着在锁骨内 1/3，胸大肌附着在锁骨前缘，三角肌和斜方肌附着在锁骨外1/3。④锁骨的骨架支撑作用不仅串连内侧的胸锁关节和外侧的肩锁关节，而且通过韧带辅助肩胛带和肩关节进行相关活动。⑤锁骨中段的前凸和外侧的后凹，宛如动力机的曲轴，锁骨纵轴发生旋转时（可在纵轴上旋转50°），可带动肩胛带发挥旋转和升降作用。⑥为通过锁骨下方的血管和神经提供支撑和保护作用。

二、损伤机制及分类

间接与直接暴力均可引起骨折，以间接暴力居多。体操运动员跌倒时手掌支撑肩部着地，自行车运动员在运动中突然翻车，双足不能及时抽出，肩部着地跌倒，地面的反作用力与撞击力相互作用造成锁骨骨折，大多为斜形或横断骨折（图1-1）。直接暴力即运动员肩部直接撞击在器械或物件上，形成斜形或粉碎性骨折。幼儿或青少年大多为横断或青枝骨折，如检查不仔细，容易漏诊。

竞技运动所发生的锁骨骨折，研究损伤机制要重视运动员摔倒的速度和体重作用于着力点的力量。摔倒时手掌先行撑地，但如速度很快，惯性力量带动体重使肩部直接撞击物件或地面而损伤。

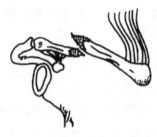

图 1-1　锁骨外 1/3 斜形骨折

锁骨骨折的分类若按部位可分为内 1/3 骨折、中 1/3 骨折及外 1/3 骨折。锁骨内侧半向前凸，外侧半向后迂回，交接处正是力学上的薄弱之处，所以中1/3骨折最多见，占所有锁骨骨折的 75％～80％。

锁骨中段骨折近侧端因受胸锁乳突肌牵拉可向上、向后移位，远侧端因上肢的重量和肌肉牵拉而向下前内移位（图1-2）。

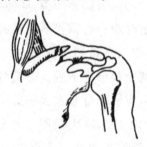

图 1-2　锁骨中段粉碎骨折，骨折端移位

三、症状与诊断

（一）受伤史

摔倒时一侧上肢撑地或肩锁部位有直接撞击损伤史。

（二）肩锁部位疼痛、肿胀及畸形

锁骨骨折后肩锁部位疼痛明显,骨折处有肿胀,且有向前突起畸形。患肢不敢活动,患者常用健手托住患肢肘部以减少肩部疼痛。

（三）骨擦音

于锁骨骨折处触诊时可闻及骨折端移动的骨擦音,表示骨折端有错位。

（四）X线检查

X线拍片检查多能显示骨折形式和移位状况。锁骨骨折后,由于胸锁乳突肌的牵拉,近折端向上、向后移位,远折端因为上肢的重力作用和韧带的牵拉大多向下、向内移位。

四、治疗

（一）悬吊

儿童青枝骨折、不完全骨折或成人无移位骨折,可用三角巾或颈腕吊带悬吊1～2周即可自愈。

（二）绷带固定

对常见的中1/3段移位骨折可采用闭合复位绷带固定。

复位方法:以1％～2％普鲁卡因局部麻醉。患者取坐位,双手插腰挺胸,双肩后伸。医师立于患者背后,双手握住患者两肩向后上扳提,同时以一侧膝部顶住其背部起对抗作用,一般大多能复位(图1-3)。有时需术者将两骨折端向前牵拉方能复位。为使骨折端维持对位,以适当厚度的棉垫压住骨折近侧端,用胶布固定在皮肤上(图1-4)。复位后双侧腋窝棉垫保护,以"∞"字绷带固定。"∞"字绷带的松紧度要恰当,太松不起作用,形成骨折移位,太紧压迫损伤神经血管,应力求恰如其分(图1-5)。

（三）手术切开复位

手术切开皮肤遗留瘢痕不雅观,且切开骨膜后需延迟愈合时间,所以一般多不采用。但严重粉碎骨折合并神经血管损伤者可谨慎选用。锁骨位于皮下,血液循环并不十分丰富,骨折愈合所需要的血液供应主要依靠骨膜。锁骨骨折行钢板内固定如骨膜剥离太多,容易发生延迟愈合与不愈合。锁骨骨折内固定方式较多,主要有克氏针交叉内固定、钢板内固定及张力带钢丝内固定等(图1-6)。其中克氏针交叉内固定不必剥离骨膜,其他各种方式也应尽一切努力减少剥离骨膜的范围,使术后的骨折愈合能得以顺利进行。

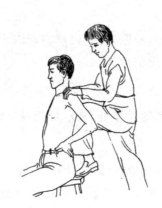
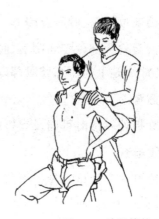

图1-3　锁骨骨折整复方法　　　　　　　图1-4　放置棉垫

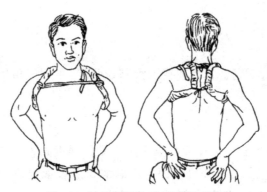

图1-5　锁骨骨折"∞"字绷带固定法

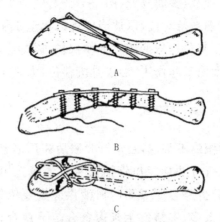

图1-6　锁骨骨折内固定
A.克氏针内固定；B.钢板螺钉内固定；C.张力带钢丝内固定

第二节 肩胛骨骨折

肩胛骨位于两侧胸廓后上方,周围有丰厚的肌肉覆盖,骨折较为少见。肩胛骨对上肢的稳定和功能起着重要的作用,骨折后如不能得到正确治疗,可能会对上肢功能造成严重影响。

一、骨折分类

(一)按部位分类

肩胛骨骨折按解剖部位可分为肩胛体骨折、肩胛冈骨折、肩胛颈骨折、肩胛盂骨折、喙突骨折和肩峰骨折等。肩胛体和肩胛冈骨折最为常见,其次为肩胛颈骨折,然后是肩胛盂骨折、肩峰骨折、喙突骨折,不少骨折属于上述各类的联合骨折。另外,还有肌肉和韧带附着点的撕脱骨折、疲劳或应力骨折。

1.肩胛盂关节内骨折

此类骨折可进一步分为 6 型。①Ⅰ型盂缘骨折:通常合并肩关节脱位。②Ⅱ型骨折:是经肩胛盂窝的横形或斜形骨折,可有肩胛盂下方的三角形游离骨块。③Ⅲ型骨折:累及肩胛盂的上 1/3,骨折线延伸至肩胛骨的中上部并累及喙突,经常合并肩锁关节脱位或骨折。④Ⅳ型骨折:骨折线延伸至肩胛骨内侧。⑤Ⅴ型骨折:是Ⅱ型和Ⅳ型的联合类型。⑥Ⅵ型骨折:是肩胛盂的严重粉碎性骨折。

2.喙突骨折

根据骨折线与喙锁韧带的位置关系,可进一步分成两型。①Ⅰ型骨折:位于韧带附着点后方,有不稳定倾向。②Ⅱ型骨折:位于韧带前方,稳定。

(二)按关节内外分类

根据骨折是否累及肩盂关节面,肩胛骨骨折可分为关节内骨折和关节外骨折。关节外骨折根据稳定性,又可进一步分为稳定的关节外骨折和不稳定的关节外骨折两种。

1.关节内骨折

此类骨折为涉及肩胛盂关节面的骨折,常合并肱骨头脱位或半脱位。肩胛盂骨折中只有 10% 有明显的骨折移位。

2.稳定的关节外骨折

此类骨折包括肩胛体骨折、肩胛冈骨折和一些肩胛骨骨突部位的骨折。单独的肩胛颈骨折,一般较稳定,也属稳定的关节外骨折。

3.不稳定的关节外骨折

此类骨折主要指合并锁骨中段移位骨折的肩胛颈骨折,即"漂浮肩"(图 1-7)损伤。该损伤常由严重暴力引起,此种骨折造成整个肩胛带不稳定。由于上臂的重力作用,它有向尾侧旋转的趋势。常合并同侧肋骨骨折,也可损伤神经血管束,包括臂丛神经。

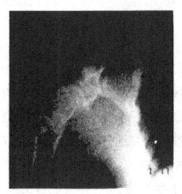

图 1-7 "漂浮肩"损伤

二、临床表现及诊断

肩胛骨骨折根据外伤史、症状、体征及 X 线检查,可明确诊断。

(一)病史

1.体部骨折

常为直接暴力引起,受伤局部常有明显肿胀,皮肤常有擦伤或挫伤,压痛也很明显,由于血肿的刺激可引起肩袖肌肉的痉挛,使肩部运动障碍,表现为假性肩袖损伤的体征。但当血肿吸收后,肌肉痉挛消除,肩部主动外展功能即恢复。喙突骨折或肩胛体骨折时,当深吸气时,由于胸小肌和前锯肌带动骨折部位活动可使疼痛加剧。

2.肩胛盂和肩胛颈骨折

多由间接暴力引起,即跌倒时肩部外侧着地,或手掌撑地,暴力经肱骨传导冲击肩胛盂或颈造成骨折。多无明显畸形,易于漏诊。但肩部及腋窝部肿胀、压痛,活动肩关节时疼痛加重,骨折严重移位者可有肩部塌陷,肩峰相对隆起呈方肩畸形,犹如肩关节脱位的外形,但伤肢无外展、内收及弹性固定情况。

3. 肩峰骨折

肩峰突出于肩部,多为自上而下的直接暴力打击,或由肱骨突然强烈的杠杆作用引起,多为横断面或短斜面骨折。肩峰远端骨折,骨折块较小,移位不大;肩峰基底部骨折,远侧骨折块受上肢重量的作用及三角肌的牵拉,向前下方移位,影响肩关节的外展活动。

(二)X 线检查

多发损伤患者或怀疑有肩胛骨骨折时,应常规拍摄肩胛骨 X 线平片,常用的有肩胛骨正位、侧位、腋窝位和穿胸位 X 线平片。注意肩胛骨在普通胸部正位片上显示不清,因为肩胛骨与胸廓冠状面相互重叠。此外,还可根据需要加拍一些特殊体位平片,如向头侧倾斜 45°角的前后位平片可显示喙突骨折。CT 检查能帮助辨认和确定关节内骨折的程度和移位,以及肱骨头的移位程度。因为胸部合并损伤的发生率高,胸片应作为基本检查方法的一部分。

(三)合并损伤

诊断骨折的同时,应注意检查肋骨、脊柱以及胸部脏器的损伤。肩胛骨周围有肌肉和胸壁保护,所以只有高能量创伤才会引起骨折。由于肩胛骨骨折多由高能量直接外力引起,因此合并损伤发生率高达 35%～98%。合并损伤常很严重,甚至危及生命。然而,在初诊时却常常漏诊。最常见的合并损伤是同侧肋骨骨折并发血气胸,其次是锁骨骨折、颅脑闭合性损伤、头面部损伤及臂丛损伤。肩胛骨合并第 1 肋骨骨折时,因可伤及肺和神经血管,故特别严重。

三、治疗

绝大多数肩胛骨骨折可采用非手术方法治疗,只有少数患者需行手术治疗。由于肩胛骨周围肌肉覆盖多,血液循环丰富,骨折愈合快,骨折不愈合很少见。

(一)肩胛体和肩胛冈骨折

肩胛体和肩胛冈骨折一般采用非手术治疗,可用三角巾或吊带悬吊制动患肢,早期局部辅以冷敷,以减轻出血及肿胀。伤后 1 周内,争取早日开始肩关节钟摆样功能锻炼,以防止关节粘连。随着骨折愈合,疼痛减轻,应逐步锻炼关节的活动范围和肌肉力量。

(二)肩峰骨折

如肩峰骨折移位不大,或位于肩锁关节以外,用三角巾或吊带悬吊患肢,避免作三角肌的抗阻力功能训练。如骨折块移位明显,或移位到肩峰下间隙,影响肩关节运动功能,则应早期手术切开复位内固定。手术取常规肩部切口,内固定可采用克氏针张力带钢丝,骨块较大时也可选用拉力螺钉内固定。如合并深层肩袖损伤,应同时行相应治疗。

(三)喙突骨折

对不稳定的 Ⅰ 型骨折应行手术治疗。对单纯喙突骨折可行保守治疗。因为喙突是否解剖复位对骨折愈合及局部功能没有影响。但如合并有肩锁分离、严重的骨折移位、臂丛受压、肩胛上神经麻痹等情况,则需考虑手术复位,松质骨螺钉固定治疗。

(四)肩胛颈骨折

对无移位或轻度移位的肩胛颈骨折,可采用非手术方法治疗。用三角巾制动患肢 2～3 周,4 周后开始肩关节功能锻炼。

肩胛颈骨折在冠状面和横截面成角超过 40°角或移位超过 1 cm 时,需要手术治疗。根据骨折片的大小和骨折的类型,内固定物是在单纯的拉力螺钉和支撑接骨板之间选择。使用后入路,单个螺钉可从后方拧入盂下结节。骨折片很大时,应在后方使用 1/3 管状接骨板支撑固定,使带有关节面的骨片紧贴于肩胛骨近端的外缘。接骨板与直径为 3.5 mm 的皮质骨拉力螺钉的结合使用,增加了固定的稳定程度。合并同侧锁骨骨折的肩胛颈骨折,即"漂浮肩"损伤,由于肩胛骨很不稳定,移位明显,应采用手术治疗。通常先复位固定锁骨,锁骨骨折复位固定后,肩胛颈骨折常常也可得到大致的复位。如肩胛骨稳定就不需切开内固定肩胛颈骨折;如锁骨复位固定后肩胛颈骨折仍不能有效复位,或仍不稳定,就需进一步手术治疗肩胛颈骨折。

(五)肩胛盂骨折

肩胛盂骨折只占肩胛骨骨折的 10%,而其中有明显骨折移位者占肩盂骨折的 10%。对大多数轻度移位的骨折可用三角巾或吊带保护,早期开始肩关节活动范围的练习。一般制动 6 周,去除吊带后,继续进行关节活动范围及逐步开始肌肉力量的锻炼。

1. Ⅰ 型盂缘骨折

如骨折块面积占肩盂面积的 25%(前方)或 33%(后方),或移位大于 10 mm 将会影响肱骨头的稳定并引起半脱位现象,应考虑手术切开解剖复位和内固定。目的在于重建骨性稳定,以防止慢性肩关节不稳。以松质骨螺钉或以皮质骨螺钉采用骨块间加压固定(图 1-8)。如肩盂骨块粉碎,则应切除骨碎片,取髂骨植骨固定于缺损处。小片的撕脱骨折，一般是肱骨头脱位时由关节囊、唇撕脱所致。前脱位时发生在盂前缘,后脱位时见于盂后缘。肱骨头复位后,采用三角巾或吊带保护3～4周。

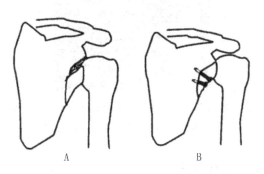

图1-8　盂缘骨折松质骨螺钉内固定
A.盂缘骨折;B.松质骨螺钉内固定

2.Ⅱ型骨折

如果出现台阶移位5 mm时,或骨块向下移位伴有肱骨头向下半脱位,应行手术复位固定。可采用后方入路,复位盂下缘骨折块,以拉力螺钉向肩胛颈上方固定。也可采用易调整外形的重建钢板,置于颈的后方或肩胛体的外缘固定。

3.Ⅲ～Ⅴ型骨折的手术指征

骨折块较大合并肱骨头半脱位,采用肩后方入路,复位盂下缘骨折块,以拉力螺钉向肩胛颈上方固定。也可采用易调整外形的重建钢板,置于肩胛颈的后方或肩胛体的外缘固定(图1-9);关节面台阶大于或等于5 mm,上方骨块向侧方移位或合并喙突、喙锁韧带、锁骨、肩锁关节及肩峰等所谓肩上部悬吊复合体(SSSC)损伤时,可采用后上方入路复位骨折块,采用拉力螺钉,将上方骨折块固定于肩胛颈下方主骨上。手术目的是防止肩关节的创伤性骨关节炎、慢性肩关节不稳定和骨不愈合。

4.Ⅵ型骨折

较少见,也缺乏大宗病例或对照研究结果指导治疗。由于盂窝严重粉碎,不论骨块移位与否或有无肱骨头半脱位的表现,一般都不行切开复位。可采用三角巾悬吊制动,或用外展支架制动,也可采用尺骨鹰嘴牵引,早期活动锻炼肩关节。如果肩上方悬吊复合体有严重损伤,可行手术复位、固定,如此可间接改善盂窝关节面的解剖关系。

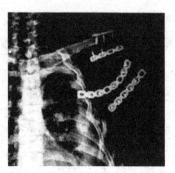

图 1-9 肩胛骨骨折合并肩锁关节脱位,切开部
位重建钢板、锁骨钩钢板内固定术后

(六)上肩部悬吊复合体损伤

上肩部悬吊复合体(SSSC)是在锁骨中段和肩胛体的外侧缘间组成的一个骨和软组织环,由肩盂、喙突、喙锁韧带、锁骨远端、肩锁关节和肩峰组成。SSSC的单处损伤,不会影响其完整性,骨折移位较小,只需保守治疗;两处损伤则会影响其完整性,可能会引起一处或两处明显移位,对骨折愈合不利,影响其功能。对这种骨折,只要有一处或两处存在不能接受的移位,就应行切开复位内固定。即使只固定一处,也有利于其他部位骨折的间接复位和稳定。

第三节 肱骨近端骨折

一、解剖特点

肱骨近端包括肱骨头、小结节、大结节以及外科颈。肱骨头关节面呈半圆形,朝向上、内、后方。在肱骨头关节面边缘与大小结节上方连线之间为解剖颈,骨折少见,但骨折后对肱骨头血运破坏明显,极易发生坏死;大、小结节下方的外科颈,相当于圆形的骨干与两结节交接处。此处骨皮质突然变薄,骨折好发于此处。大结节位于肱骨近端外上后方,为冈上肌、冈下肌和小圆肌提供止点,向下移行为大结节嵴,有胸大肌附着。小结节居前,相当于肱骨头的中心,有肩胛下肌附着,向下移行为小结节嵴,有背阔肌及大圆肌附着。结节间沟内有肱二头肌长头腱经过(图 1-10、图 1-11)。

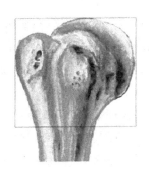

图 1-10　肱骨近端

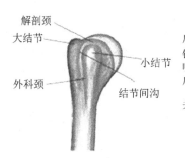
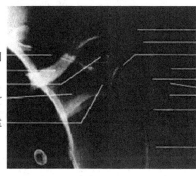

图 1-11　肱骨近端解剖特点

二、损伤机制

肱骨近端骨折多为间接暴力所致。对于老年患者,与骨质疏松有一定关系,轻或中度暴力即可造成骨折。常见于在站立位摔伤,即患肢外展时身体向患侧摔倒,患肢远端着地,暴力向上传导,导致肱骨近端骨折。对于年轻患者,其受伤暴力较大,多为直接暴力。

大结节骨折时,在冈上肌、冈下肌和小圆肌的牵拉下向后上方移位;小结节骨折时,在肩胛下肌的牵拉下向内侧移位。外科颈骨折时三角肌牵拉使骨折端短缩移位,胸大肌使远折端向内侧移位。

三、骨折分类

(一)骨折分类法的发展

肱骨近端骨折的分类不但能充分区别和体现肱骨近端骨折的特点,并能对临床治疗有指导意义。1986 年,Koher 根据骨折线的位置进行了骨折的解剖分类,分为解剖颈、结节部和外科颈,但没有考虑骨折的移位,对临床治疗的意义不大。Watson-Jones 根据受伤机制将肱骨近端骨折分为内收型和外展型,有向前成角的肱骨近端骨折,肩内旋时表现为外展型,而肩外旋时表现为内收型损伤。所以临床诊断有时会引起混乱。1934 年,Codman 描述了肱骨近端的 4 个解剖部分,即以骺线为基础,将肱骨近端分为肱骨头、大结节、小结节和干骺端 4 个部分。1970 年,Neer 发展 Codman 理念,基于肱骨近端的 4 个解剖部分,将骨折分为一、二、三、四部分骨折。4 个解剖部分之间,如骨折块分离超过 1 cm 或两骨折块成角大于 45°角,均称为移位骨折。如果两部分之间发生移位,即称为两部分骨折;三个部分之间或四个部分之间发生骨折移位,分别称为三部分或四部分骨折(图 1-12)。任何达不到此标准的骨折,即使粉碎性骨折也被称为一部分骨折。Neer 分类法对临床骨折有指导意义,所以至今广为使用。肱骨近端骨折除 Neer 分类法外,AO 分类法在临床应用也较多。

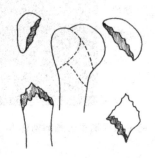

图 1-12　肱骨近端 4 个解剖结构

(二)Neer 分类

　　Neer(1970)在 Codman 的四部分骨块分类基础上提出的 Neer 分类(图1-13),包括因不同创伤机制引起的骨折的解剖位置、移位程度、不同骨折类型的肱骨血运的影响及因为不同肌肉的牵拉而造成的骨折的移位方向,对临床治疗方法的选择提供可靠的参考。

　　Neer 分类法骨折移位的标准为:相邻骨折块彼此移位大于 1 cm 或成角大于 45°角。

1.一部分骨折(包括无移位和轻度移位骨折)

　　轻度移位骨折是指未达到骨折分类标准的骨折。无移位和轻度移位骨折占肱骨近端骨折的 85% 左右,又常见于 60 岁以上老年人。骨折块因有软组织相连,骨折稳定,常采用非手术治疗,行前臂三角巾悬吊或石膏托悬吊治疗即可。

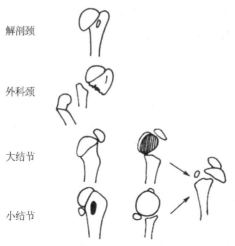

解剖颈

外科颈

大结节

小结节

图 1-13　肱骨近端骨折 Neer 分型

2.二部分骨折

指肱骨近端四部分中,某一部分移位。临床常见外科颈骨折和大结节撕脱骨折,为二部分骨折。小结节撕脱或单纯解剖颈骨折少见。

(1)大结节骨折:多种暴力可引起大结节骨折,如肩猛烈外展、直接暴力和肩关节脱位等。骨折后,主要由于冈上肌的牵拉可出现大结节向上、向后移位,骨折后往往合并肩袖肌腱或肩袖间隙的纵形撕裂。大结节撕脱骨折可以被认为是特殊类型的肩袖撕裂。

(2)外科颈骨折:发生于肱骨干骺端、大结节与小结节基底部。多见,占肩部骨折的 11%。外科颈骨折由于远端胸大肌和近端肩袖牵拉而向前成角。临床根据移位情况而分为内收型和外展型骨折。

(3)解剖颈骨折:单纯解剖颈骨折临床少见。此种骨折由于肱骨头血运破坏,有造成骨折愈合困难、肱骨头坏死率高的特点。

(4)小结节骨折:单纯小结节骨折少见,多数与外科颈骨折同时发生。

3.三部分骨折

3 个主要结构骨折和移位,常见为外科颈骨折合并大结节骨折并移位,肱骨头可因肩胛下肌的牵引而有内旋移位。CT 扫描及三维成像时可清楚显示。三部分骨折时,肱骨头仍保留较好的血运供给,故主张切开复位内固定。

4.四部分骨折

4 个解剖部位均有骨折和移位,是肱骨近端骨折中最严重的一种,约占肱骨近端骨折的 3%,软组织损伤严重,肱骨头的解剖颈骨折使肱骨头血供系统破坏,肱骨头坏死率高。若行内固定手术,应尽可能保留附着的软组织结构。四部分骨折因内固定手术后并发症多,功能恢复缓慢,对60岁以上老年人,人工肱骨头置换是手术适应证。

5.骨折脱位

在严重暴力时,肱骨近端骨折可合并肱骨头的脱位,脱位方向依暴力性质和方向而定,可出现前后上下甚至胸腔内的脱位,临床二部分骨折合并脱位常见,如大结节骨折并脱位。

6.肱骨头劈裂骨折

严重暴力时,除引起肱骨近端骨折、移位和肱骨头脱位外,还可造成肱骨头骨折或肩盂关节面的塌陷。肱骨头关节面塌陷骨折如达到或超过关节面的40%,应考虑行人工肱骨头置换;肱骨头劈裂伴肩盂关节面塌陷时,应考虑行盂肱关节置换术。

(三)AO 分类法

A 型骨折是关节外的一处骨折。肱骨头血循环正常,因此不会发生肱骨头缺血坏死。B 型骨折是更为严重的关节外骨折。骨折发生在两处,波及肱骨上端的三个部分。一部分骨折线可延及到关节内。肱骨头血循环部分受到影响,有一定的肱骨头缺血坏死发生率。B_2 型骨折是干骺端骨折无嵌插,骨折不稳定,难以复位,常需手术复位行内固定。C 型骨折是关节内骨折,波及肱骨解剖颈,肱骨头血液供应常受损伤,易造成肱骨头缺血坏死。

AO 分类较复杂,临床使用显得烦琐,但分类法包括了骨折的位置和移位的方向,还注重了骨折块的形态结构,同时各亚型间有相互比较和参照,对临床治疗更有指导意义。而 Neer 分类法容易操作,但同一类型骨折中缺少进一步的分类。对同一骨折不同的影像照片,不同医师的诊断会有不同的结果。

四、临床表现及诊断

肩部的直接暴力和肱骨的传导暴力均可造成肱骨近端骨折。骨折患者肩部疼痛明显,主、被动活动均受限,肩部肿胀、压痛、活动上肢时有骨擦感。患肢紧贴胸壁,需用健手托住肘部,且怕别人接触伤部。诊断时还需注意有无病理性骨折的存在。肱骨近端骨折可能合并肩关节脱位,此时局部症状很明显,肩部损伤后,由于关节内积血和积液,压力增高,可能会造成盂肱关节半脱位,待消肿后半脱位能自行恢复。单纯肱骨近端骨折合并神经、血管损伤的机会较少,如合并肩关节脱位,在检查时应注意有无合并神经血管损伤。

骨折的确诊和准确分型依赖于影像学检查,而影像学检查的质量直接影响对骨折的判断。虽然投照中骨折患者伤肢摆放位置上不方便,会增加痛苦,但应尽可能帮助患者将伤肢摆放在标准体位上。肱骨近端骨折检查通常采用创伤系列投照方法。包括肩胛骨标准前后位,肩胛骨标准侧位及腋位等体位。通过三种体位投照,可以从不同角度显示骨折移位情况。

肩胛骨平面与胸廓的冠状面之间有一夹角,通常肩胛骨向前倾斜35°～40°角。因此,盂肱关节面既不在冠状面,也不在矢状面上。通常的肩关节正位片实际上是盂肱关节的轻度斜位片。肱骨头与肩盂有一定的重叠,不利于对骨折线的观察,拍摄肩胛骨标准正位片,需把患侧肩胛骨平面贴向胶片盒,对侧肩向前旋转40°角,X线球管垂直于胶片(图1-14)。正位片上颈干角平均为143°角,是垂直于解剖颈的轴线与平行肱骨干纵轴轴线的交角。此角随肱骨外旋而减少,随内旋而增大,可有30°角的变化范围。肩胛骨侧位片也称肩胛骨切线位或Y形位片。所拍得的照片影像类似英文大写字母"Y"(图1-15)。其垂直一竖是肩胛体的切线位投影,上方两个分叉分别为喙突和肩峰的投影,三者相交处为肩盂所在。影像片上如果肱骨头没有与肩盂重叠,需考虑肩关节脱位的可能性。腋位X线片上能确定盂肱关节的前后脱位,为确定肱骨近端骨折的前后移位及成角畸形,提供诊断依据(图1-16、图1-17)。

对新鲜创伤患者,由于疼痛往往难于获得满意的各种照像。此时,CT扫描及三维重建具有很大的帮助。通过CT扫描可以了解肱骨近端各骨性结构的形态,骨块移位及旋转的大小及游离移位骨块的直径。CT扫描三维重建更能提供肱骨近端骨折的立体形态,为诊断提供可靠的依据(图1-18)。MRI对急性损伤后骨折及软组织损伤程度的判断帮助不大。

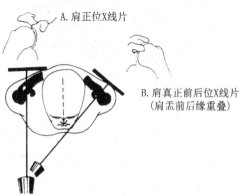

图1-14 肩真正前后位X线片拍摄法及其投影

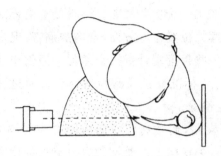

图 1-15　肩真正侧位 X 线片拍摄法

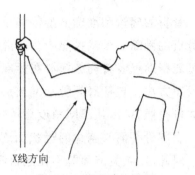

X线方向

图 1-16　标准腋位投照

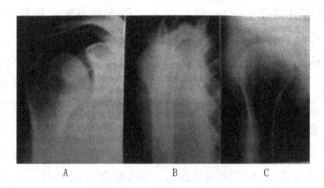

A　　　　　　B　　　　　　C

图 1-17　肩关节 X 线投照

A.正位；B.侧位；C.腋位

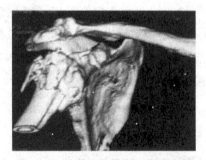

图 1-18　肱骨近端骨折三维重建图

五、治疗

肱骨近端骨折的治疗效果直接影响肩关节的功能。治疗原则是争取骨折早期解剖复位，保留肱骨头血运，合理可靠的骨折固定，早期功能锻炼，减少关节僵硬和肱骨头坏死的发生。肩关节是全身活动最大的关节，关节一定程度的僵硬或畸形愈合，由于代偿的功能，一般不会造成明显的关节功能障碍。治疗骨折方法的选择需综合考虑骨折类型、骨质量条件、患者的年龄、功能要求和自身的医疗条件。肱骨近端骨折中有 80％～85％ 为轻度移位骨折，Neer 分型中为一部分骨折，常采取保守治疗；二部分骨折中，部分外科颈骨折可以行保守治疗，大结节骨折明显移位者应尽可能行手术复位，以免骨折愈合后，引起肩峰下撞击和影响肩袖功能。而三、四部分骨折中只要情况允许，应尽可能行手术治疗。肩关节脱位的患者，无论有无骨折，有学者主张行关节镜内清理，撕脱盂唇缝合修复，以免引起肩关节的再脱位；肱骨头劈裂多需要手术探查或固定或切除。

（一）一部分骨折

肱骨近端虽有骨折线，但骨折块的移位和成角均不明显。骨折的软组织合页均有保留，肱骨头的血运也保持良好。骨折相对比较稳定，一般不需再闭合复位或切开复位，尽可能采取非手术治疗。通过制动维持骨折稳定，减少局部疼痛和骨折再移位的可能。早期功能锻炼，一般可以取得较为满意的治疗效果。

常用颈腕吊带或三角巾悬吊，可把患肢固定于胸前，肘关节 90° 角屈曲位，腋窝垫一棉垫，保护皮肤。如上肢未与胸壁固定，患者仰卧休息时避免肘部支撑。固定 3 周左右即可开始做上臂摆动和小角度的上举锻炼。定期照 X 线片观察是否有继发性的移位，4 周后可以练习爬墙，3 个月后可以部分持重。

（二）二部分骨折

1.外科颈骨折

原则上，首选闭合复位，克氏针固定或用外固定治疗。闭合复位需在麻醉下进行。全麻效果好，肌间沟麻醉不完全。肌肉松弛有利于操作，复位操作手法应轻柔，复位前认真阅片和分析暴力机制。根据受伤机制及骨折移位方向，按一定的手法程度复位，切忌粗暴盲目地反复复位。这样不但难以成功，反而增加损伤。复位时尽可能以 X 线透视辅助。骨折断端间成角大于 45° 角时，不论有无嵌插均应矫正。外科颈骨折侧位片上多有向前成角畸形，正位有内收畸形。整复时，先行牵引以松开断端间的嵌插，然后前屈和轻度外展骨干，以矫正成角畸形。整复时牵引力不要过大，避免骨折端间的嵌插完全解脱，以免影响骨折间的稳定。复位后三角巾悬吊固定或石膏托固定。

骨折端间完全移位的骨折，近骨折块因大、小结节完整，旋转肌力平衡，因此肱骨头没有旋转移位。远骨折端因胸大肌的牵拉向前，故有内侧移位。整复时，上臂向远侧牵引，当骨折近端达到同一水平时，轻度内收上臂以中和胸大肌牵拉的力量，同时逐渐屈曲上臂，以使骨折复位，正位片呈轻度外展关系。整复时助手需在腋部行反牵引，并以手指固定近骨折块，同时帮助推挤骨折远端配合术者进行复位。复位后适当活动肩关节,可以感觉到骨折的稳定性。如果稳定,可用三角巾悬吊或石膏固定。如果骨折复位后不稳定,可行经皮克氏针固定。克氏针固定一般需3根克氏针。自三角肌点处向肱骨头打入2枚克氏针,再从大结节向内下干骺端打入第3枚克氏针。克氏针需在透视下打入,注意不要损伤内侧的旋肱血管。旋转上臂观察克氏针位置满意、固定牢固,再处理克氏针尾端,可以埋于皮下,也可留在皮外,三角巾悬吊,早期锻炼,6周左右拔除克氏针。

如骨折端有软组织嵌入,影响骨折的复位,二头肌长头腱卡于骨折块之间是常见的原因。此时需采取切开复位内固定治疗。手术操作应减少软组织的剥离,可以依据具体情况选择松质骨螺钉、克氏针、细线缝合固定或以钢板螺钉固定。

总之,外科颈骨折时,不管移位及粉碎程度如何,断端间血运比较丰富,只要复位比较满意,内、外固定适当,骨折基本能按时愈合。

2.大结节骨折

移位大于1 cm的结节骨折,由于肩袖的牵拉,骨块常向上方移位,此时会产生肩峰下撞击和卡压,影响肩关节上举活动,且肩袖肌肉松弛、肌力减弱,往往需切开复位内固定。

肩关节前脱位合并大结节撕脱骨折。一般先行复位肱骨头,然后观察大结节的复位情况,如无明显移位可用三角巾悬吊,如有移位＞1 cm,则手术切开内固定为宜。现有学者主张肱骨头脱位时,应当修复损伤的盂唇和关节囊,以免关节脱位复发。

3.解剖颈骨折

单纯解剖颈骨折少见。由于骨折时肱骨头血运遭到破坏,因此肱骨头易发生缺血性坏死。对于年轻患者,如有肱骨头移位建议早期行切开复位内固定。术中操作应力求减少软组织的剥离,减少进一步损伤肱骨头的血运。尤其是肱骨头的边缘如有干骺端骨质相连或软组织连接时,肱骨头有可能由后内侧动脉得到部分供血而免于坏死。内固定方式可用简单的克氏针张力带固定,也可用螺钉或可吸收钉固定。

4.小结节骨折

单独小结节骨折极少见,常合并肩关节后脱位。骨块较小不影响肩关节内旋时,可行悬吊保守治疗。如骨块较大,且有明显移位时,会影响肩关节的内旋,则应切开行复位螺丝钉内固定术。

(三)三部分骨折

三部分骨折中常见类型是外科颈骨折合并大结节骨折。由于损伤严重,骨折块数量较多,手法复位常难以成功。原则上,需手术切开复位;三部分同时骨折时由于肱骨头血运常受到破坏,肱骨头坏死有一定的发生率,有报告为 3%～25% 不等。手术治疗的目的是将移位骨折复位,重新建立血供系统,尽量减少软组织剥离,可用钢丝克氏针张力带固定。临床也常用解剖型钢板螺钉内固定,这样可以早期功能锻炼。对有骨质疏松的老年患者,临床使用 AO 的 LCP 系统锁定型钢板取得了较好的效果。对骨缺损患者可以同时植骨,但对骨质疏松非常严重,估计内固定可能失败的患者,可一期行人工肱骨头置换术。

(四)四部分骨折

四部分骨折常发生于老年人、骨质疏松患者。比三部分骨折有更高的肱骨头坏死发生率,有的报告高达 13%～34%。目前,一般均行人工肱骨头置换术(图 1-19)。对有些患者,由于各种原因,不能行人工肱骨头置换术,也可切开复位,克氏针张力带内固定术,基本能保证骨折愈合,但关节功能较差,肩关节评分不高。但这些患者,对无痛的肩关节也很满足。但年轻患者,四部分骨折,一般主张切开复位内固定术。

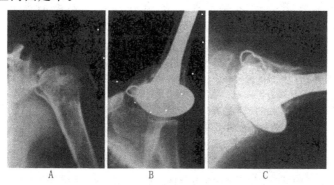

图 1-19　肱骨上端粉碎骨折,人工关节置换

人工肱骨头置换术首先由 Neer 在 1953 年报告,在此之前,肱骨近端的严重粉碎骨折只能采用肱骨头切除术或肩关节融合术治疗。人工关节的应用为肱骨近端骨折的治疗提供了更多的选择,对某些特殊骨折患者有着内固定无法达到的效果。1973 年,Neer 重新设计出新型人工肱骨头(NeetⅡ)型,经过几十年的应用和改进,目前人工肱骨头置换术治疗肱骨近端骨折已达到 83% 以上的优良效果。

(五)骨折合并脱位

1.二部分骨折合并脱位

此类以大结节骨折最常见。此时应先急症复位,复位后大结节骨折往往能达到同时复位。如大结节仍有明显移位,则应切开复位行内固定。

肱骨头脱位合并解剖颈骨折时,此时肱骨头血管破坏严重,宜考虑行人工肱骨头置换术。肱骨头脱位合并外科颈骨折时,可先试行闭合复位脱位的肱骨头,然后再行外科颈骨折复位。如闭合复位不能成功,则需手术切开复位,同时复位和固定骨折的外科颈。

2.三部分骨折脱位

一般均需切开复位肱骨头及移位的骨折,选择克氏针、钢板螺钉均可,尽可能减少软组织的剥离。

3.四部分骨折脱位

由于肱骨头解剖颈骨折失去血循环,应首先考虑行人工肱骨置换术。手术复位肱骨头时,应常规探查关节囊及盂唇,应缝合修补因脱位引起的盂唇撕裂,可用锚钉或直接用丝线缝合,防止肱骨头再次脱位。

(六)肱骨头压缩骨折

肱骨头压缩骨折一般是关节脱位的合并损伤。对肱骨头压缩面积小于20%的新鲜损伤,可进行保守治疗;后脱位常发生较大面积的骨折,如肱骨头压缩面积达20%～45%时,可造成肩关节不稳定,引起复发性肩关节脱位,需将肩胛下肌及小结节移位于骨缺损处,用螺钉固定;压缩面积大于40%时,需行人工肱骨头置换术。

(七)肱骨头劈裂骨折或粉碎骨折

临床不多见,此种骨折因肱骨头关节面破坏,血运破坏严重,加之关节面内固定困难,所以一般需行人工肱骨头置换术。年轻患者尽可能行切开复位内固定,尽可能保留肱骨头。

第四节　肱骨干骨折

一、解剖特点

自胸大肌附着处上缘至肱骨髁上为肱骨骨干。近端肱骨干横断面呈圆周形,远端在前后径上呈狭窄状。内、外侧肌间隔将上臂分成前间隔和后间隔。前间隔包括肱二头肌、喙肱肌和肱肌。肱动、静脉及正中神经、肌皮神经及尺神经沿肱二头肌内侧走行。后间隔包含肱三头肌和桡神经。桡神经穿过肱三头肌在后方骨干中段走行于桡神经沟内,在臂中下 1/3 处穿过外侧肌间隔至臂前侧,骨折移位时易受到损伤。

二、损伤机制

(一)直接暴力

直接暴力是造成肱骨干骨折的常见原因。如打击伤、机械挤压伤、火器伤等,可呈横断骨折、粉碎骨折或开放骨折。

(二)间接暴力

如摔倒时手或肘部着地,由于身体多伴有旋转或因附着肌肉的不对称收缩,发生斜形或螺旋形骨折。

(三)旋转暴力

以军事或体育训练的投掷骨折,以及掰手腕所引起的骨折最为典型,多发生于肱骨干的中下 1/3 处,主要由于肌肉突然收缩,引起肱骨轴向受力,导致螺旋形骨折。

由于肱骨干上的肌肉作用,骨折后常呈典型的畸形。当骨折线在胸大肌止点近端时,由于肩袖的作用,骨折近端呈外展和内旋畸形,远端由于胸大肌的作用向内侧移位;当骨折线位于胸大肌以远、三角肌止点以近时,骨折远端由于三角肌的牵拉向外侧移位,近端则由于胸大肌、背阔肌及大圆肌的牵拉作用向内侧移位;当骨折线位于三角肌止点以远时,骨折近端外展、屈曲,远端则向近端移位。

三、骨折的分类

同其他骨折的分类一样,肱骨干骨折可依据不同的分类因素构成多种分类方式。根据骨折是否与外环境相通,可分为开放和闭合骨折;因骨折部位不同,可分为三角肌止点以上及三角肌止点以下骨折;由于骨折程度不同,可分为完全骨折和不完全骨折;根据骨折线的方向和特性又可分为纵、横、斜、螺旋、多段和粉碎型骨折;根据骨的内在因素是否存在异常而分为正常和病理骨折等。

四、肱骨干骨折的临床症状和体征

与其他骨折一样,肱骨干骨折后可出现疼痛、肿胀、局部压疼、畸形、反常活动及骨擦音等,骨科医师不应为证实骨折的存在而刻意检查骨擦音,以免增加伤者的痛苦和桡神经损伤。对于不完全或无移位的骨折,单凭临床体检很难判断,所以对可疑骨折的患者必须拍摄 X 线片。拍片范围包括肱骨的两端、肩关节和肘关节。对于高度怀疑有骨折的患者,即使在急症拍片时未能发现骨折,也不要轻易下无骨折的结论,可用石膏托暂时固定 2 周后再拍片复查,若有不全的裂纹骨折,此时因骨折线的吸收而显现出来。若骨折合并桡神经损伤,可出现垂腕、手部掌指关节不能伸直、拇指不能伸展和手背虎口区感觉减退或消失。肱骨干骨折的患者应当常规检查患肢远端血运的情况,包括对比两侧桡动脉搏动、甲床充盈、皮肤温度等。必要时,可行血管造影,以确定有无肱动脉损伤。

五、治疗方法

近几十年来,骨折固定技术有了极大的提高,治疗手段远比过去丰富,在具体实施何种治疗方案时必须考虑如下因素:骨折的类型和水平、骨折的移位程度,患者的年龄、全身健康情况、与医师的配合能力、合并伤的情况,患者的职业及对治疗的要求等。此外,经治医师还应考虑本身所具备的客观设备条件,掌握各种操作技术的水平、经验等。经过全面分析比较后再确定一个最佳的治疗方案。根本原则是:有利于骨折尽早愈合,有利于患肢的功能恢复及尽可能减少并发症。

(一)闭合治疗

近几十年来的骨科著作中,均强调绝大多数的肱骨干骨折可经非手术治疗而痊愈,国外的文献报道中其成功的比例甚至可高达 94% 以上。但在临床实际工作中能否达到如此高的比例仍值得商榷。此外,现代的就医人群已对骨科医师提出了更高的要求,即不仅要获得良好的最终治疗结果,而且希望治疗过程中尽量减少痛苦,在骨折愈合期间有相对高的生活质量,甚至仍能够从事一些工作。那种令患者在石膏加外展架上苦撑苦熬数个月,夜间无法平卧的传统治疗方式很难为多数患者所接受。依现代的治疗观点,闭合治疗的适应证应结合患者的具体情况认真审视后而定。

1.适应证

可供参考的适应证如下。

(1)移位不明显的简单骨折(AO 分类:A_1、A_2、A_3)。

(2)有移位的中、下 1/3 骨折(AO 分类:A_1、A_2、A_3 或 B_1、B_2)经手法整复可以达到功能复位标准的。

2.闭合治疗的复位标准

肱骨属非负重骨,轻度的畸形愈合可由肩胛骨代偿,其复位标准在四肢长骨中最低,其功能复位的标准为:2 cm 以内的短缩,1/3 以内的侧方移位、20°以内的向前、30°以内的外翻成角以及 15°以内的旋转畸形。

3.常用的闭合治疗方法

(1)悬垂石膏:应用悬垂石膏法治疗肱骨干骨折已有半个多世纪的历史,目前在国内外仍有相当多的骨科医师在继续沿用。此法比较适合于有移位并伴有短缩的骨折或者斜形、螺旋形的骨折。悬垂石膏应具有适当的重量,避免过重或过轻,其上缘至少应超过骨折断端 2.5 cm 以上,下缘可达腕部,屈肘 90°,前臂中立位,在腕部有 3 个固定调整环。在石膏固定期间,前臂需始终维持下垂,以便提供一向下的牵引力。患者夜间不宜平卧,而采取坐位或半卧位(这是使用悬垂石膏的不便之处)。吊带需可靠地固定在腕部石膏固定环上,向内成角畸形可通过将吊带移至掌侧调整;反之,向外成角则通过背侧的固定环调整。后成角和前成角,可利用吊带的长短来进行调整,后成角时加长吊带,而前成角则缩短吊带。使用悬垂石膏治疗应经常复查拍 X 线片,开始时为1~2周,以后可改为 2~3 周或更长的间隔时间。石膏固定期间应注意功能锻炼,如握拳、肩关节活动等,减少石膏固定引起的不良反应。对某些患者,如肥胖或女性,可在内侧加一衬垫,以免由于过多的皮下组织或乳房造成的成角畸形。当骨折的短缩已经克服、骨折已达到纤维性连接时,可更换为 U 形石膏。

悬垂石膏曾成功地治愈过许多患者,但也不乏骨折不愈合或延迟愈合的例子。故治疗期间应注意密切观察,若固定超过 3 个月仍无骨折愈合迹象,已出现失用性骨质疏松时,应考虑改用其他方法,如切开复位内固定加自体植骨,不要一味地坚持下去,以避免最后因严重的失用性骨质疏松导致连内固定的条件都不具备,丧失有利的治疗时机,对中老年患者更应注意这点。

(2)U 形或 O 形石膏:多用于稳定的中下 1/3 骨折复位后,或应用其他方法治疗肱骨干骨折后的继续固定手段。所谓 U 形即石膏绷带由腋窝处开始,向下绕过肘部,再向上至三头肌以上。若石膏绷带再延长一些,使两端在肩部重叠则成为 O 形石膏。U 形石膏有利于肩、腕和手部的关节功能锻炼(图 1-20),而O 形石膏的固定稳定性更好一些。

(3)小夹板固定:对内外成角不大者,可采用二点直接加压方法(利用纸垫);对侧方移位较多,成角显著者,常可用三点纸垫挤压原理,以使骨折达到复位。不同水平的骨折需用不同类型的小夹板,如上 1/3 骨折用超肩关节小夹板,中

1/3骨折用单纯上臂小夹板,而下 1/3 骨折需用超肘关节小夹板固定。其中尤以中 1/3 骨折的固定效果最为理想(图 1-21)。

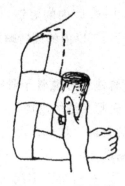

图 1-20 U 形 石 膏

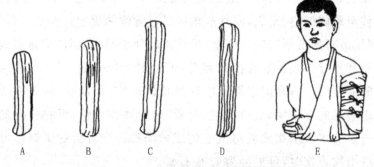

A   B   C   D   E

图 1-21 小夹板固定治疗肱骨干骨折

A.内侧小夹板;B.前侧小夹板;C.后侧小夹板;D.外侧小夹板;E.小夹板固定后的外形

利用小夹板治疗肱骨干骨折时,经治医师需密切随诊,观察病情的变化,根据肢体肿胀的程度随时调整夹板的松紧度,避免因固定不当而引起并发症,同时鼓励患者在固定期间积极锻炼患肢功能。

(4)其他治疗方法:采用肩人字石膏、外展架加牵引或鹰嘴骨牵引等治疗肱骨干骨,但多数情况下已经较少使用。

(二)手术治疗

如果能够正确掌握手术指征,并配合以高质量手术操作,绝大多数的肱骨干骨折可以正常愈合。同时可以减少因长期石膏或小夹板等外固定带来的邻近关节僵硬、肌肉萎缩和失用性骨质疏松等不利影响,甚至可在在固定期间从事某些非负重性工作,治疗期的生活质量相对较高。不利的方面是:所花费用较多,需二次手术取出内固定物,手术本身具有一定的风险等。

1.手术治疗的适应证

(1)绝对适应证:①保守治疗无法达到或维持功能复位的。②合并其他部位损伤。如:同侧前臂骨折、肘关节骨折、肩关节骨折及伤肢需早期活动的。③多段骨折或粉碎性骨折(AO 分型:B_3、C_1、C_2、C_3)。④骨折不愈合。⑤合并有肱动脉、桡神经损伤需行探查手术的。⑥合并有其他系统特殊疾病而无法坚持保守治疗的,如严重的帕金森病。⑦经过 2～3 个月保守治疗已出现骨折延迟愈合现象,开始有失用性骨质疏松的(如继续坚持保守治疗,严重的失用性骨质疏松可导致失去切开复位内固定治疗的机会)。⑧病理性骨折。

(2)相对适应证:①从事某些职业对肢体外形有特殊要求,不接受功能复位而需要解剖复位的。②因工作或学习需要,不能坚持较长时间的石膏、夹板或支具牵引固定的。

2.手术治疗的方法

(1)拉力螺丝钉固定:单纯的拉力螺钉固定只能够用于长螺旋形骨折,而且术后常需要外固定保护一段时间,优点是骨折段软组织剥离较少,骨折断端的血运影响小,正确使用可缩短骨折愈合时间。

(2)接骨钢板固定:尽管带锁髓内钉的使用趋于增多,但现阶段接骨钢板仍在较广的范围内继续应用,缘于其操作简单,易于掌握,无须 C 形臂 X 线透视等较高档辅助设备。钢板应有足够长度,螺钉孔数目不得少于 6 孔,最好选用较宽的 4.5 mm 动力加压钢板(DCP 或 LC-DCP),远近骨折段至少各由 3 枚螺钉固定,以获得足够的固定强度。对于短斜形骨折尽量使用 1 枚跨越骨折线的拉力螺钉,而粉碎性骨折最好同时植入自体松质骨(图 1-22)。AO 推荐的手术入路是后侧切口(Henry,1966),将钢板置于肱骨干的后侧,而且在骨折愈合后不再取出。但国内多数骨科医师愿意采用上臂前外侧入路,将钢板放置在骨干的前外侧,在骨折愈合后取出内固定物也相对比较容易。

(3)带锁髓内针固定:随着带锁髓内针的普及应用,以往的 Rush 针或 V 形针、矩形针已较少使用。使用带锁髓内针的优点是:软组织剥离少,术后可以适当负重,用于粉碎性骨折时其优点更为突出。由于是带锁髓内针,其尾端部分基本与肱骨大结节在同一平面,对肩关节功能影响不大(近期可能有一定影响)。使用时刻采用顺行或逆行穿针方法,与股骨或胫骨不同的是,其近端锁钉一般不穿过对侧皮质(避免损伤腋神经),而远端锁钉最好采用前后方向(避免损伤桡神经)(图 1-23)。

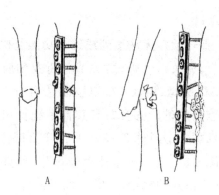

图 1-22　肱骨干骨折钢板螺钉内固定

A.横形骨折的固定方法；B.如为粉碎性骨折应Ⅰ期自体松质骨植骨

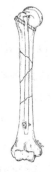

图 1-23　髓内针治疗肱骨干骨折(顺行穿针)

　　(4)外固定架固定:从严格意义上讲,外固定架固定是一种介于内固定和传统外固定之间的一种固定方式,其有创、有固定针进入组织内穿过两侧皮质,必要时可切开直视下复位。优点是:创伤小,固定相对可靠,愈合周期比较短,不需二次手术取出内固定物,对邻近关节干扰小。缺点是:针道可能发生感染,尽管其固定物已经比其他外固定方式轻便了许多,但仍有不便,用于中上 1/3 骨折时可能影响肩关节活动。肱骨干骨折多用单边固定方式,有多种比较成熟的外固定架可供选择,治疗成功的关键在于熟悉和正确使用,而不在于外固定架本身。

　　(5)Ender 针固定:采用多根可屈件的髓内针——Ender 针固定,现国内少数医院的医师仍在应用。利用不同方向插针和三点固定原理,可较好地控制骨折端的旋转,成角。操作比较简单,既可顺行,也可逆行打入。术前需要准备比较齐全的规格、型号,包括不同长度和直径的 Ender 针。切忌强行打入,否则可造成骨质劈裂和髓内针穿出髓腔。

第五节　肱骨远端骨折

肱骨远端骨折是指肱骨髁上以远的部位的骨折。肱骨远端骨折包括肱骨髁上骨折、肱骨髁间骨折、肱骨内外髁骨折及肱骨小头骨折等,下面分别叙述。

一、解剖特点

肱骨远端前后位偏平,有两个关节面分别为肱骨滑车和肱骨小头。滑车关节面的上方有 3 个凹陷,前侧有冠突窝和桡骨头窝,屈肘时容纳冠突和桡骨头;后侧为鹰嘴窝,伸肘时容纳鹰嘴。

外上髁前外缘粗糙,是前臂浅层伸肌的起点;内上髁比外上髁要大,是前臂屈肌的起点,其后面光滑,以容纳尺神经通过肘部。外髁肱骨小头凸出的关节面与桡骨头凹状关节面相对合,组成了肱桡关节。内髁滑车的中心为中央沟,与尺骨近端的滑车切迹(半月切迹)相吻合,前方起自冠突窝,后方终止于鹰嘴窝,几乎环绕整个滑车。在滑车的后面,滑车中央沟向外侧轻度倾斜,使伸肘时产生提携角又称外翻角。肱骨远端骨折后复位不良可致提携角减小或增大,形成肘内翻或肘外翻畸形。

二、肱骨髁上骨折

此类骨折为 AO 分类的 A 型骨折,最常见于 5～8 岁的儿童,约占全部肘部骨折的 50%～60%。属关节外骨折,及时治疗后功能恢复较好。

(一)骨折类型

根据暴力来源及方向可分为伸直、屈曲和粉碎型 3 类。

1.伸直型

该型最多见,占 90% 以上。跌倒时肘关节在半屈曲或伸直位,手心触地,暴力经前臂传达至肱骨下端,将肱骨髁推向后方。由于重力将肱骨干推向前方,造成肱骨髁上骨折。骨折线由前下斜向后上方。骨折近段常刺破肱前肌,损伤正中神经和肱动脉。骨折时,肱骨下端除接受前后暴力外,还可伴有侧方暴力,按移位情况又分尺偏型和桡偏型。

(1)尺偏型:骨折暴力来自肱骨髁前外方,骨折时肱骨髁被推向后内方。内侧骨皮质受挤压,产生一定塌陷。前外侧骨膜破裂,内侧骨膜完整,骨折远端向尺侧移位。因此,复位后远端容易向尺侧再移位。即使达到解剖复位,而因内侧皮质挤压缺损而会向内偏斜,尺偏型骨折后肘内翻发生率最高。

(2)桡偏型:与尺偏型相反。骨折断端桡侧骨皮质因压挤而塌陷,外侧骨膜保持连续。尺侧骨膜断裂,骨折远端向桡侧移位。此型骨折不完全复位,也不会产生严重肘外翻,但解剖复位或矫正过度时,亦可形成肘内翻畸形。

2.屈曲型

该型较少见。肘关节在屈曲位跌倒,暴力由后下方向前上方撞击尺骨鹰嘴,髁上骨折后远端向前移位,骨折线常为后下斜向前上方,与伸直型相反。很少发生血管、神经损伤。

3.粉碎型

该型多见于成年人。本型骨折多属肱骨髁间骨折,按骨折线形状分为 T 形和 Y 形或粉碎型骨折。

(二)临床表现与诊断

伤后肘部肿胀,偶有开放伤口。伤后马上就医者,肿胀轻,可触及骨性标志;多数病例肿胀严重,已不能触及骨性标志。远折端向后移位,可与肘后脱位相混淆,但肘后三角关系正常,据此可予鉴别。伤后或复位后应注意是否有肱动脉急性损伤和前臂掌侧骨筋膜室综合征,是否出现 5P 征,即疼痛(pain)、桡动脉搏动消失(pulselessness)、苍白(pallor)、麻痹(paralysis)、肌肉无力或瘫痪(paralysis)。正中神经、尺神经、桡神经都有可能被累及,但以正中神经和桡神经损伤多见。X 线检查可明确骨折的类型和移位程度。

(三)治疗

主要取决于合并同侧肢体骨与软组织损伤的情况,特别是神经血管是否有损伤。所有骨折均可考虑首先试行闭合复位,但若血循环受到影响,则应行急症手术。

1.非手术治疗

无移位或轻度移位可用石膏后托制动 1～2 周,然后开始轻柔的功能活动。6 周后骨折基本愈合,再彻底去除石膏固定。闭合复位尺骨鹰嘴牵引:在某些病例,行鹰嘴骨牵引也是一种可选择的方法。Smith 提出的行鹰嘴骨牵引的指征为以下几点。

(1)用其他闭合方法不能获得骨折复位。

(2)闭合复位有可能获得成功,但单纯依靠屈肘不能维持复位。

（3）肿胀明显,血循环受影响,或可能出现 Volkmans 缺血挛缩。

（4）有污染严重的开放损伤,不能进行外固定。侧方牵引和过头牵引都可采用。应用过头牵引容易消肿和方便敷料更换,在重力的帮助下还可以早期进行肘关节屈曲活动。

2.手术治疗

（1）闭合复位、经皮穿针固定:臂丛神经阻滞麻醉无菌操作下行整复,待复位满意后,维持复位,一助手取 1 枚 2.0 mm 克氏针自肱骨外上髁最高点穿入皮肤,触及骨质后在冠状面上与肱骨纵轴呈 45°角,在矢状面上与肱骨纵轴呈 15°角进针,直至穿透肱骨近折端的对侧骨皮质。再取 1 枚 2.0 mm 克氏针在上进针点前 0.5 cm 处穿入皮肤,向近折端尺侧穿针至透过对侧骨皮质。C 形臂 X 线机透视复位、固定满意后,将针尾屈曲 90°角剪断,残端留于皮外。无菌纱布包扎针尾,石膏托固定于屈肘 90°前臂旋前位（图 1-24）。

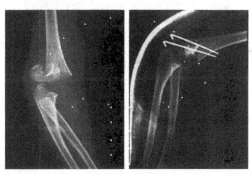

图 1-24　肱骨髁上骨折闭合复位经皮穿针内固定,石膏托外固定

术后常规服用抗生素 3 天以预防感染。当日麻醉恢复后即可行腕关节的屈伸及握拳活动,4 周后拔除克氏针,解除外固定,加强肩、肘关节的功能锻炼。此外,对于较严重的粉碎性骨折,可行外固定架固定（图 1-25）。

（2）切开复位内固定（ORIF）:成人常需采用此种方法。手术指征包括:①骨折不稳定,闭合复位后不能维持满意的复位。②骨折合并血管损伤。③合并同侧肱骨干或前臂骨折。另外,对老年患者应尽量选择切开复位内固定,以利于早期进行功能锻炼。若合并血管损伤需进行修补,更应同时稳定骨折端,可通过前方的 Henry 入路来完成。若未合并血管损伤,则可以采取内、外侧联合切口或后正中切口。多数人认为后正中切口显露清楚,能够直视下复位骨折,也方便进行内固定。可使用 AO 半管状钢板、重建钢板或特制的 Y 形钢板,尽可能用拉力螺钉增加骨折端稳定。Heffet 和 Hotchkiss 已证实 2 块钢板呈 90°角分别固定内、外侧柱,其抗疲劳性能优于后方单用一块 Y 形钢板或双髁螺丝钉固定。Home 认为,如果因骨折粉碎不能获得良好的稳定,可采取非手术疗法,但此观点并不适用于所有移位的粉碎骨折。粉碎骨折内固定同时应行一期植骨。如内固定不稳定,则需延长石膏制动时间以维持复位,将导致疗效欠佳,故应尽可能获得稳定固定,手术后不用外固定,以便进行早期功能锻炼。开放骨折应及时行清创术,污染严重者,可考虑延期闭合伤口,彻底清创后可用内固定或外固定稳定骨折端。

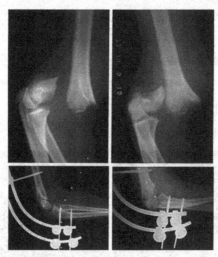

图 1-25 儿童肱骨髁上骨折外固定架固定

(四)并发症

肱骨髁上骨折的并发症较多,有以下几种。

1.Volkmanns 缺血挛缩

此为髁上骨折最最严重的并发症,发病常与处理不当有关,出血和组织肿胀可使筋膜间室压力升高。外固定包扎过紧和屈肘角度太大使间室容积减小或无法扩张是诱发本病的重要因素。

早期:伤肢突然剧痛,部位在前臂掌侧,进行性灼痛。当手主动或被动活动时疼痛加剧。手指常处于半屈曲状态,屈指无力。同时,感觉麻木、异样感,继之出现感觉减退或消失,肢端肿胀、苍白、发凉及发绀。受累前臂掌侧皮肤红肿,张力大且有严重压痛。桡动脉搏动减弱或消失。全身可有体温升高,脉快。晚期:肢体出现典型的 Volkmanns 缺血挛缩畸形,呈爪形手,即前臂肌肉萎缩、旋前,腕及手指屈曲、拇内收、掌指关节过伸。这种畸形被动活动不能纠正,桡动脉搏动消失。

一旦诊断明确,应急症处理。早期:应争取时间改善患肢血运,尽早去除外固定物或敷料,适当伸直屈曲的关节,毫不顾惜骨折对位。如仍不能改善血运时,则应即刻行减压及探查手术(应力争在本症发生6～8小时内施行)。术中敞开伤口不缝合,等肢体消肿后,再作伤口二期或延期缝合。全身应用抗生素预防感染。注意坏死物质吸收可引起的酸中毒、高血钾、中毒性休克和急性肾衰竭。给予相应的治疗。严禁抬高患肢和热敷。晚期:以手术治疗为主,应根据损害时间、范围和程度而定。6个月以前挛缩畸形尚未稳定,此时可作功能锻炼和功能支架固定。待畸形稳定后(至少半年至1年后),可行矫形及功能重建手术。酌情选择:尺桡骨短缩、腕关节固定、腕骨切除、瘢痕切除及肌腱延长和肌腱转位等。还有神经松解,如正中神经和尺神经同时无功能存在,可用尺神经修复正中神经。

2.神经损伤

肱骨髁上骨折并发神经损伤比较多见,发生率为5％～19％。大多数损伤为神经传导功能障碍或轴索中断,数天或数月内可自然恢复。神经断裂很少见,偶发生于桡神经。正中神经损伤引起运动障碍常局限于掌侧骨间神经支配的肌肉。主要表现为拇指与示指末节屈曲无力,其他分支支配肌肉不受影响。

神经损伤的早期处理主要为支持疗法,被动活动关节保持功能位置。伤后2～3个月后临床与肌电检查皆无恢复迹象时,应考虑手术松解。

3.肘内翻

为髁上骨折最常见的合并症,尺偏型骨折发生率高达50％。由于内侧皮质压缩和未断骨膜的牵拉,闭合整复很难恢复正常对线;其次,悬吊式石膏外固定或牵引治疗均不能防止远骨折段内倾和旋转移位;再有是骨折愈合过程成骨能力不平衡,内侧骨痂多,连接早,外侧情况相反。内、外侧愈合速度悬殊使远段内倾进一步加大。

预防措施主要有以下几方面。

(1)闭合复位后肢体应固定于有利骨折稳定位置,伸展尺偏型骨折应固定在前臂充分旋前和锐角屈肘位。

(2)通过手法过度复位骨折使内侧骨膜断裂,消除不利复位因素。

(3)骨折复位7～10天换伸肘位石膏管型,最大限度伸肘,同时手法矫正远段内倾。

(4)不稳定骨折或肢肿严重不容许锐角屈肘固定者,骨折复位后应经皮穿针固定,否则行牵引治疗。

(5)切开复位务必恢复骨折正常对线,提携角宁可过矫,莫取不足。内固定要稳固可靠。

　　轻度肘内翻无须处理,肘内翻大于15°角畸形明显者可行髁上截骨矫形。通常,闭合式楔形截骨方法,从外侧切除一楔形骨块。术前先摄患肘伸直位正位X线片,测量出肘内翻的角度,然后算出应予矫正的角度。先画出肱骨轴线 AB,另沿尺桡骨之间画一轴线 CD,于其相交点 E,再划一直线 EF,使 $\angle FEB = 10°$(提携角),则 $\angle DEF$ 即为需切骨矫正的内翻角。然后于肱骨鹰嘴窝上1.5~2.0 cm处画一与肱骨干垂直的横线 HO,并于 O 点向肱骨桡侧画一斜线 GO,使 $\angle HOG$ 等于 $\angle DEF$,楔形 GHO 即为设计矫正肘内翻应切除的骨块,其底边在桡侧。

　　手术取外侧入路,在上臂下 1/3 外侧,沿肱骨外髁嵴作一长约 6 cm 的纵形切口。判明肱三头肌与肱桡肌的间隙,分开并向前拉开肱桡肌与桡神经,将肱三头肌向后拉,沿外上髁纵形切开骨膜。在骨膜下剥离肱骨下 1/3 至鹰嘴窝上缘为止,以显露肱骨的前、后、外侧骨面,无须剥离其内侧的骨膜,也不可损伤关节囊。按设计在鹰嘴窝上 1.5~2.0 cm 处,和肱骨干垂直的横切面(HO)上,先用手摇钻钻一排约 3~4 个穿透前后骨皮质的小孔,再在与测量切骨相同角度的另一斜面(GO)上,钻一排小孔,用锐利骨刀由外向内切骨,至对侧骨皮质时不要完全凿断,以免切骨端不稳定而易发生移位,取下所切掉的楔形骨块。切骨后将前臂伸直,手掌朝上,固定切骨近段,将前臂逐渐外展,使切骨面对合。矫正达到要求后,即可用两根克氏针,分别自肱骨内外上髁钻入,通过切骨断面,达到并恰好穿透对侧骨皮质为止,折弯尾端于骨外;亦可用 U 形钉内固定。彻底止血,需要时,可摄 X 线片复查,了解畸形矫正是否满意,否则重新复位与行内固定。克氏针尾端埋在皮肤下,分层缝合切口。术毕,用前后长臂石膏托外固定肘关节于功能位。

三、肱骨髁间骨折

　　肱骨髁间骨折至今仍是比较常见的复杂骨折,多见于青壮年严重的肘部损伤,常为粉碎性。严重的肱骨髁间骨折常伴有移位、滑车关节面损伤,内髁和外髁常分离为独立的骨块,呈 T 形或 Y 形,与肱骨干之间失去联系,并且有旋转移位,为 AO 分类的 C 型,治疗较困难,且对肘关节的功能影响较大,采用非手术治疗往往不能取得满意的骨折复位。

(一)骨折类型

　　肱骨髁间骨折的分型较多。现就临床上应用广泛且对骨折治疗的指导意义较大的 Mehne 分型叙述如图 1-26 所示。

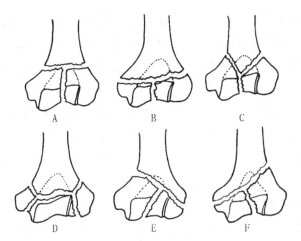

图 1-26　肱骨髁间骨折的 Mehne 分型
A.高 T 形；B.低 T 形；C.Y 形；D.H 形；E.内 λ 形；F.外 λ 形

（二）临床表现与诊断

局部肿胀，疼痛。因髁间移位、分离致肱骨髁变宽，尺骨向近端移位使前臂变短。可出现骨擦音，肘后三角关系改变。明显移位者，肘部在所有方向均呈现不稳定。摄肘关节正侧位 X 线片可明确骨折的类型和移位程度，需注意的是，骨折真实情况常比 X 线片的表现还要严重和粉碎。判断骨折粉碎程度还可行多方向拍片或重建 CT 检查。

（三）治疗

肱骨髁间骨折是一种关节内骨折。由于骨折块粉碎，不但整复困难，而且固定不稳，严重影响关节功能的恢复，故而对髁间骨折要求复位正确，固定稳妥，并早期进行功能锻炼，以争取获得满意的效果。治疗时，必须根据骨折类型、移位程度、患者年龄及职业等情况来选择恰当的方法。

1.非手术治疗

对于内、外髁较为完整及轻度分离无明显旋转者，可于透视下手法复位长臂石膏前后托固定，2 周后再换一次石膏。肘部的屈曲程度不能单纯依靠是屈曲型，还是伸直型来定，而要在透视下观察在何种位置最稳定。制动时间为 4～5 周。去除石膏后再逐渐练习肘关节的屈伸活动。无移位的骨折仅维持骨折不再移位即可。可用石膏托制动 4 周。

尺骨鹰嘴牵引：对于伤后未能及时就诊或经闭合复位失败者，因局部肿胀严重，不宜再次手法复位及应用外固定。许多学者主张采用此方法，它能够使骨折块达到比较理想的对线。在过头位,能迅速使肿胀消退。一旦患者能够耐受疼痛就开始活动。但单纯采用纵向牵引并不能解决骨折块的轴向旋转。可待局部肿胀消退,肱骨髁和骨折近端的重叠牵开后,做两髁的手法闭合复位。

2.手术治疗

大多数骨折均需手术切开复位内固定。过去多采用肘后正中纵形切口,将肱三头肌作 A 形切断,并向远端翻转,以显露骨折。但该手术入路的缺点是术后外固定至少需 3 周,使患肘不能早期屈伸锻炼,关节僵直发生率高。目前多数学者认为采用鹰嘴旁肘后轻度弧形正中切口,尖端向下的 V 形尺骨鹰嘴截骨是显露骨折并行牢固内固定的最佳方式。因其保持肱三头肌的完整性,减少损伤和术后粘连,同时髁间显露充分,复位精确,固定稳妥,常不需行外固定,术后可早期行功能锻炼。术中可将尺神经分离显露,并由内上髁区域移开。原则是首先复位和固定髁间骨折,然后再处理髁上骨折。但如果存在大块骨折块与肱骨干对合关系明显,则无论其涉及关节面的大小,都应先将其与肱骨干复位和固定。髁间部位骨折处理重点是维持髁间关节面的平整,肱骨滑车的大小、宽度,特别对于 C_3 型骨折,可以考虑去除那些影响复位、影响固定的小的关节内骨折块,有骨缺损时一定要做植骨固定,争取骨折一期愈合和骨折固定早期的稳定性。通常,在复位满意后先临时用克氏针固定,然后再选用合适的永久性的内固定物。

肱骨髁间骨折手术时必须采用坚强的内固定,才能早期进行关节功能锻炼,避免肘关节僵硬。对 C_2、C_3 型骨折采用双钢板固定于肱骨髁外侧及内侧,内侧也可采用 1/3 管形钢板。合并肱骨髁上骨折常需加用重建钢板,一般需使用 2 块接骨板才可达到牢固的固定效果,接骨板相互垂直放置可增加固定的强度。日常功能锻炼可使无辅助保护的螺钉固定发生松动。要达到牢固的固定,外侧接骨板的位置应下至关节间隙水平。内侧接骨板应置于较窄的肱骨髁上嵴部位,此处可能需要轻度向前的弧线。3.5 mm 的重建接骨板是较好的选择。髁部手术后,对截下的尺骨鹰嘴复位后使用的固定为 1～2 枚直径为 6.5 mm、长度不短于 6.5 cm 的松质骨螺钉髓内固定＋张力带钢丝,或 2 枚平行克氏针髓内固定＋张力带钢丝(图 1-27,图 1-28)。需要特别指出的一点是:在做尺骨鹰嘴截骨时应尽量避免使用电锯,因其可造成骨量的丢失,从而导致尺骨鹰嘴的短缩或复位不良而影响手术效果。

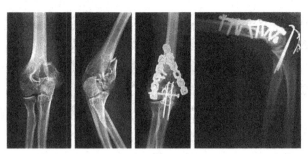

图 1-27　低 T 形肱骨髁间骨折

采用尺骨鹰嘴截骨入路,AO 双重建钛板螺钉内固定

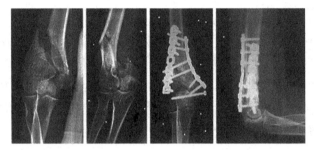

图 1-28　外 λ 形肱骨髁间骨折,采用 AO 双重建钛板螺钉内固定

内固定结束后,如果尺神经距内固定物很近,则将尺神经前置,放置引流条,术后 24～48 小时内拔除。早期有效的肘关节功能锻炼,对于肘关节功能的恢复至关重要。肘关节制动时间一旦过长,必将导致关节纤维化和僵硬。骨折坚强固定的病例,患肢不做石膏固定,术后 3 天内开始活动肘关节。内固定不确实的,均以石膏托屈肘固定 3 周左右,去除石膏后无痛性主动活动肘关节,辅以被动活动。

3.肱骨远端置换与全肘关节置换

早期利用 CPM 进行功能锻炼,有利于肘关节周围骨与软组织血液供应恢复,肿胀消退,能加快关节内滑液的循环和消除血肿,减少关节粘连,可刺激多种间质细胞分化成关节软骨,促进关节软组织的再生和修复,可抑制关节周围炎性反应。

近年来,随着人工关节材料的改进和医疗技术的进步,人工关节越来越广泛地应用于髋关节、膝关节等全身大关节严重疾病的治疗,但因人工肘关节研制和应用在国内起步较晚,临床应用尚不多见。对于关节面破坏严重,无法修复或经内固定术后,内固定物松动将严重影响肘关节功能者可行人工关节置换。手术采用肘关节后侧正中切口,游离并保护尺神经,显露肱骨远端、尺骨近端及桡骨小头。锯除肱骨中段滑车,扩大肱骨远段髓腔,参照试件,切除滑车及肱骨小头,直至假体试件的边缘恰能嵌至肱骨内外上髁的切骨断面间隙中。钻开尺骨近端髓腔,扩大髓腔,凿除冠状突周围的软骨下骨。插入试件,检查肘关节屈、伸及旋转活动范围。如桡骨小头内侧关节面有骨折,可切除桡骨小头。冲洗髓腔后置入骨水泥,安装假体。尺神经前置于皮下软组织层,修复肱三头肌腱、韧带及关节囊,放置引流,加压包扎。

术后不做外固定,引流1~2天,1周内做肌肉收缩锻炼,1周后开始做肘关节屈伸及旋转活动,3周后逐渐加大幅度行功能锻炼。

四、肱骨内髁骨折

肱骨内髁骨折是一种少见的肘关节损伤,仅占肘关节骨折的1%~2%,在任何年龄组均少见,儿童相对要多一些。骨折块通常包括肱骨滑车内侧1/2以上和(或)肱骨内上髁。骨折块因受前臂屈肌群的牵拉多发生旋转移位,属关节内骨骺损伤。治疗上要求解剖复位,若复位不良不仅妨碍关节功能恢复,而且可能引起肢体发育障碍,继而发生肢体畸形及创伤性关节炎。

(一)骨折类型

肱骨内髁骨折分为3型。

Ⅰ型损伤:骨折无移位,骨折自滑车关节面斜形向内上方,至内上髁上方。

Ⅱ型损伤:骨折块轻度向尺侧或内上方移位,无旋转。

Ⅲ型损伤:骨折块明显旋转移位,常为冠状面旋转,也可同时伴有矢状面的旋转,结果骨折面向后,滑车关节面向前。

(二)临床表现与诊断

外伤后肘关节处于部分屈曲位,活动明显受限,肘关节肿胀、疼痛,尤以内侧明显。局部明显压痛,可触及内髁有异常活动。

儿童肱骨滑车内侧骨骺出现时间为9~14岁。对骨化中心出现后的肱骨内髁骨折,临床诊断一般比较容易。而在肱骨内上髁骨骺骨化中心出现之前发生的肱骨内髁骨折诊断则较困难。因为骨骺尚未骨化,其软骨于X线片上不显影,通过软骨部分的骨折线也不能直接显示。此类损伤于X线片上不显示任何阳性体征(既无骨折,又无脱位影像学表现)。因此,临床上必须详细检查,以防漏诊、误诊。细致的临床检查,熟悉不同部位骨骺出现的时间、形态及其与干骺端正常的位置关系是避免漏诊、误诊的关键。对于诊断确有困难的病例,可拍摄健侧相同位置的X线片予以鉴别。必要时,可行CT或MRI检查以明确诊断。

(三)治疗

肱骨内髁骨折既是关节内骨折,又是骨骺损伤,故治疗应遵循关节内骨折及骨骺损伤的治疗原则。无论采取何种治疗方法,应力求使骨折达到解剖复位或近似解剖复位(骨折移位<2 mm)。复位不满意不仅妨碍关节功能恢复,而且可能引起生长发育障碍,继而发生肢体畸形及创伤性关节炎。

Ⅰ型骨折和移位不大的Ⅱ型骨折可行长臂石膏后托固定伤肢于屈肘90°角,前臂旋前位。石膏托于肘部应加宽,固定范围应完全包括肘内侧,且应仔细塑形,以防骨折发生移位。1周后应摄X线片,如石膏托松动,则更换石膏托;如骨折移位,则应采取其他措施,一般4周后去除石膏托行肘关节功能练习。

对于移位大于2 mm的Ⅱ型骨折及Ⅲ型骨折,因骨折移位大,关节囊等软组织损伤较重,而且肱骨下端髁间窝骨质较薄,骨折断端间的接触面较窄,加之前臂屈肌的牵拉,使骨折复位困难或复位后骨折不稳定,则应采取手术治疗。

手术方法:取肘关节内侧切口,显露并注意保护尺神经,显露骨折后,清除局部血肿或肉芽组织,将骨折复位后以2枚克氏针交叉固定或松质骨螺钉内固定。术中注意保护尺神经,必要时做尺神经前移;不可过多地剥离骨折块内侧附着的肌腱等软组织,以防影响骨折块的血液供应;术中尽量使滑车关节面及尺神经沟保持光滑。对于骨骺未闭合的儿童骨折,内固定物宜采用2枚克氏针交叉固定,因克氏针固定操作简单、牢固,对骨骺损伤小,且便于日后取出;丝线缝合固定不易操作,且固定不牢固;螺丝钉内固定固然牢固,但对骨骺损伤较大,且不便日后取出。外固定时间一般为4~6周,较肘部其他骨折固定时间稍长,因为肱骨内髁骨折软骨成分较多,愈合时间较长。固定期满后拆除石膏,拍摄X线片示骨折愈合后拔除克氏针,行肘关节早期、主动功能练习。对于骨骺已闭合的或成人的肱骨内髁骨折,可采用切开复位AO重建板内固定术(图1-29)。

五、肱骨外髁骨折

肱骨外髁骨折是儿童肘部常见损伤,发病多在2~18岁,以6~10岁最为常见,亦有成人发生此类损伤。骨折块通常包括肱骨小头骨骺、滑囊外侧部分及干髁端骨质,故亦称为骨骺骨折。此类骨折多为关节内骨折,且肱骨小头与桡骨小头关节面对应。骨骺部分与骨的生长发育密切相关,如治疗不当,将留有肘部畸形,导致功能障碍及远期其他类型并发症。

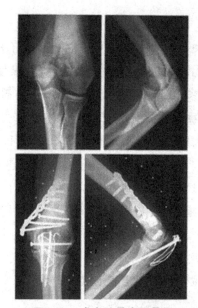

图 1-29　成人肱骨内髁骨折

采用尺骨鹰嘴截骨入路,AO 重建板内固定

(一)骨折类型

小儿肱骨外髁骨折的 Wadsworth 分类如下。

Ⅰ型:无移位。

Ⅱ型:有移位,但不旋转。

Ⅲ型:外髁骨折块向外侧同时向后下反转移位。

Ⅳ型:与通常骨折不同,多见于 13～14 岁儿童,肱骨小头与桡骨头碰撞发生,有骨软骨的改变。

(二)临床表现与诊断

肱骨外髁骨折的伤因多由间接复合外力造成。当儿童摔倒时手掌着地,前臂多处于旋前,肘关节稍屈曲位,大部分暴力由桡骨传至桡骨头,再撞击肱骨外髁骨骺而发生骨折。骨折后,肘部外侧肿胀并逐渐扩散,以致到达整个关节。局部肿胀程度与骨折类型有明显关系,骨折脱位型肿胀最严重。肘外侧出现皮下瘀斑,逐渐向周围扩散,可达腕部。肘部外侧明显压痛,若为Ⅳ型骨折,则内侧也可有明显压痛,甚至发生肱骨下端周围性压痛。肘关节活动功能丧失,患儿常将肘关节保持在稍屈曲位,被动活动肘关节时出现疼痛,但前臂旋转功能多无受限。

肱骨外髁骨折线常呈斜形,由小头-滑车间沟或滑车外侧缘斜向髁上嵴。根据骨折类型不同,可出现尺骨相对于肱骨干的外侧移位。伸肌附着点的牵拉可使骨块发生移位。应与肱骨小头骨折相鉴别:外髁骨折包括关节面和非关节面两个部位,并常带有滑车的桡侧部分,而肱骨小头骨折只累及关节面及其支撑骨。

X线摄片时因骨片移位及投照方向造成多种表现,在同一骨折类型不同X线片中表现常不一致;加之儿童时期肘部的骨化中心出现和闭合时间相差甚大,部分X线表现仅是外髁的骨化中心移位。另外,因肱骨外髁骨化中心太小,放射或临床医师常因缺乏经验而造成漏诊或误诊。有些病例X线片肱骨外髁干骺部未显示骨折裂痕,但有肘后脂肪垫征(八字征),在诊断时应予以注意。肘外伤后,肱骨远段干骺部外侧薄骨片和三角形骨片是诊断肱骨外髁骨折的主要依据,肘后脂肪垫征(八字征)是提示肘部潜隐性骨折的主要X线征象,要特别予以注意。诊断确有困难的病例可拍摄健侧相同位置的X线片加以鉴别。必要时,可行CT或MRI检查以明确诊断。

(三)治疗

早期无损伤的闭合复位是治疗本病的首选方法。肱骨外髁骨折的固定方法是屈肘 60°～90°角前臂旋后位,颈腕带悬吊胸前,可使腕关节自然背伸。此时前臂伸肌群松弛,对骨折块的牵拉小;同时屈肘位肱三头肌紧张,有利于防止骨折块向后移位,又由于桡骨小头顶住肱骨小头防止其向前移位。因此,骨折较稳定。另外,从前臂伸肌群的止点在肱骨外上髁的角度来看,屈曲 90°角以上,前臂伸肌群的力臂减少,牵拉肱骨外髁的力变小,骨折将更趋稳定。但由于骨折后血肿的形成及手法复位时的损伤,可造成关节明显肿胀,屈肘角度太小会影响血液循环,所以不主张固定在小于屈肘 60°的体位,以屈肘 60°～90°角固定为宜。

对于Ⅰ型和移位轻的Ⅱ型骨折(骨折移位小于 2 mm),因其无翻转,仅用手法复位后小夹板或石膏托固定即可;但Ⅲ、Ⅳ型骨折,因骨折处有明显的旋转和翻转移位,由于前臂伸肌腱的牵拉,手法往往难以使骨折达到满意的复位,即使在透视下复位很好,外固定也很难保持满意的位置。可用手捏翻转、屈伸收展手法闭合复位,插钢针固定,或切开复位内固定。

手术方法:取肘后外侧切口,显露骨折后清除局部血肿或肉芽组织。可使用克氏针或 AO 接骨板内固定(图 1-30)。与肱骨内髁骨折一样,对于骨骺未闭合的儿童,内固定物宜选用 2 枚克氏针交叉固定,螺丝钉固定比较稳固,但由于儿童肱骨外髁的结构特点,螺丝钉如使用不当易损伤骨骺而影响生长发育。术后外用长臂石膏托外固定 4～6 周,拍摄 X 线片证实骨折愈合后,去除石膏托,行肘关节功能练习。

（四）预后

肱骨外髁骨折是儿童肘关节创伤中最多见、最重要的骨折类型，常引起畸形愈合，会发生不同程度的骺间骨缺损，即鱼尾状畸形，无论复位好坏都可能发生这种畸形。它的发生是因骨折线经过骺板全层，愈合时局部产生骨桥。骨折同时也损伤了骺软骨的营养血管，使骨折面的软骨细胞坏死、吸收，使骨折间隙增大。骨折愈合后，肱骨内、外髁骨骺继续发育，而骨桥处生长缓慢以致停滞，最终发生鱼尾状畸形。所以，损伤年龄越小，骨折复位越不满意者，畸形就越明显。肱骨外髁骨折延迟愈合或不愈合以及鱼尾状畸形是造成肘外翻的原因。延迟手术治疗（伤后 3 周），也可导致骨折块的坏死和肘外翻畸形。此外，还可以引起肱骨外髁增大、肱骨小头骨骺早闭、肱骨小头骨骺缺血性坏死、肱骨外上髁骨骺提前骨化等后遗症。

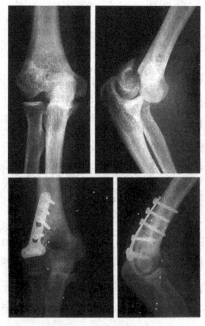

图 1-30　肱骨外髁骨折
AO 斜 T 形解剖板内固定

六、肱骨小头骨折

Hahn 在 1853 年第一次提出，Kocher 自 1896 年起对此骨折倾注了许多精力进行研究，又称之为 Kocher 骨折。肱骨小头骨折是一种不太常见的肘部损伤，各种年龄组均可发生。单纯肱骨小头骨折以成年人多见，合并部分外髁的肱骨小头骨折多发生在儿童。本骨折是关节内骨折,常因有些骨折较轻,骨折片较小且隐蔽而容易漏诊或误诊,从而导致延误治疗。

(一)骨折分类

Kocher 和 Lorenz 将肱骨小头骨折分为两类。

1. Ⅰ型

完全骨折,又称 Hahn-Steinthal 型,骨折发生在肱骨小头基底部,骨折线位于冠状面,包含一个较大块骨质的小头,亦可累及相邻的滑车桡侧部。

2. Ⅱ型

部分骨折,又称 Kocher-Lorenz 型,主要累及关节软骨,几乎不包含骨组织。

Wilson(1933)又提出了第Ⅲ型,即关节面向近侧移位,且嵌入骨组织,也有人将其称为肱骨小头关节软骨挫伤,是致伤外力不足以导致发生完全或部分骨折,早期行普通 X 线检查多不能明确诊断。

(二)临床表现与诊断

常由桡骨头传导的应力所致,故有时可合并桡骨头骨折。最为常见的致伤方式是跌倒后手掌撑地,外力沿桡骨传导至肘部;或跌倒时处于完全屈肘位,外力经鹰嘴冠状突传导撞击肱骨小头所致。急诊患者除了肘关节积血肿胀、活动受限以外,局部症状不突出,多于拍摄 X 线片时发现,前臂旋转不受限制是其特点。临床上,应注意将肱骨小头骨折与外髁骨折进行鉴别。外髁的一部分即关节内部分是肱骨小头骨折,不包括外上髁和干骺端;而外髁骨折除包括肱骨小头外,还包括非关节面部分,常累及外上髁。

其典型 X 线表现如下:侧位片常常可以看到肱骨下端前面,相当于滑车平面有一薄片骨块影,因骨折块包含有较大的关节软骨,故实际的骨折片要比 X 线片所显示的影像大得多。值得注意的是,侧位片上一般很难发现骨折块的来源,需要观察其正位 X 线片究其来源。正位片由于肱骨小头骨折块大多移位于肱骨下端前方,与肱骨远端重叠,故在肘关节正位片上一般都看不到骨折块影而易致漏诊。但如仔细观察其正位 X 线片,可以发现其肱桡关节间隙增宽,肱骨侧关节面毛糙,失去正常关节面的光滑结构。如出现此典型改变,再加上侧位片肱骨前下端有骨折块影出现,一般不难做出肱骨小头骨折的诊断。

(三)治疗

争议颇多,包括非手术方法(进行或不进行闭合复位)、骨块切除及假体置换。不论是采取闭合或切开复位,都应争取获得解剖复位,因为即使轻度移位亦可影响关节活动。若不考虑骨折类型,要想获得良好疗效,术后康复至关重要。

1.非手术治疗

对无移位骨折可行石膏后托固定 3 周。对成人移位骨折,并不建议闭合复位;儿童和青少年移位骨折,可首选闭合复位,可望获得快速而完全的骨愈合。

如有可能,可对 I 型骨折试行闭合复位,伸肘位对前臂进行牵引,直接对骨折处进行施压以获得复位。对肘部施加内翻应力,可使外侧开口加大,有利于骨折复位。一旦复位满意,应保持屈肘,由桡骨头的挤压作用来维持骨折块的复位。尽管有人强调应在最大屈肘位固定以维持复位,但应注意对严重肿胀者应减少屈肘,以防出现缺血性挛缩。前臂旋前有助于桡骨头对骨折块的稳定作用。完全复位后,应将肘部制动 3~4 周。

2.手术治疗

手术难度较大,因为即使获得了解剖复位,也做到了术后早期活动,仍可能发生部分或完全性的肘关节僵硬。

因骨折块位于关节囊内,并且常旋转 90°角,充分的手术显露很有必要。可采取后外侧入路,在肘肌前方进入关节,注意保护桡神经深支。此切口稍偏前方,优点是术中可以避开后方的肱尺韧带,减少发生后外侧旋转不稳定的风险,且不易损伤桡神经深支。若术中或原始损伤累及了后外侧韧带复合体,应在术中行一期修补,并可将其与骨骼进行锚式固定,术后将前臂置于旋后位短期制动,以维护这种修补术的效果。

术中固定可采用松质骨螺钉、克氏针及可吸收螺丝钉固定骨折块,其中以松质骨螺钉的固定效果最好,螺丝钉可自后方向前旋入固定。手术目的是恢复关节面解剖,并给予稳定固定,以允许术后早期活动。若骨折块不甚粉碎,复位满意后用松质骨螺钉固定稳定可靠,术后则不必进行制动,可立即进行屈伸功能锻炼,临床疗效较为满意。对粉碎严重的骨折,普通螺钉或克氏针固定常很难达到理想效果,则可采用外固定架固定。若骨折块太小或严重粉碎,则可考虑行碎骨块切除。对移位骨折,Smith 认为骨折块切除的疗效优于进行闭合或切开复位,并建议早期行切除术,而不是伤后 4~5 天血肿和渗出开始机化时手术。术后只用夹板或石膏制动 2~3 天即可开始进行关节活动。骨折块切除术后发生桡骨向近端移位和下尺桡关节的异常并不多见。如果确实因骨折块太小,无法进行复位及固定,遗留在关节内又将成为游离体,进行早期切除有助于功能恢复;但对完全骨折,尤其是骨折累及滑车桡侧时,早期进行骨折块的切除显然不合适,将造成关节活动受限和外翻不稳定。

Jakobsson建议用金属假肢来重建肱骨远端关节面,以避免发生肱骨小头骨折块的无菌性坏死和维持肘关节稳定性。但此种治疗没有得到普遍开展。

对陈旧性骨折伴明显移位而影响肘关节功能时,无论受伤时间长短,都应将骨折块切除。通过手术包括软组织松解、理疗和功能锻炼,肘关节功能将得到明显改善。反之,如行切开复位内固定,即使达到解剖复位,效果也不理想。

七、肱骨内外上髁骨折

每一个上髁都有自己的骨化中心。这在儿童肘部损伤中有其特殊的意义,因为相对于富有张力的侧副韧带,骨骺生长板本身是一个薄弱点。由于撕脱应力的作用,在儿童发生的内上髁骨折常常是一个骨骺分离。在成人,原发的、单纯的上髁骨折比较少见,大多与其他损伤一起发生。

(一)肱骨内上髁骨折

内上髁的骨化中心直到20岁才发生融合,是一个闭合比较晚的骨骺,也有人终身不发生融合,应与内上髁骨折相鉴别。儿童或青少年发生肘脱位时,可合并内上髁撕脱骨折,骨折块可向关节内移位,并停留在关节内,影响肘脱位的复位。20岁后再作为一个单独的骨折出现或合并肘脱位则比较少见。若内上髁骨化中心与肱骨远端发生了融合,成人就不大可能因撕脱应力导致骨折。成人内上髁骨折并不局限于骨化中心的原始区域,可向内髁部位延伸。因内上髁在肘内侧突出,易受到直接暴力,故成人比较多见的是直接暴力作用于内上髁所致的单纯内上髁骨折,这也是成人内上髁骨折的特点之一。尺神经走行于内上髁后方的尺神经沟,发生骨折时可使其受到牵拉、捻挫,甚至连同骨折块一起嵌入关节间隙,导致尺神经损伤。

1.肱骨内上髁骨折的分类

Ⅰ型:内上髁骨折,轻度移位。

Ⅱ型:内上髁骨折块向下、向前旋转移位,可达肘关节间隙水平。

Ⅲ型:内上髁骨折块嵌夹在肘内侧关节间隙,肘关节实际上处于半脱位状态。

Ⅳ型:肘向后或后外侧脱位,撕脱的内上髁骨块嵌夹在关节间隙内。

2.临床表现与诊断

前臂屈肌的牵拉可使骨折块向前、向远端移位。内上髁区域肿胀、甚至皮下淤血,并存在触痛和骨擦音等特点。腕、肘关节主动屈曲及前臂旋前时可诱发或加重疼痛。应仔细检查尺神经功能。

对青少年患者,应将正常的骨化中心与内上髁骨折进行鉴别,拍摄健侧肘部 X 线片有助于诊断。

3.治疗

对轻度移位骨折或骨折块嵌顿于关节间隙内的治疗已达成共识。若骨折无移位或轻度移位,可将患肢制动于屈肘、屈腕、前臂旋前位 7~10 天即可。如果骨折块嵌顿于关节内,则应尽早争取手法复位,可在伸肘、伸腕、伸指、前臂旋后位,使肘关节强力外翻,重复创伤机制,利用屈肌群的紧张将骨折块从关节间隙拉出,变为Ⅱ型损伤,然后用手指向后上方推挤内上髁完成复位,以 X 线片证实骨折复位满意后,用石膏或夹板制动 2~3 周。

中度或重度移位骨折的治疗至今仍存争议,有三种方法可供选择:①手法复位,短期石膏制动;②切开复位内固定;③骨折块切除。

Smith 认为,对患者来说获得纤维愈合与获得骨性愈合的最终结果是一样的。支持手术治疗者认为,移位的内上髁骨块可导致出现晚期尺神经症状及屈腕肌力弱和骨折不愈合,行外翻应力试验检查时会产生肘关节不稳定,并把上述并发症作为手术治疗的理由。但对于骨折块移位超过 1 cm者,有学者认为应行手术切开复位内固定,可选用两枚克氏针交叉固定或螺钉内固定(图 1-31)。

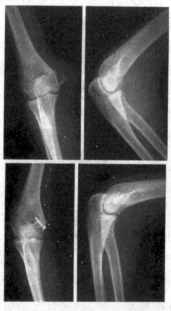

图 1-31　肱骨内髁骨折螺钉内固定

(二)肱骨外上髁骨折

临床上非常少见,实际上,有很多学者怀疑它在成人是否是一个单独存在的骨折。外髁的骨化中心较小,在 12 岁左右出现,一旦骨化中心与主要部分的骨骼融合,撕脱骨折更为少见。外上髁与肱骨外髁平坦的外侧缘几乎在一个水平,遭受直接暴力的机会很少。治疗原则类似于无移位的肱骨外髁的治疗,包括对肘部进行制动,直至疼痛消失,然后开始功能活动。

八、肱骨远端全骨骺分离

肱骨远端骨骺包括外上髁、肱骨小头、滑车和内上髁 4 个骨骺,借助软骨连成一体。肱骨远端全骺分离是指包括肱骨下端骨骺线水平、肱骨小头和滑车骨骺与肱骨干在水平轴上的分离,婴幼儿童时期肱骨远端为一大片较为扁平薄弱的软骨,在解剖学上不能属于肱骨髁的范围,其实质是一种关节内的骨骺损伤,虽然其损伤机制与髁上骨折相同,但在部位上不同于髁上 2 cm 的骨折。儿童肱骨远端全骨骺分离骨折是儿童肘部损伤中较少见的一种类型,多发生于 1~6 岁学龄前儿童,因肱骨远端 4 块骨骺尚未完全骨化,或分离 4 块骨骺中仅见肱骨小头骨骺,X 线检查不能显示其全貌,常因此发生误诊。

(一)骨折分类

根据 Salter-Harris 对骨骺损伤分类方法,肱骨远端全骨骺分离可分为 I 型及 II 型损伤。

I 型损伤:多见于 2 岁以下的婴幼儿,骨折线自外侧缘经过生长板与干骺端相连接的部位达到内侧,造成了生长板以下骨骺的分离移位。

II 型损伤:多见于 3 岁以上的儿童。根据肱骨干骨骺骨折块的位置和全骨骺分离移位方向,II 型损伤又可分为两种亚型。

II a 亚型:为骨折线自外侧缘横形至鹰嘴窝内侧部分转向上方,造成干骺端内侧有骨块伴随内移位,其骨块多呈三角形,称为角征。此亚型常见,是肱骨远端全骨骺分离典型 X 线表现。

II b 亚型:骨折线自内侧缘横形至鹰嘴窝外侧转向上方,在干骺端外侧有薄饼样骨折片,称为板征。肱骨小头骨骺与尺桡骨近端一起向外侧移位,移位程度较 II a 型轻,侧位片显示肱骨小头骺和骨片有移位。

(二)临床表现及诊断

有明显肘外伤史,伤后肘部肿痛,肱骨远端压痛。典型 X 线表现为分离的肱骨远端骨骺与尺桡骨近端一起向同一方向移位。桡骨近段纵轴线总是通过肱骨小头骨骺中心,常伴有肱骨干骺端骨块游离。由于这一时期肱骨远端 4 块骨骺中,只有肱骨小头骨骺发生骨化,在 X 线片上不能见到其他 3 块骨骺核。因此,肱骨远端全骨骺分离,常以肱骨小头骨骺的位置作为 X 线诊断的主要依据。判定肱骨小头骨骺与桡骨近段纵轴线的关系,肱骨小头骨骺与肱骨干骺端的对应关系,尺桡骨近端与肱骨干骺端对应关系,从 X 线片上可见的影像去分析判定不显影部分的损伤,就可减少对肱骨远端全骺分离的误诊和漏诊。在 X 线片,除正常肘关节外,如果见到桡骨近段纵轴线通过肱骨小头骨骺中心,则应考虑为肱骨髁上骨折或是肱骨远端全骨骺分离。但髁上骨折在肱骨干骺端可见骨折线。在肱骨干骺端有分离的骨折块伴随移位,就是 Ⅱ 型骨骺损伤,否则就是 Ⅰ 型骨骺损伤。

(三)治疗

肱骨远端全骨骺分离骨折属关节内骨折,复位不佳对关节功能多有影响及出现外观畸形,且涉及多个骨化中心,故应尽可能解剖复位。应该采用闭合复位还是手术切开复位,尚有争论。许多学者推崇闭合复位外固定,认为应根据具体情况,若局部肿胀不明显,且闭合复位后骨折对位稳定,则可仅作外固定。但如局部肿胀明显,由于骨折断面处为软骨,断端多较光整,仅靠单纯外固定很难维持断端的稳定,复位后若再移位则难免出现畸形,故应尽早行手术切开复位内固定。术中宜采用克氏针内固定,尽量减少损伤次数,若用 1 枚克氏针固定较稳定,则不必用交叉双克氏针。因小儿的生理学特点,其愈合相当快,常在受伤 1 周后就有骨痂生长,故我们主张宜早期复位。一般在 3 周以内均可考虑手术,但在 3 周左右,骨折实际上已基本上愈合,周围骨痂亦生长多时,切开复位意义不大,可待以后出现后遗畸形再矫形。

第六节　肱骨髁上骨折

肱骨下段比较扁薄,髁上部处于疏松骨质和致密骨质交界处,后有鹰嘴窝,前有冠状窝,两窝之间仅为一层极薄的骨片,两髁稍前屈,并与肱骨纵轴成向前 30°～50°角的前倾角。前臂完全旋后,肘关节伸直时,上臂与前臂纵轴成 10°～

15°角外翻的携带角,骨折移位可以此角改变而呈肘内翻或肘外翻畸形。肱动脉和正中神经从肱二头肌腱膜下通过(图 1-32),桡神经通过肘窝前外方并分成深浅两支进入前臂。肱骨髁上骨折时,易被刺伤或挤压而合并血管神经损伤(图 1-33)。

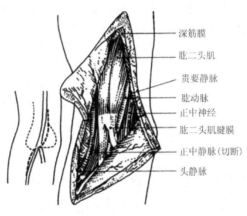

右侧标注(从上到下):
深筋膜
肱二头肌
贵要静脉
肱动脉
正中神经
肱二头肌腱膜
正中静脉(切断)
头静脉

图 1-32 肘部解剖结构

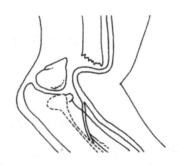

图 1-33 骨折合并血管神经损伤

一、病因、病机

肱骨髁上骨折多见于儿童,多因跌倒所致。根据暴力形式和受伤机制的不同,可将肱骨髁上骨折分为伸直型、屈曲型和粉碎型 3 种。

(一)伸直型

最多见,占 90％以上。跌倒时肘关节在半屈曲或伸直位,手心触地,暴力经前臂传达至肱骨下端,将肱骨髁推向后方。由于重力将肱骨干推向前方,造成肱骨髁上骨折。骨折线由前下斜向后上方。骨折近段常刺破肱前肌损伤正中神经和肱动脉。骨折时,肱骨下端除接受前后暴力外,还可伴有侧方暴力,按移位情况又可分为尺偏型和桡偏型。

1.尺偏型

骨折暴力来自肱骨髁前外方,骨折时肱骨髁被推向后内方。内侧骨皮质受挤压,产生一定塌陷。前外侧骨膜破裂,内侧骨膜完整。骨折远端向尺侧移位。因此,复位后远端容易向尺侧再移位。即使达到解剖复位,因而内侧皮质挤压缺损而会向内偏斜。尺偏型骨折后肘内翻发生率最高。

2.桡偏型

与尺偏型相反。骨折断端桡侧骨皮质因压挤而塌陷,外侧骨膜保持连续,尺侧骨膜断裂,骨折远端向桡侧移位。此型骨折不完全复位也不会产生严重肘外翻,但解剖复位或矫正过度时,亦可形成肘内翻畸形。

(二)屈曲型

较少见。肘关节在屈曲位跌倒,暴力由后下方向前上方撞击尺骨鹰嘴,髁上骨折后远端向前移位,骨折线常为后下斜向前上方,与伸直型相反。很少发生血管、神经损伤。

(三)粉碎型

多见于成年人。此型骨折多属肱骨髁间骨折,按骨折线形状可分 T 型和 Y 型或粉碎型骨折。

二、临床表现

伤后局部迅速肿胀、疼痛,功能丧失,压痛点明显,完全骨折者很易察觉骨折摩擦征。伸直型者,肘后突畸形,但仔细触摸肘三点之正常关系未变。屈曲型者,肘后平坦,肘前饱满。有侧方移位者,肘尖偏向一侧。有血管损伤者,桡动脉、尺动脉搏动减弱或消失,末梢循环障碍,若不及时处理,可发生前臂肌肉缺血性坏死,纤维化后形成缺血性肌肉挛缩,导致爪形手畸形,功能障碍,造成严重残疾。尺神经损伤时,小指与环指的指间关节屈曲,掌指关节过伸,腕不能尺侧屈,各指不能分开及并拢。拇指内收障碍,小指与环指的尺侧半皮肤感觉障碍。日久则小鱼际肌、骨间肌萎缩。桡神经损伤时,出现腕下垂等症状。正中神经损伤时,拇、示两指不能屈曲,拇指不能对掌,腕不能桡屈。桡侧 3 个半手指及手掌桡侧皮肤感觉障碍,日久则大鱼际肌萎缩。

三、诊断与鉴别诊断

无移位骨折者,肘部可有肿胀、疼痛,肱骨髁上处有压痛,功能障碍。骨折有移位时,肘部肿胀、疼痛较明显,甚至出现张力性水疱,肘部呈靴形畸形,但肘后肱骨内、外髁和鹰嘴三点关系仍保持正常,这一点可与肘关节后脱位相鉴别。肘关节正侧位 X 线片可显示骨折类型和移位方向。伸直型骨折远端向后上方移位,骨折线多从前下方斜向后上方。屈曲型骨折远端向前上方移位,骨折线多从后下方斜向前上方。粉碎型骨折两髁分离,骨折线呈"T"型或"Y"型。根据受伤史、临床表现和 X 线片可以做出诊断。

肱骨髁上骨折需与肘关节脱位互相鉴别。肱骨髁上骨折肘关节可部分活动,肘后三角无变化,上臂短缩、前臂正常;而肘关节脱位肘关节弹性固定,肘后三角有变化,上臂正常、前臂短缩。

四、治疗

无移位骨折可置患肢于屈肘 90°位,用颈腕带悬吊 2～3 周。有移位骨折应按以下方法处理。

(一)整复方法

肱骨髁上骨折整复手法较多,现将临床上常用的整复手法介绍如下。

患儿仰卧于床上或由家属抱坐于椅子上。两助手分别握住上臂和前臂(如疼痛较剧烈,可用利多卡因骨折断端局部麻醉),做顺势拔伸牵引,术者两手分别握住骨折远近两端。有旋转移位者先纠正旋转移位,然后双手握上臂前侧,在牵引下用双拇指从肘后向前推挤骨折远端,后移位纠正后,双手四指握住骨折近端内侧,双拇指推挤内髁向桡侧,触摸复位后见畸形纠正,然后一手四指托住肘后,同时拇指按压髁部骨折远端,另一手握前臂屈肘做旋后旋前屈伸活动试验(图 1-34)。如活动功能良好,说明已复位,助手握患儿上臂及手腕部,维持位置,术者用绷带进行夹板固定。

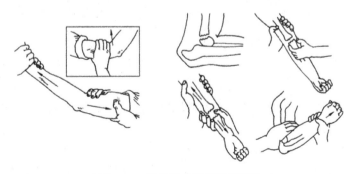

图 1-34　肱骨髁上骨折整复手法

开放性骨折则应在清创后进行手法复位,再缝合伤口。若系粉碎型骨折或软组织肿胀严重,水疱较多而不能用手法整复或整复后固定不稳定者,可在屈肘45°～90°位置进行尺骨鹰嘴牵引或皮肤牵引,重量1～2 kg,一般在3～7天后,再进行复位。肱骨髁上粉碎骨折并发血循环障碍者,必须急症处理。首先,应在麻醉下整复移位的骨折断端,并行尺骨鹰嘴牵引,以解除骨折端对血管的压迫。如冰冷的手指温度逐渐转暖,手指可自主伸直,则可继续观察。如经上述处理无效,则必须及时探查肱动脉情况。肱骨髁上骨折所造成的神经损伤一般多为挫伤,在3个月左右多能自行恢复,除确诊为神经断裂者外,不需过早地进行手术探查。

(二)固定方法

骨折复位后,维持对位,将患肢置于外展位,肘关节屈曲90°～110°角,前臂旋前位置3周。夹板长度应上达三角肌中部水平,内外侧夹板下达(或超过)肘关节,前侧板下至肘横纹,后侧板远端呈向前弧形弯曲,并嵌有铝钉,使最下一条布带斜跨肘关节缚扎而不致滑脱;采用杉树皮夹板固定时,最下一条布带不能斜跨肘关节,而在肘下仅扎内外侧夹板。为防止骨折远端后移,可在鹰嘴后方加一梯形垫(图1-35);为防止内翻,可在骨折近端外侧及远端内侧分别加塔形垫。夹缚后用颈腕带悬吊。屈曲型骨折应固定肘关节于屈曲40°～60°角位置3周,以后逐渐屈曲至90°角位置1～2周。固定后观察患肢血运,出现麻木或血运障碍立即松弛夹板,置肘关节于屈曲45°位置进行观察,按时摄X线片观察,及时调整固定。如肿胀严重或水疱形成,给予放松夹板,换药处理。

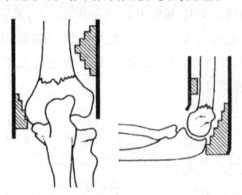

图1-35　肱骨髁上骨折加垫固定法

(三)手术治疗

肱骨髁上骨折一般无须手术治疗,除非手法复位失败或伴有血管神经损伤,才考虑手术治疗。

五、预防与调护

本骨折多数为伸直型骨折,早期换药、调整夹板松紧度或护送患者拍摄 X 线片检查等都不可使患肘伸直,否则易引起骨折再移位。反之,屈曲型骨折,早期不可随意做屈肘动作。骨折固定后应密切观察患肢的血运情况。

外固定期间多做握拳、腕关节屈伸等活动,粉碎骨折应于伤后 1 周在牵引固定下开始练习肘关节屈伸活动。其他类型骨折应在解除固定后,积极主动锻炼肘关节伸屈活动,严禁暴力被动活动。

第七节　肱骨髁间骨折

肱骨髁间骨折的发生率约为成人骨折的 1%,但在成人肱骨远端骨折中较常见,并以中老年人多见,是肘部外伤中最为复杂的关节内骨折。肱骨髁间骨折常累及关节面,复位后不稳定,晚期常并发创伤性关节炎或遗留肘关节功能障碍。严重的髁间骨折伴有移位、滑车关节面损伤及内外髁分离,且可伴有旋转移位。

一、病因、病机

导致肱骨髁间骨折的外力相当复杂,骨折的类型也是多种多样的。在青年患者中,髁间骨折往往由高能量损伤引起,老年患者低能量损伤即可造成此类骨折。根据受伤机制和骨折端移位方向,肱骨髁间骨折可分为伸直型和屈曲型。

(一)伸直型

患者前仆跌倒时,肘关节在伸直位手掌触地,自下而上的传导暴力将肱骨两髁推向后方,将肱骨干近端推向前方。在造成髁上骨折的同时,尺骨鹰嘴半月切迹撞击滑车沟将肱骨髁部劈成两半,骨折近端向前,髁部向后移位。

(二)屈曲型

患者跌倒时肘关节屈曲位着地,暴力作用于尺骨鹰嘴,尺骨鹰嘴向上、向前推顶肱骨滑车沟,在造成肱骨髁上骨折的同时嵌插在肱骨内外髁之间,楔形如凿的尺骨鹰嘴半月切迹关节面从中间将两髁劈裂分开,造成骨折近端向后移位,髁部向前移位。

二、临床表现

肘关节外伤后有剧烈疼痛,压痛广泛,肿胀明显,并可伴有皮下淤血。骨折移位严重者可有肱骨下端横径变宽,重叠移位重者可有上臂短缩畸形。肘关节呈半伸位,前臂旋前,肘后三角形骨性结构紊乱,可触及骨折块,骨擦感明显。有时可合并神经、血管损伤,检查时应予以注意。

根据骨折的移位情况将骨折分为 4 型(图 1-36)。

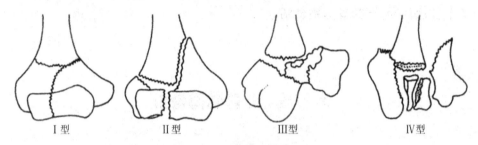

Ⅰ型　　　　　Ⅱ型　　　　　Ⅲ型　　　　　Ⅳ型

图 1-36　肱骨髁间骨折分类

Ⅰ型:骨折无分离及移位。
Ⅱ型:骨折有轻度的分离及移位,但两髁无旋转。
Ⅲ型:骨折有分离,两髁有旋转移位。
Ⅳ型:骨折为粉碎性,关节面严重破坏。

三、诊断与鉴别诊断

患者有明显的外伤史,局部肿胀、疼痛。因髁间移位、分离致肱骨髁变宽,尺骨向近端移位使前臂变短。可出现骨擦音,肘后三角关系改变。明显移位者,肘部在所有方向均呈现不稳定。X 线正位和侧位片检查可帮助评估骨折移位和粉碎程度,临床常结合三维重建 CT 检查。

四、治疗

根据不同年龄的患者对功能恢复的要求不同,选择最合适的治疗方案。年轻患者应尽可能获得关节面的解剖复位;老年骨质疏松者,若骨折粉碎,内固定效果差,或不可能获得满意的固定,可行一期或二期全肘关节置换术,以便早期恢复肘部活动。

(一)非手术治疗

1.石膏固定

主要适用于Ⅰ型无移位骨折,屈肘 90°角用石膏前后托或管型固定,直至肿胀消退。2～3周开始主动活动。应告之患者此种骨折有可能发生再移位,需密切随诊观察,一旦发生移位应及时处理。

2.尺骨鹰嘴牵引整复法

适用于骨折时间较久或软组织严重损伤或有水疱形成,不能手法整复或整复后固定不稳定的病例。尺骨鹰嘴滑动悬吊牵引,重量1～2 kg为宜。经X线片证实复位后,维持牵引3周即可。或者先行尺骨鹰嘴牵引,待局部肿胀消退后再行手法复位。用夹板或石膏托固定,但不应迟于7～8天。2周后拆除外固定,练习功能活动。也可用前臂皮牵引代替骨牵引。

(二)手术治疗

1.清创、复位后钢针内固定术

适于开放性骨折。在清创后复位,用2枚克氏针自内外髁交叉固定。

2.切开复位、血管神经的探查术

肱骨髁间骨折合并血管神经损伤者,应考虑手术探查并行复位内固定。

3.陈旧性肱骨髁间骨折的手术治疗

对于移位严重未得到正确治疗的陈旧性肱骨髁间骨折,若不进一步治疗,会遗留肘关节功能障碍、肘内翻畸形的病例,可采用手术治疗。常用的手术方法为鱼嘴式手术或骨突切除术。若无前后移位,仅有单纯肘内翻畸形可行肱骨下端楔形截骨术。

五、预防与调护

早期合理的功能锻炼,可促进患肢血液循环,减少肌肉萎缩,保持肌肉力量,防止关节僵硬,促进骨折愈合。所以,被固定的肢体,均要作适当的肌肉收缩和放松锻炼。对于没有固定的关节,应及时鼓励患者做主动的功能锻炼,当骨折端已达临床愈合就逐渐加强负重锻炼。

第八节　肱骨内上髁骨折

肱骨内上髁为肱骨内髁的非关节部分,有前臂屈肌群、旋前圆肌和肘部内侧副韧带附着。内上髁后面有尺神经沟,尺神经紧贴此沟通过。肱骨内上髁骨折是肘部损伤中最常见的一种,多见于青少年,约占肘关节骨折的10%,仅次于肱骨髁上骨折与肱骨外髁骨折,占肘部损伤的第 3 位。

一、病因、病机

肱骨内上髁骨折多由间接暴力所致。当肘关节伸直位摔倒时手部撑地,肘关节处于伸直过度外展位,外翻应力使肘关节外翻,同时前臂屈肌群猛然收缩,将内上髁撕脱,发生骨骺分离,牵拉向下、向前,甚至发生旋转移位。同时肘关节内侧间隙暂时被拉开,或发生肘关节后外侧脱位,撕脱的内上髁(骨骺),被夹在关节内。根据骨折块移位程度一般可分为 4 度(图 1-37)。

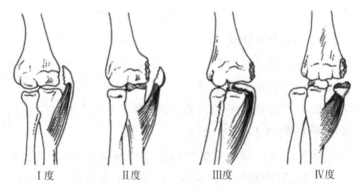

图 1-37　肱骨内上髁骨折移位类型

Ⅰ度:裂缝骨折或仅有轻度移位,因其部分骨膜尚未完全离断。

Ⅱ度:骨折块有分离和旋转移位,但骨折块仍位于肘关节间隙的水平面以上。

Ⅲ度:由于肘关节受到强大的外翻暴力,使肘关节的内侧关节囊的软组织广泛撕裂。肘关节腔内侧间隙张开,致使撕脱的内上髁被带进其内,并有旋转移位,且被肱骨滑车和尺骨半月切迹关节面紧紧夹住。

Ⅳ度:骨折块有旋转移位,并伴有肘关节向桡侧脱位,骨折块的骨折面朝向滑车,并嵌入尺骨鹰嘴和肱骨滑车之间。此类骨折常易被忽略,而被误认为单纯肘关节脱位。仅采用一般肘关节脱位复位方法,致使骨折块嵌入尺骨鹰嘴和肱骨滑车之间,转变成Ⅲ度骨折。

二、临床表现

儿童比成年人多见。受伤后肘内侧和内上髁周围软组织肿胀,或有较大血肿形成。临床检查肘关节的等腰三角形关系存在。疼痛,特别是肘内侧局部肿胀、压痛,正常内上髁的轮廓消失。肘关节活动受限,前臂旋前,屈腕、屈指无力。

合并肘关节脱位者,肘关节外形明显改变,功能障碍也更为明显,常合并有尺神经损伤症状。发生肱骨内上髁的撕脱骨折时,肘关节内侧组织,如侧副韧带、关节囊、内上髁和尺神经等均可损伤。肘关节内侧肿胀,疼痛,局部皮下可见淤血。压痛局限于肘内侧。有时可触及骨摩擦感。肘关节伸屈和旋转功能受限。

三、诊断与鉴别诊断

伤后肘关节呈半屈伸位,肘关节功能障碍,肘内侧和内上髁周围软组织肿胀,或有较大血肿形成。临床检查肘关节的等腰三角形关系存在。骨折块有分离时,可扪到活动骨块。Ⅰ度、Ⅱ度骨折时仅有肘内侧牵拉性疼痛,关节活动轻度障碍;Ⅲ度骨折时,肘关节屈伸明显障碍;Ⅲ度骨折时,肘关节明显畸形,肿胀较严重,肘后三点关系不正常。常合并尺神经损伤,可出现手指尺侧发麻及屈曲无力。肘关节正侧位 X 线片可以确定骨折类型和移位方向、程度。

儿童肱骨内上髁骨折,较易与肱骨内髁、桡骨头撕脱骨折有移位者相混淆,儿童肱骨内髁骨骺尚未出现之前(通常在 6 岁),骨化中心的征象不能在 X 线片显示出来,骨骺线未闭合,必要时拍摄对侧肘关节 X 线片。

四、治疗

(一)手法

Ⅰ度骨折:保守治疗可获得良好的功能,采用夹板固定于屈肘 90°角位 2 周左右即可。

Ⅱ度骨折:取坐位或平卧位,患肢屈肘 45°角,前臂中立位,术者以拇指、示指固定骨折块,拇指自下向上推挤,使其复位。

Ⅲ度骨折:手法整复的关键,在于解脱嵌夹在关节内的骨折块,将Ⅲ度转变为Ⅰ度或Ⅱ度。先取平卧位,肘关节伸直位。先进行拔伸牵引,握腕部的助手逐渐将前臂旋后、外展,术者一手置于二肘关节外侧向内推,此时内侧间隙增宽,另一手拇指在肘关节内侧触到骨折块的边缘时,助手即极度背伸患肢手指及腕关节,使前臂屈肌群紧张,将关节内的骨折块拉出关节间隙。必要时,术者还可用拇指和示指抓住后侧屈肌肌腹的近侧部向外牵拉,辅助将骨折块拉出关节间隙。

Ⅳ度骨折:手法整复时,应首先整复肘关节侧方脱位。多数随着关节脱位的复位而骨折块亦同时得到复位,少数仍有移位者应再将骨折块予以整复。

(二)固定方法

整复对位完成后,在骨折块的前内下方放一固定垫,用夹板超肘关节、屈肘

90°角固定2～3周。

(三)手术指征

儿童肱骨内上髁骨折明显移位或嵌入肘关节内以及伴有尺神经损伤者需要手术治疗。

五、预防与调护

在1周之内作手指的轻微屈伸活动,1周后可逐渐加大力度,但仍禁忌用力握拳、前臂旋转活动。2周后,Ⅰ度、Ⅱ度骨折可开始行肘关节屈伸活动,Ⅲ度和Ⅳ度骨折应在3周后开始肘关节屈伸活动。

第九节　桡骨远端骨折

桡骨远端骨折是指桡骨远端3 cm范围内的骨折,又称桡骨下端骨折。

一、病因、病机

桡骨下端骨折临床较为常见,多见于老年人及青壮年人。直接暴力和间接暴力均可造成骨折,但多为间接暴力引起。根据受伤的机制不同,可发生伸直型骨折、屈曲型骨折两种类型(图1-38)。

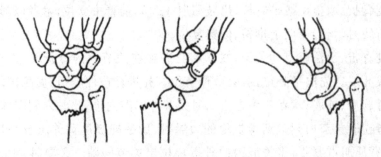

图1-38　桡骨远端骨折类型

(一)伸直型骨折

伸直型桡骨远端骨折又称科雷(Colles)骨折,临床多见。跌倒时,患肢腕关节呈背伸位,手掌部着地,躯干向下的重力与地面向上的反作用力交集于桡骨下端而发生骨折。骨折的远端向背侧和桡侧移位,腕及手部形成"餐叉样"畸形。

桡骨远端关节面改向背侧倾斜,向尺侧倾斜减少或完全消失,甚至形成相反的倾斜。常合并有下尺桡关节脱位及尺骨茎端彬突骨折。老年人骨质疏松骨折常呈粉碎并可波及关节面。若此类骨折畸形愈合可对腕关节的功能产生严重障碍。

(二)屈曲型骨折

屈曲型桡骨远端骨折又称史密斯(Smith)骨折,临床少见。跌倒时,腕关节呈掌屈位,手背先着地,传达暴力作用于桡骨远端而造成屈曲型骨折。骨折的远端向掌侧和桡侧移位,手腕部形成"锅铲样"畸形。桡骨远端的背侧被外力直接打击、骑摩托车跌倒时亦可造成此型骨折。

二、临床表现

患者多为跌倒受伤,少数病例由外力直接打击腕部所致。临床以伸直型常见,约占桡骨远端骨折的90%。多发生于中老年,女性多于男性。伤后腕关节局部疼痛肿胀,腕关节活动障碍,手指作握拳动作时疼痛加重,桡骨下端压痛明显,有纵向叩击痛,部分病例可触及骨擦感;有移位骨折者常有典型畸形,伸直型骨折远端向背侧移位时,从侧面可见典型的"餐叉样"畸形,向桡侧明显移位时,呈"枪上刺刀状"畸形,缩短移位时,可扪及桡骨茎突上移。屈曲型骨折远端向掌侧移位并有重叠时,可见"锅铲状"畸形。巴尔通、反巴尔通骨折基本上与伸直型和屈曲型骨折相似。腕关节正位与侧位照片可明确骨折类型和移位情况。但对移位骨折畸形不明显者,应注意不可漏诊。

三、诊断与鉴别诊断

根据受伤史,临床症状、体征及X线检查可作出诊断。

无移位骨折或不完全骨折时,肿胀多不明显,患者仅感局部轻微疼痛,也可有环形压痛和纵向叩击痛,腕和指运动不便,须注意与腕部软组织扭伤相鉴别,腕部软组织扭伤多无环形压痛。伸直型桡骨远端骨折与巴通骨折、屈曲型桡骨远端骨折与反巴通骨折的临床表现相似,主要依靠X线检查进行鉴别诊断。

对X线片要注意观察:骨折线位置、走向、骨折移位的方向和程度、骨折线是否涉及关节面、是否合并尺骨茎突骨折等。典型的伸直型骨折可见骨折远端向背、桡侧移位;骨折处向掌侧成角,骨折端重叠,骨折处背侧骨质嵌入或粉碎骨折。远端骨折块有时呈现旋后移位,掌倾角及尺偏角减小或呈负角。X线片上常见合并有尺骨茎突骨折及不同程度的分离,严重者向桡侧移位。如无尺骨茎突骨折,而桡骨远折端向桡侧移位明显时,说明有三角纤维软骨盘的撕裂。

屈曲型骨折在X线片上的典型征象是:骨折线斜行,自背侧关节面的边缘斜向近侧和掌侧,骨折远端连同腕骨向掌侧及向近侧移位;亦有少数骨折线呈横形,自背侧通达掌侧,未波及关节面。掌侧骨皮质常见碎裂,屈曲型骨折较少发生嵌插,尺骨茎突骨折亦少见。

四、治疗

伤后急症处理用夹板初步固定并用三角巾悬于胸前,再进一步检查治疗。无移位骨折或不全骨折,仅用夹板固定即可。移位骨折须根据骨折类型采用相应的方法整复固定。陈旧性骨折畸形愈合者,可行切开复位内固定。

(一)手法复位

1.伸直型骨折

(1)三人复位法:复位时患者取坐位或卧位,肩外展90°角,肘屈90°角,前臂中立位。①第1步:采用拔伸牵引手法纠正重叠移位。令近端助手握住患肢前臂上端,远端助手双手握住患肢手掌部,先沿畸形方向然后沿前臂纵轴方向进行拔伸牵引。②第2步:横挤、尺偏腕关节,纠正侧方移位。术者一手置于骨折远端的桡侧,另一手置于骨折近端的尺侧相对横挤,同时令远端助手将患肢腕关节极度尺偏,以纠正桡侧移位,恢复尺偏角。③第3步:端提、屈曲(或伸直)腕关节,纠正骨折的掌背侧移位,恢复掌倾角。术者双手拇指置于骨折远端的背侧,余指置于骨折近端的掌侧,相对用力挤压端提,同时令远端助手将腕关节极度屈曲,以纠正骨折的背侧移位和恢复掌倾角。注意保持腕部在旋前及轻度掌屈尺偏位,直至行外固定。

(2)二人复位法:患者坐位,老年人则平卧,屈肘90°角,前臂中立位,一助手双手握住前臂对抗拔伸,术者双手握远端,扣紧大小鱼际,先顺势拔伸牵引3~4分钟,待重叠移位完全矫正后,将前臂旋前位,两手拇指并列置背侧压在骨折远端,余指置腕部掌侧,示指顶在骨折近端,并利用牵引力骤然猛抖,拇指将向背侧移位的远端推向掌侧,示指将向掌侧移位的骨折近端远端推向背侧,同时迅速尺偏掌屈,以恢复掌倾角和尺偏角,骨折即可复位。

2.屈曲型骨折

坐位或卧位,屈肘90°角,前臂旋后位,助手握前臂,术者握手腕,两手拇指置于骨折远端的掌侧,余指置于骨折近端背侧,拔伸牵引后,相对用力挤压端提,将腕关节迅速背伸,即将远端向背侧推挤,将近端向掌侧按压,再尺偏,骨折即可复位。

(二)手术治疗

闭合整复失败者、陈旧性骨折畸形愈合且影响功能者可切开复位内固定,骨缺损及粉碎区域应以自身松质骨植骨填充。

(三)固定方法

维持牵引下局部外敷药物后,用夹板超腕关节固定。伸直型骨折在骨折远端背侧和近端掌侧各放一平垫,其桡侧及背侧夹板应超越腕关节,限制手腕背伸桡偏活动,关节置于轻度屈曲位固定;屈曲型骨折压垫置于远端的鼙俩和近端的鸳够桡侧夹板和掌侧夹板腕关节,限制桡偏和掌屈活动,关节置于轻度背伸位固定。压垫夹板置妥后用3~4条布带扎固定,松紧度可上下活动1 cm,用三角巾将前臂悬吊于胸前,保持固定4~6周(图1-39、图1-40)。

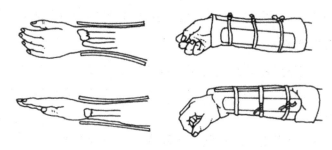

图1-39 伸直型桡骨远端骨折夹板固定方法

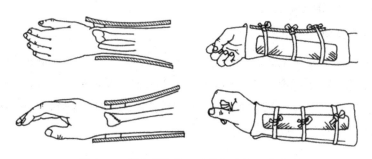

图1-40 屈曲型桡骨远端骨折夹板固定方法

(四)运动疗法

固定期间积极作握拳、指间关节、掌指关节屈伸锻炼及肩关节活动,伸直型骨折多做掌屈、尺偏活动,屈曲型骨折多做背伸、尺偏活动。粉碎型骨折由于关节面遭破坏,应早期进行腕关节功能锻炼,使关节面得到模造,改善关节功能,预防后遗创伤性关节炎。解除固定后,配合外洗药作腕关节屈伸旋转等活动。

五、预防与调护

桡骨远端骨折是老年人骨质疏松症常见的并发症,中老年人应注意合理膳食,多在户外锻炼预防骨质疏松;青年人运动、工作时注意防护,避免跌伤。

早期应进行积极的掌指关节及指间关节屈伸活动,如握拳肌肉静力收缩等。同时必须十分重视肩、肘关节的活动,尤其是老年患者更应积极地进行肩关节的功能活动,以防止并发肩周炎及其他并发症。解除外固定后,在外用熏洗药物的配合下作腕关节屈伸和前臂旋转功能活动。桡骨远端骨折只要早期及时、准确地进行手法整复,绝大多数患者均可获得满意的功能。对于老年人的陈旧性骨折,即使稍有畸形,但不影响功能者,亦不必去强求解剖对位。

六、巴通(Barton)骨折

巴通骨折很少见,分为前缘(掌侧缘)、后缘(背侧缘)两种类型。

(一)巴通背侧缘骨折

多为间接暴力引起,常见于跌倒时腕背伸而前臂旋前,腕骨冲击桡骨远端关节面之背侧缘,造成骨折。侧位 X 线片上骨折更易见到。骨折位于桡骨远端背侧缘,骨折块呈楔形,包括了关节面的 1/3,多向背侧及近侧移位,呈腕关节半脱位状。复位方法为:牵引下将移位的骨折块向掌侧及远侧推挤,即可复位。通常以短臂石膏托将腕关节固定于中立位(图 1-41A)。为防止再移位,应使腕掌韧带处于紧张状态(图 1-41B)。

(二)巴通掌侧缘骨折

多为摔倒时手背着地,应力沿腕骨冲击桡骨远端的掌侧缘造成骨折。其骨折块较巴通背侧缘骨折者为小,向近侧及掌侧移位,腕骨随之半脱位(图 1-41C)。其治疗方法与屈曲型桡骨远端骨折类似。固定时,应使腕背韧带处于紧张状态,以免发生骨折再移位(图 1-41D)。

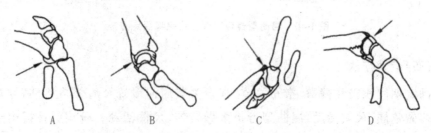

图 1-41 巴通骨折的移位特点及固定体位

第十节　尺骨鹰嘴骨折

尺骨鹰嘴骨折多发生于成年人,是肘部常见损伤之一,占全身骨折的1.17%。尺骨近端后方位于皮下的突起为鹰嘴。尺骨鹰嘴是肱三头肌的附着点,尺骨半月切迹关节面与肱骨滑车关节面共同构成肱尺关节。尺骨鹰嘴骨折是波及半月切迹的关节内骨折。

一、病因、病机

尺骨鹰嘴骨折是肘关节常见损伤之一,多发生于成年人,少年儿童亦可发生,除少数鹰嘴尖端撕脱骨折外,大多数病例是骨折线涉及半月状关节面的关节内骨折。尺骨鹰嘴骨折多由直接暴力引起,低能量的直接暴力可致简单骨折。当高能量损伤的直接暴力作用于肘关节后侧,可造成尺骨鹰嘴粉碎性骨折。同时,强大的外力使尺桡骨同时向前移位,常发生"鹰嘴骨折合并肘关节前脱位"现象。间接暴力使肘关节突然地强力屈曲,致使鹰嘴被猛烈收缩的肱三头肌撕裂。

二、临床表现

尺骨鹰嘴部有局限性肿胀和疼痛,明显压痛,肘关节屈曲活动疼痛加重,主动伸直活动障碍。骨折有分离移位时,可触及骨折裂隙或骨擦音。临床上,将其分为3种。

(一)无移位骨折

多由直接暴力造成,骨折块无移位。

(二)移位骨折

多由间接暴力造成,骨折块有明显移位,骨折线为横断或斜行。

(三)粉碎性骨折

严重的直接暴力造成,骨折碎片多无明显移位。

三、诊断与鉴别诊断

受伤后尺骨鹰嘴部疼痛、压痛明显,局限性肿胀,活动肘痛加剧。分离移位时,主动伸肘功能丧失,可在局部扣及鹰嘴骨折片上移和明显的骨折间隙或骨擦感。肘关节正侧位 X 线片可明确骨折类型和移位程度。一般根据受伤史、临床表现和 X 线片表现可以确诊。

四、治疗

无移位的尺骨鹰嘴骨折一般无须手法整复,有分离移位者需行手法整复;手法整复效果不佳,可行切开复位。

(一)非手术治疗

1.整复方法

无移位的尺骨鹰嘴骨折一般无须手法整复,有分离移位者需行手法整复。患者取坐位或仰卧位。若局部肿胀明显,则先在伤肢肘后局部皮肤消毒用注射器作关节穿刺,抽出关节内血肿块。伸直肘关节,令助手维持此位置不变。术者站立于患者伤肢外侧,一手固定骨折远端,如果是粉碎性骨折,则可用固定于远端之手的示指、中指指腹放于碎骨块后方按压碎骨块,另一手的拇指、示指将尺骨鹰嘴近折端骨折块向远折端推挤,使其复位。同时助手将其伤肢肘关节做轻度反复伸屈活动,以矫正骨折端残余错位,促进关节面平整光滑。

2.固定方法

无移位的尺骨鹰嘴骨折,因伸肘装置多未损伤,屈肘至功能位不会导致骨折端分离,一般采取功能位固定 3 周,亦可固定肘关节于屈曲 $20°\sim60°$ 角位 3 周。有移位骨折手法整复后,在尺骨鹰嘴上端置一块有半圆形缺口朝下的抱骨垫,用以顶住尺骨鹰嘴的上端,不使骨折块再向上移位,并用前、后侧超肘夹板固定肘关节 $0°\sim20°$ 角位 3 周,以后再逐渐改为固定在屈肘 $90°$ 角位 $1\sim2$ 周。亦有人用石膏托、树脂绷带行外固定。

3.药物治疗

内服药按骨折分期给药。去掉夹板后肘关节局部配合活血通络、理气舒筋药物熏洗或外敷。

(二)手术治疗

手法整复效果不佳者,可行切开复位。骨折移位明显或粉碎性骨折,应切开行碎骨片清除及内固定治疗。尺骨鹰嘴骨折合并血管神经损伤者,应考虑手术探查,并行复位内固定。

五、预防与调护

自复位固定 $3\sim5$ 天后即指导患者行握拳、腕关节活动功能锻炼,并禁止肘关节屈伸活动。第 4 周后,逐渐开始肘关节的自主屈伸运动,严禁暴力被动功能锻炼。

保持肘关节处于伸直位固定,逐渐屈曲肘关节,行正确合理的功能锻炼。绑缚应适宜,过松则达不到稳定固定的目的,过紧则易影响血液在肢体远端的供应,应注意观察肢体远端皮肤颜色、温度。

尺骨鹰嘴骨折并发症包括运动丧失、不愈合、尺神经麻痹、畸形愈合及创伤后关节炎等。尽量做好初次固定,稳定固定,治疗后积极功能锻炼。必要时,行尺神经前置术可以减少后遗症的发生。

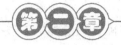

下肢骨折

第一节　股骨头骨折

股骨头骨折是指股骨头或其软骨失去完整性或连续性,多见于成人髋关节后脱位。儿童股骨头骨折罕有发生,可能与儿童股骨头的坚韧性有关。

一、诊断

(一)病史

股骨头骨折常同时伴髋关节后脱位发生。Pipkin 认为髋关节屈曲约 60°角时,大腿和髋关节处于非自然的内收或外展位,强大暴力沿股骨干轴心向上传导,迫使股骨头向坚硬的髋臼后上方移位,股骨头滑至髋臼后上缘时,股骨头被切割导致股骨头骨折及髋关节后脱位。髋关节前脱位时罕有发生股骨头骨折。

(二)症状和体征

伤后患髋疼痛,主动活动丧失,被动活动时引起剧痛。患髋疼痛,呈屈曲、内收、内旋及缩短畸形;大转子向后上方移位,或于臀部触及隆起的股骨头;股骨颈骨折时下肢短缩,且有浮动感。髋关节主动屈、伸功能丧失,被动活动时髋部疼痛加重。髋关节正侧位 X 线片可证实诊断。

(三)辅助检查

X 线检查:显示髋关节脱位及骨折,股骨头脱离髋臼,或部分移位,或完全脱位。部分移位是指髋臼内嵌塞股骨头骨折片,头-臼间距加大或股骨头上移。有时合并髋臼后缘、后壁、后壁后柱骨折,X 线片均可显示,需行 CT 检查以明确诊断。

二、分型

Pipkin 将 Thampson 和 Epstein 的髋关节后脱位第 5 型伴有股骨头骨折者，再分为 4 型，为 Pipkin 股骨头骨折分型。

(一)Ⅰ型

髋关节后脱位伴股骨头在圆韧带窝远侧的不全骨折。

(二)Ⅱ型

髋关节后脱位伴股骨头在圆韧带窝近侧的骨折。

(三)Ⅲ型

第Ⅰ或第Ⅱ型骨折伴股骨颈骨折。

(四)Ⅳ型

第Ⅰ、第Ⅱ或第Ⅲ型骨折，伴髋臼骨折。

这种分型既考虑到股骨头骨折的特点，又照顾到髋脱位、髋臼骨折的伴发损伤，对诊断、治疗和预后有重要意义。

临床上最多见的是 PipkinⅠ型，其他各型依序减少，以Ⅳ型最少见。

三、治疗

本类损伤应及时、准确地施行髋关节脱位复位术。对 PipkinⅠ、Ⅱ型股骨头骨折先试行髋关节复位，如股骨头复位后，股骨头骨折片也达到解剖复位，则宜行非手术治疗。如股骨头虽然复位，而股骨头骨折片复位不满意，一块或多块骨片嵌塞于头-臼之间，则是手术切开复位的指征。无论采用何种治疗，切不可忽视患者其他部位的损伤，如颅脑、腹腔内脏和胸腔内脏损伤及出血、感染。应待这些损伤稳定后，再考虑患髋的手术治疗。抢救休克同时进行复位是明智的选择。

(一)非手术治疗

闭合复位牵引法。

1.适应证

PipkinⅠ型、Ⅱ型。并应考虑如下条件：股骨头脱位整复后其中心应在髋臼内；与股骨头骨折片对合满意；股骨头骨片的形状；头-臼和骨片之间的复位稳定状况。

2.操作方法

同髋关节后脱位。如骨折片在髋臼内无旋转，股骨头复位后往往能和骨折片很好对合,再拍片后如已证实复位良好,则应行胫骨结节部骨牵引,维持患肢外展30°角位置牵引6周,待骨折愈合后再负重行走。

(二)手术治疗

1.切开复位内固定或骨折片切除法

(1)适应证:年轻的患者,股骨头虽然复位,而股骨头骨折片复位不满意,一块或多块骨片嵌塞于头-臼之间。

(2)操作方法:手术多行前方或外侧切口,以利骨折片的固定及切除。采用可吸收钉、螺丝钉、钢丝等内固定材料将骨折片固定,钉尾要深入到软骨下,钢丝缝合后于大转子下固定或皮外固定,穿引容易,拆除简单。如骨折片甚小,不及股骨头周径1/4,且不在负重区,可将骨折片切除。

2.关节成形、人工股骨头置换或人工全髋关节置换术

(1)适应证:Pipkin Ⅲ型、Ⅳ型,年老的患者,陈旧性病例,或髋关节本来就有病损,如骨性关节炎或其他软骨、软骨下骨疾病的患者,应依据骨折的类型和髋臼骨折范围及其移位等情况,选择关节成形术、人工股骨头置换或人工全髋关节置换。

(2)操作方法:同陈旧性髋关节脱位关节成形术及股骨颈骨折人工髋关节置换术。

(三)药物治疗

如手术治疗,术前半小时预防性应用抗生素,术后一般应用3天,如合并其他内科疾病给予对症药物治疗。

(四)康复治疗

功能锻炼(主动、被动)包括以下两个方面。

(1)复位固定后即行股四头肌舒缩及膝、踝关节的功能活动。

(2)2周后扶双拐下床不负重活动,注意保持外展位。Pipkin Ⅲ型、Ⅳ型骨折可适当延缓下床活动时间。8周后可扶双拐轻负重活动,半年后视病情扶单拐轻负重行走,1年后弃拐进行功能锻炼,并注意定期复查。

股骨头骨折治疗的主要问题是防止骨折不愈合、股骨头缺血性坏死及创伤性骨关节炎。所以,中后期的药物治疗、功能锻炼及定期复查尤为重要。一旦出现股骨头缺血性坏死征象,即应延缓负重及活动时间。

第二节 股骨颈骨折

股骨颈骨折是指由股骨头下至股骨颈基底部之间的骨折,多发生于老年人。此症临床治疗存在的主要问题是骨折不愈合及股骨头缺血性坏死。

一、诊断

(一)病史

股骨颈骨折多见于老年人,亦可见于儿童及青壮年,女性略多于男性。老年人因骨质疏松、股骨颈脆弱,即使轻微外伤如平地滑倒,大转子部着地,或患肢突然扭转,都可引起骨折。青壮年骨折少见,若发生骨折必因遭受强大暴力如车祸、高处跌下等,常合并他处骨折,甚至有内脏损伤。

(二)症状和体征

伤后患髋疼痛,多不能站立或行走,移位型股骨颈骨折症状明显,髋部疼痛,活动受限,患髋内收,轻度屈曲,下肢外旋、短缩。大转子上移并有叩击痛,股三角区压痛,患肢功能障碍,拒触、动;叩跟试验(＋),骨传导音减弱。

嵌插型骨折和疲劳骨折,临床症状不明显,患肢无畸形,有时患者尚可步行或骑车,易被认为软组织损伤而漏诊,如仔细检查可发现髋关节活动范围减少。对老年人伤后主诉髋部疼痛或膝部疼痛时,应详细检查并拍摄髋关节正侧位片,以排除骨折。

(三)特殊检查

内拉通(Nelaton)线、布来安(Bryant)三角、舒美卡(Schoemaker)线等均为阳性,Kaplan 交点偏向健侧脐下。

(四)辅助检查

X 线检查可明确骨折部位、类型和移位情况。应注意的是某些线状无移位的骨折在伤后立即拍摄的 X 线片可能不显示骨折,2～3 周再次进行 X 线检查,因骨折部发生骨质吸收,如确有骨折则骨折线可清楚显示。因而临床怀疑骨折者,可申请 CT 检查或卧床休息 2 周后再拍片复查,以明确诊断。

二、分型

按骨折错位程度分为以下几型(Garden 分型)。

(一)Ⅰ型

不完全骨折。

(二)Ⅱ型

完全骨折,但无错位。

(三)Ⅲ型

骨折部分错位,股骨头向内旋转移位,颈干角变小。

(四)Ⅳ型

骨折完全错位,骨折端分离,近折端可产生旋转,远折端多向后上移位。

三、治疗

应按骨折的时间、类型、患者的年龄和全身情况等决定治疗方案。

(一)非手术治疗

(1)手法复位,经皮空心加压螺钉内固定术。①适应证:GardennⅡ、Ⅳ型骨折。②操作方法:新鲜移位型股骨颈骨折,可由两助手分别相向顺势拔伸牵引,然后内旋外展伤肢复位;或屈髋屈膝拔伸牵引,然后内旋外展伸直伤肢进行复位;或过度屈髋、屈膝、拔伸牵引内旋外展伸直伤肢复位;也可先行骨牵引快速复位,复位满意后按前述方法进行固定。

(2)皮肤牵引术。对合并有全身性疾病,不宜施行侵入方式治疗固定的股骨颈骨折,若无移位则可行皮肤牵引并穿"丁"字鞋保持下肢外展足部中立位牵引固定。

(3)较小儿童选用细克氏针固定骨折,较大儿童可用空心螺钉固定。

(二)手术治疗

1.空心加压螺钉经皮内固定

(1)适应证:GardenⅠ、Ⅱ型骨折。

(2)操作方法:新鲜无移位股骨颈骨折可在 G 形或 C 形臂 X 线机透视下直接行 2~3 枚空心螺钉内固定。先由助手牵引并扶持伤肢轻度外展内旋,常规皮肤消毒、铺巾、局麻,于股骨大转子下 1 cm 及 3 cm 处经皮作 2~3 个长约 1 cm 的切口,沿股骨颈方向钻入 2~3 枚导针经折端至股骨头内,正轴位透视见骨折无明显移位。导针位置良好,选择长短合适的 2~3 枚空心加压螺钉套入导针钻入股骨头至软骨面下 5 mm处,退出导针,再次正轴位透视见骨折复位及空心加压螺钉位置良好,固定稳定,小切口缝1针,无菌包扎,将患肢置于外展中立位。1周后可下床不负重进行功能锻炼。

2.空心加压螺钉内固定

(1)适应证:闭合复位失败或复位不良的各种移位型骨折。

(2)操作方法:取髋外侧切口,显露骨折端使骨折达到解剖复位或轻微过度复位,空心加压螺钉内固定技术同上述。

3.滑移式钉板内固定

(1)适应证:股骨颈基底部骨折闭合复位失败者或股骨上端外侧皮质粉碎者。

(2)操作方法:取髋外侧切口,加压髋螺钉应沿股骨颈中轴线或偏下置入,侧方钢板螺钉应在3枚以上,为防止股骨颈骨折旋转畸形,可附加1枚螺钉通过股骨颈固定至股骨头内。

4.内固定并植骨术

(1)适应证:陈旧性股骨颈骨折不愈合,或兼有股骨头缺血性坏死但无明显变形者或青壮年股骨颈骨折移位明显者。

(2)操作方法:可先行股骨髁上牵引,待骨折端牵开后,行手法复位空心加压螺钉经皮内固定(亦可手术时再行复位内固定),再视病情行带旋髂深动脉蒂、缝匠肌蒂的髂骨瓣或带股方肌蒂骨瓣等转位移植术。

5.截骨术

(1)适应证:陈旧性股骨颈骨折不愈合或畸形愈合,可采用截骨术以改善功能。

(2)操作方法:股骨转子间内移截骨术(麦氏)、孟氏截骨术、股骨转子下外展截骨术、贝氏手术等。但必须严格掌握适应证,权衡考虑。

6.人工髋关节置换术

(1)适应证:主要适用于60岁以上的陈旧性股骨颈骨折不愈合,内固定失败或恶性肿瘤、骨折移位显著不能得到满意复位和稳定内固定者,有精神疾病或精神损伤者及股骨头缺血性坏死等均可行人工髋关节置换术。

(2)操作方法:全身麻醉或硬膜外阻滞麻醉。手术入路可采用髋部前外侧入路(S-P入路)、外侧入路及后外侧入路等,根据手术入路不同采用相应的体位。对老年患者应时刻把保护生命放在第一位,要细心观察,防治合并症及并发症。

(三)药物治疗

如手术治疗,术前半小时预防性应用抗生素,术后一般应用3天。合并其他内科疾病应给予对症药物治疗。

（四）康复治疗

功能锻炼（主动、被动）主要包括以下三方面。

（1）复位固定后即行股四头肌舒缩及膝踝关节的功能活动。

（2）1周后扶双拐下床不负重活动，注意保持外展位。Garden Ⅱ、Ⅳ型骨折可适当延缓下床活动时间。8周后可扶双拐轻负重活动，半年后视病情扶单拐轻负重行走，1年后弃拐进行功能锻炼，并注意定期复查。

（3）股骨颈骨折治疗的主要问题是骨折不愈合及股骨头缺血性坏死，所以中、后期的药物治疗及定期复查尤为重要。要嘱咐患者不侧卧、不盘腿、不内收伤肢。一旦出现股骨头缺血性坏死的征象，即应延缓负重及活动时间。

第三节　股骨转子间骨折

股骨转子间骨折又称股骨粗隆间骨折，系指由股骨颈基底至小转子水平以上部位所发生的骨折。是老年人常见的损伤，约占全身骨折的 3.57%，患者年龄较股骨颈骨折患者高 5～6 岁，青少年极罕见。男多于女，约为 1.5：1。由于股骨转子部的结构主要是骨松质，周围有丰富的肌肉包绕，局部血运丰富，骨的营养较股骨头优越得多。解剖学上的有利因素为股骨转子间骨折的治疗创造了有利条件。因此，多可通过非手术治疗而获得骨性愈合，骨折不愈合及股骨头缺血性坏死很少发生，故其预后远较股骨颈骨折为佳。临床上，大多数患者可通过手术治疗获得良好的预后。但整复不良或负重过早常会造成畸形愈合，较常见的后遗症为髋内翻，还可出现下肢外旋、短缩畸形。另外，长期卧床易出现压疮、泌尿系统感染及坠积性肺炎等并发症。

一、病因病理与分类

（一）病因病理损伤原因及机制

与股骨颈骨折相似，多发生于老年人，属关节囊外骨折。因该处骨质疏松，老年人内分泌功能失调，骨质脆弱，遭受轻微的外力如下肢突然扭转、跌落或转子部遭受直接暴力冲击，均可造成骨折，骨折多为粉碎性。

(二)骨折分类

根据骨折部位、骨折线的形状及方向将股骨转子间骨折分为顺转子间骨折、逆转子间骨折。

1.顺转子间骨折

骨折线自大转子顶点的上方或稍下方开始,斜向内下方走行,到达小转子上方或稍下方。骨折线走向大致与转子间线或转子间嵴平行。依暴力方向及程度,小转子可保持完整或成为游离骨片。由于向前成角和内翻应力的复合挤压,可使小转子成为游离骨片而并非髂腰肌收缩牵拉造成。即使小转子成为游离骨片,股骨上端内侧的骨支柱仍保持完整,支撑作用仍较好,移位一般不多,髋内翻不严重。远端则可因下肢重量及股部外旋肌作用而外旋。若暴力较大,骨质过于脆弱,可致骨折片粉碎。此时,小转子变成游离骨片,大转子及内侧支柱亦破碎,成为粉碎性。远端明显上升,髋内翻明显,患肢外旋。其中顺转子间骨折中Ⅰ型和Ⅱ型属稳定性骨折,其他为不稳定性骨折,易发生髋内翻畸形。此型约占转子间骨折的80%,

按 Evan 标准分为 4 型。①Ⅰ型:顺转子间骨折,无骨折移位,为稳定性骨折。②Ⅱ型:骨折线至小转子上缘,该处骨皮质可压陷或否,骨折移位呈内翻位。③ⅢA型:小转子骨折变为游离骨片,转子间骨折移位,内翻畸形。④ⅢB型:转子间骨折加大转子骨折,成为单独骨块。⑤Ⅳ型:除转子间骨折外,大小转子各成为单独骨块,亦可为粉碎性骨折。

2.逆转子间骨折

骨折线自大转子下方,斜向内上方走行,到达小转子上方。骨折线的走向大致与转子间嵴或转子间线垂直,与转子间移位截骨术的方向基本相同。小转子可能成为游离骨片。骨折移位时,近端因外展肌和外旋肌群收缩而外展、外旋;远端因内收肌、髂腰肌牵引而向内、向上移位。

根据骨折后的稳定程度 AO 的 Mtiller 分类法将转子间骨折分为 3 种类型。①A1 型:是简单的两部分骨折,内侧骨皮质仍有良好的支撑。②A2 型:是粉碎性骨折,内侧和后方骨皮质在数个平面上破裂,但外侧骨皮质保持完好。③A3 型:外侧骨皮质也有破裂。

二、临床表现与诊断

患者多为老年人,青壮年少见,儿童更为罕见。有明确的外伤史,如突然扭转、跌倒臀部着地等。伤后髋部疼痛,拒绝活动患肢,患者不能站立和行走。局部可出现肿胀、皮下瘀斑。骨折移位明显者，下肢可出现短缩，髋关节短缩、内收、外旋畸形明显，检查可见患侧大转子上移。无移位骨折或嵌插骨折，虽然上述症状较轻，但大转子叩击和纵向叩击足跟部可引起髋部剧烈疼痛。一般说来，股骨转子间骨折和股骨颈骨折的受伤姿势、临床表现及全身并发症大致相同。因转子间骨折局部血运丰富，所以一般较股骨颈骨折肿胀明显。前者压痛点在大转子部位，愈合较容易而常遗留髋内翻畸形。后者压痛点在腹股沟韧带中点下方，囊内骨折愈合较难。髋关节正侧位 X 线片可以明确骨折类型和移位情况，并有助于与股骨颈骨折相鉴别及对骨折的治疗起着指导作用。

骨折后，常出现神色憔悴，面色苍白。长期卧床还可出现压疮、泌尿系感染、结石、坠积性肺炎等并发症。老年患者感染发热，有时体温不一定很高，可仅出现低热，临床宜加警惕。

三、治疗

股骨转子间骨折的治疗方法很多，效果不一。骨折的治疗目的是防止髋内翻畸形，降低病死率。国外报道，转子间骨折的病死率在 10%～20%。常见的死亡原因有支气管肺炎、心力衰竭、脑血管意外及肺梗死等。具体选择何种治疗方法，应根据患者的年龄、骨折的时间、类型及全身情况，还要充分考虑患者及家属的意见，对日后功能的要求、经济承受能力、医疗条件和医师的手术技术和治疗经验等，进行综合分析后采取切实可行的治疗措施。在积极地进行骨折局部治疗的同时，还应注意防治患者伤前病变或治疗过程中可能发生的危及生命的并发症，如压疮、泌尿系统感染及坠积性肺炎等。争取做到既保证生命安全，又能使肢体的功能获得满意的恢复。

（一）非手术治疗

1.无移位股骨转子间骨折

此类骨折无须复位，可让患者卧床休息。在卧床期间，为了防止骨折移位，患肢要保持外展 30°～40°角，稍内旋或中立位固定，并避免外旋。为了防止外旋，患足可穿"丁"字鞋。也可用外展长木板固定（上至腋下 7～8 肋间，下至足底水平），附在伤肢外侧绷带包扎固定或用前后石膏托固定，保持患肢外展 30°角中立位。固定期间最好卧于带漏洞的木板床上，以便大小便时，不必移动患者；臀部垫气圈或泡沫海绵垫，保持床上清洁、干燥，以防骶尾部受压，形成压疮；如需要翻身时，应保持患肢体位，防止下肢旋转致骨折移位。应加强全身锻炼，进行深呼吸、叩击后背咳嗽排痰，以防坠积性肺炎的发生；同时应积极进行患肢股四头肌舒缩锻炼、踝关节和足趾屈伸活动,以防止肌肉萎缩和关节僵直的发生。骨折固定时间为 8～12 周。骨折固定 6 周后,可行 X 线片检查,观察骨生长情况,骨痂生长良好,可在扶双拐保护下不负重下地行走;若骨已愈合,可解除固定;若未完全愈合,可继续固定 3～5 周,X 线片检查至骨折坚固愈合。如果骨折无移位,并已连接,可扶拐下地活动,至于弃拐负重行走约需半年或更长时间。

2.牵引疗法

适用于所有类型的转子间骨折。由于病死率和髋内翻发生率较高,国外已很少采用,但在国内仍为常用的治疗方法。具体治疗应根据患者的骨折类型及全身情况,是否耐受长时间的牵引和卧床。一般选用 Russell 牵引,可用股骨髁上穿针或胫骨结节穿针,肢体安置在托马架或勃朗架上。对不稳定骨折牵引时注意牵引重量要足够,约占体重的 1/7,否则不足以克服髋内翻畸形;持续牵引过程中,髋内翻纠正后也不可减重太多,以防止髋内翻的再发;另外,牵引应维持足够长的时间,一般 8～12 周,对不稳定者,可适当延长牵引时间。待骨痂良好生长,骨折处稳定后,练习膝关节功能,嘱患者离床,在外展夹板保护下扶双拐不负重行走,直到 X 线片显示骨折愈合,再开始患肢负重。骨折愈合坚实后去除牵引,才有可能防止髋内翻的再发。牵引期间应加强护理,防止发生肺炎及压疮等并发症。据报道,股骨转子间骨折牵引治疗,髋内翻发生率可达到 40%～50%。

3.闭合穿针内固定

适用于无移位或轻度移位的骨折。采用局部麻醉,在 C 形臂 X 线透视下,对移位骨折,先进行复位,于转子下 2.5 cm 处经皮以斯氏针打入股骨颈,针的顶端在股骨头软骨下 0.5 cm 处,一般用 3 枚或多枚固定针,最下面固定针须经过股骨矩,至股骨颈压力骨小梁中。固定针应呈等边三角形或菱形在骨内分布,使固定更坚强。固定完成后,针尾预弯埋于皮下。在 C 形臂 X 线透视下行髋关节轻微屈曲活动,观察断端有无活动。术后患肢足部穿"丁"字鞋,保持外展 30°角中立位。术后患者卧床 3 天后可坐起,固定 8～12 周后,行 X 线片检查,若骨折愈合,可扶双拐不负重行走,练习膝关节功能。

近年来,越来越多的人主张在条件许可的情况下,为了防止骨折再移位,避免长期卧床与牵引,早期使用经皮空心钉内固定。但也不能一概而论,应视具体情况而定。因内固定本身是一种创伤,且还需再次手术取出。

(二)切开复位内固定

手术治疗的目的是要达到骨折端坚固和稳定的固定。骨折的坚固内固定和患者的早期活动被认为是标准的治疗方法。所以,治疗前首先应通过 X 线片来分析骨折的稳定情况,复位后能否恢复内侧和后侧皮质骨的完整性。同时应了解患者的骨骼情况,选择合适的内固定器械,达到骨折的坚固和稳定固定的目的。转子间骨折常用的内固定物有两大类:带侧板的髋滑动加压钉和髓内固定系统。如 Jewett 钉、DHS 或 Richard 钉、Gamma 钉、Ender 钉及 Kirintscher 钉等。

1.滑动加压髋螺钉内固定系统

滑动加压髋螺钉系统在 20 世纪 70 年代开始应用于一些转子间骨折的加压固定。此类装置由固定钉与一带柄的套筒两部分组成。固定钉可在套筒内滑动,以保持骨折端的紧密接触,并得到良好稳定的固定。术后早期负重可使骨折端更紧密地嵌插,有利于骨折得以正常愈合。对稳定性骨折,解剖复位者,130°钉板;对不稳定性骨折,外翻复位者,用 150°钉板。常用的有带侧板的髋滑动加压钉固定。在 Richard 加压髋螺钉操作时,应首先选择进针点于转子下 2 cm处,一般在小转子尖水平进入,于股骨外侧皮质中线放置合适的角度固定导向器,打入3.2 mm螺纹导针至股骨头下 0.5~1 cm 内,C 形臂 X 线正侧位透视检查,确认导针位于股骨颈中心,且平行于股骨颈,并在与软骨下骨的交叉点上。测量螺丝钉长度后,沿导针方向行股骨扩孔、攻丝,拧入拉力螺丝钉,将远端的套筒钢板插入滑动加压螺钉钉尾,然后以螺钉固定远端钢板。固定完毕后行髋关节屈伸、旋转活动,检查固定牢固,逐层缝合切口。术后患者卧床 3 天后可坐起,2 周后可在床上或扶拐不负重行膝关节功能练习。固定 8~12 周后,行 X 线片检查,若骨折愈合良好,可除拐负重行走,进行髋、膝关节功能锻炼。

2.髓内针固定系统

髓内针固定在理论上讲与切开复位比较有以下优点:手术操作范围小,骨折端无须暴露,手术时间短,出血量少。目前,有两种髓内针固定系统用于转子间骨折的固定,即髁-头针和头-髓针。

(1)头-髓针固定:包括 Gamma 钉、髋髓内钉、Russell-Taylor 重建钉等。Gamma 钉即带锁髓内钉。在股骨颈处斜穿 1 枚粗螺纹钉,并带有滑动槽。该钉从生物力学角度出发,穿过髓腔与侧钢板不同,它的力臂较侧钢板短。因此,在转子内侧能承受较大的应力,以达到早期复位的目的。术中应显露骨折部和大转子顶点的梨状肌窝,以开口器在梨状肌窝开孔并扩大髓腔,将髓内棒插入股骨髓腔,在股骨外侧骨皮质钻孔,以髓内棒颈螺钉固定至股骨头下,使骨折断端加压,然后固定远端螺钉,其远端横穿螺钉,能较好地防止旋转移位。适用于逆转子间骨折或转子下骨折。

(2)髁-头针固定:如 Kirintscher、Ender 和 Harris 钉。Ender 钉的髓内固定

方法,20世纪70年代在美国广泛应用。Ender钉即多根细髓内钉。该钉具有一定的弹性和弧度,自内收肌结节上方进入,在C形臂X线透视检查下,将钉送在股骨头关节软骨下0.5 cm处,通过旋转改变钉的位置,使各钉在股骨头内分散。由于钉在股骨头颈部的走行方向与抗张力骨小梁一致,从而抵消了造成内翻的应力,3~5枚钉在股骨头内分散,有利于控制旋转。原则上,除非髓腔特别窄,转子间骨折患者最少应打入3~4枚Ender钉;对于不稳定的转子间骨折且髓腔特别宽大者,可打入4~5枚使之尽可能充满髓腔。其优点有:①手术时间短,创伤小,出血量少;②患者术后几天内可恢复行走状态;③骨折部位和进针点感染机会少;④迟缓愈合和不愈合少。主要缺点为:控制旋转不绝对可靠,膝部针尾外露过长或向外滑动,可引起疼痛和活动受限。

3.加压螺丝钉内固定

适用于顺转子间移位骨折。往往在临床应用中需采用长松质骨螺钉固定,以控制断端的旋转。术后患肢必须行长腿石膏固定,保持外展30°角中立位,以防骨折移位,造成髋关节内翻。待骨折完全愈合后,才可负重进行功能锻炼。固定期间应行股四头肌舒缩锻炼,防止肌肉萎缩,有利于关节功能恢复。现此种方法在临床上已很少应用。

4.人工关节置换

股骨转子间骨折的人工关节置换在临床上并未广泛应用。术前根据检查的结果对患者心、脑、肺、肝及肾等重要器官的功能进行评估,做好疾病的宣教,向患者和家属说明疾病治疗方法的选择、手术的目的、必要性、大致过程及预后情况,对高危人群应说明有多种并发症出现的可能及其后果,伤前病变术前治疗的必要性和重要性,使患者主动地配合治疗。在老年不稳性转子间骨折,同时存在骨质疏松时,可考虑行人工关节置换。但对运动要求不高且预计寿命不长的老年患者,这一手术没有必要。而对转子间骨折不愈合或固定失败的患者是一种有效的方法。作者在严格选择适应证的情况下,对部分股骨转子间骨折患者行骨水泥人工股骨头置换术,取得了良好的效果,使老年患者更早、更快地恢复行走功能,减少了并发症的发生。

(三)围术期的处理

股骨转子间骨折与股骨颈骨折多见于老年人,且年龄更大。治疗方法多以手术为主,做好围术期的处理,积极治疗伤前病变,提高手术的安全性,注重术后处理以减少并发症,在本病的治疗中占有十分重要的位置。

四、合并症、并发症

(一)压疮

股骨转子间骨折的患者往往需要长时间卧床,若护理不周,可在骨骼突出部位发生压疮。这是由于局部受压,组织因血液供应障碍,导致坏死,溃疡形成,经久不愈,有时还能发生感染,引起败血症。对此,应加强护理,以预防为主。对压疮好发部位,如骶尾部、踝部、跟骨及腓骨头等骨突部位应保持清洁、干燥,定时翻身,进行局部按摩,并注意在骨突出部加放棉垫、气圈之类。对已发生的压疮,除了按时换药,清除脓液和坏死组织外,还应给予全身抗生素治疗及支持疗法或投以清热解毒、托毒生肌中药。

(二)坠积性肺炎

坠积性肺炎是老年患者长期卧床或牵引、石膏固定常见的并发症。由于长期卧床,肺功能减弱,痰涎积聚,咳痰困难,易引起呼吸道感染,有的因之危及生命。对此,对长期卧床的患者,应鼓励其多作深呼吸及鼓励咳嗽排痰,并在不影响患肢的固定下加强患肢的功能活动,以便及早离床活动。

(三)髋内翻

多因股骨转子间骨折复位不良,内侧皮质对位欠佳或未嵌插、内固定不牢所致。髋内翻发生后患者行走跛行步态,双侧者呈鸭行步态,类似双侧髋关节脱位。查体见患者肢体短缩,大转子突出,外展、内旋明显受限。单侧 Allis 征阳性,Trendelenburg 征阳性。X 线表现:骨盆正位片可见患侧股骨颈干角变小,股骨大转子升高,其多由于肌肉的牵引及重力压迫所致。

治疗上,保守治疗效果不佳。对轻的髋内翻,不影响行动者可不处理,<120°角的内翻,早期发现应做牵引矫正,年轻者应行手术矫正。根据股骨近端的正侧位 X 线平片,计算各个矫正角度,来制订术前计划。外翻截骨应恢复生物力学平衡,但在另一方面,要根据髋关节现有功能,限定矫正的度数,以免发生外展挛缩。手术方法有许多,常用的有两种,转子间或转子下截骨术。关节囊外股骨转子间截骨:术前在侧位 X 线片上测量患侧股骨头骨骺线与股骨干轴线形成的头—干角,并与正常侧对照。在蛙式位上测量股骨头—干角,确定其后倾角度,也与正常侧比较。两者之差,可作为确定术中楔形截骨块的大小。术中用片状接骨板或螺丝接骨板内固定。术后可扶拐部分负重 6～8 周,然后允许完全负重。转子间或转子下截骨:在股骨干及关节囊以外进行。不仅间接矫正颈之畸

形,而且不影响股骨头的血液供应。通过手术将股骨头同心性地位于髋臼内,恢复股骨头对骨干轴线的功能位置。中度及重度滑脱时,股骨头在臼内后倾及向内倾斜,引起内旋、内收、外旋及过伸畸形。为同时矫正这种三种成分的畸形,可用三维截骨术,即远段外展、内收及屈曲。通常需要切除楔形小骨块,构成三维截骨的两个角性成分,再矫正旋转的角度,矫正后用钉板固定。切除的骨块咬成碎块充填于截骨区周围有助于新骨形成。从生物力学观点,它可有足够强度内固定,可减少术后固定,但术后最好仍用石膏固定,直至愈合。不论用什么方法,畸形可能复发,故要经常随访复查。

第四节 股骨髁上骨折

发生在腓肠肌起点以上 2～4 cm 范围内的股骨骨折称为股骨髁上骨折。直接或间接暴力均可造成。膝关节强直而骨质疏松者,由于膝部杠杆作用增加,也易发生此骨折。

一、病因

本类骨折主要为强大的直接暴力所致,如汽车冲撞、压砸、重物打击和火器伤等。其次为间接暴力所致,如自高处落地,扭转性外力等,好发于 20～40 岁青壮年人。

直接暴力所致骨折多为粉碎性或短斜骨折,而横断骨折较少;间接暴力所致骨折,则以斜行或螺旋形骨折多见。

二、分型

股骨髁上骨折可分为屈曲型和伸直型骨折,而屈曲型骨折较多见。屈曲型骨折的骨折线呈横形或短斜面形,骨折线从前下斜向后上,其远折端因受腓肠肌牵拉及关节囊紧缩向后移位。有刺伤腘动静脉的可能。近折端向前下可刺伤髌上囊及前面的皮肤。伸直型骨折也分为横断及斜行两种。其斜面骨折线与屈曲型者相反,从后下至前上,远折端在前,近折端在后重叠移位。此种骨折患者,如腘窝有血肿和足背动脉减弱或消失,应考虑有腘动脉损伤。一旦发生损伤,则腘窝部短时间进行性肿胀,张力极大,伤处质硬,小腿下1/3以下肢体发凉呈缺血状态,感觉缺失,足背动脉搏动消失。发现此种情况,应提高警惕,宜及早手术探查。如骨折线为横断者,远折端常合并小块粉碎骨折,间接暴力则为长斜行或螺旋形骨折,儿童患者较多见。

三、临床表现与诊断

(一)外伤史

患者常有明确的外伤史,由直接打击或扭转性外力造成,而间接暴力多由高处跌地,足部或膝部着地所造成。

(二)肿痛

伤肢由于强大暴力,致使骨折周围软组织损伤亦很严重,故肢体肿胀明显、剧烈疼痛。

(三)畸形

伤肢短缩,远折端向后旋转,成角畸形。即使畸形不明显,局部肿胀,压痛及功能障碍也很明显。

(四)失血与休克

股骨髁上骨折合并股骨下 1/3 骨折的出血量可达 1 000 mL 以上,如为开放性则出血量更大。刚入院的患者常有早期休克的表现,如精神紧张、面色苍白、口干、肢体发凉、血压轻度增高、脉搏稍快等。在转运过程中处理不当及疼痛,均可加重休克。

(五)腘动脉损伤

股骨髁上骨折及股骨干下 1/3 骨折,两者凡向后移位的骨折端均可能损伤腘动脉,腘窝部可迅速肿胀,张力加大。若为腘动脉挫伤,血栓形成,则不一定有进行性肿胀。腘动脉损伤症状可有小腿前侧麻木和疼痛,其下 1/3 以下肢体发凉,感觉障碍,足趾及踝关节不能运动,足背动脉搏动消失。所有腘动脉损伤患者都有足背动脉搏动消失这一特点。因此,在骨折复位后搏动仍不恢复者,即使患肢远端无发凉、苍白、发绀及感觉障碍等情况,亦应立即行腘血管探查术。若闭合复位后仍无足背动脉恢复者,是危险的信号。所以不应长时间保守观察,迟疑不决。如腘动脉血栓形成,产生症状有时较慢而不典型,开始足背动脉搏动减弱,最后消失,容易误诊,延误手术时机。

(六)合并伤

注意患者的全身检查,特别是致命的重要脏器损伤者,在休克时腹部外伤症状常不明显,必须随时观察,反复检查及腹腔穿刺,以免遗漏,对车祸,矿井下事故,常为多发性损伤,应注意检查。

(七)X 线摄片

对无休克的患者,首先拍摄 X 线片,以了解骨折的类型,便于立即做急症处理。如有休克,需待缓解后,再做摄片。

四、鉴别诊断

(一)股骨下端急性骨髓炎

发病急骤、高热、寒战、脉快,大腿下端肿痛,关节功能障碍,早期局部穿刺可能有深部脓肿,发病后7～10 天拍片,可见有骨质破坏,诊断便可确定。

(二)股骨下端病理骨折

股骨下端为好发骨肿瘤的部位,如骨巨细胞瘤、骨肉瘤等。患者有股骨下端慢性进行性肿胀史,伴有疼痛迁延时间较长,进行性加重,轻微的外伤可造成骨折,X 线片可明确诊断。

五、治疗

髁上骨折治疗方法颇多,据骨折类型选择治疗方案如下。

(一)石膏及小夹板固定

适用于成人无移位的股骨髁上骨折及合并股骨干下 1/3 骨折的患者。儿童青枝型骨折,可行石膏固定或用 4 块夹板固定。先在股骨下端放好衬垫,再用 4 根布带绑扎固定夹板,一般固定6～8 周后去除,练习活动,功能恢复满意。

1.优点

无手术痛苦及其并发症的可能,治疗费用低廉,可在门诊治疗。

2.缺点

(1)仅适用于无移位骨折及裂纹或青枝骨折。

(2)膝关节功能受限,需一定时间恢复。

(3)可出现压疮,甚则出现腓总神经损伤。

(二)骨牵引加超膝关节小夹板固定

适用于移位的髁上骨折。屈曲型在手法整复后,行髁上斯氏针骨牵引,膝屈至 100°的位置上,置于托马架(Thomass)或布朗(Braun)架上,使腓肠肌松弛,达到复位,然后外加超膝关节小夹板固定。

伸直型骨折可采用胫骨结节牵引,牵引姿势、位置同上。在牵引情况下,远折段向相反方向整复,即可复位。如牵引后仍不复位,可在硬膜外阻滞麻醉下行手法整复,勿使用暴力,注意腘血管的损伤。如骨折尖端刺在软组织内,可在用撬拨法复位后,外加小夹板固定。屈膝牵引 4~6 周,牵引期内膝关节不断地进行功能练习,牵引解除后,仍用夹板或石膏托固定,直至骨折临床愈合。牵引复位时间约在 1~7 天内,宜用床边 X 线机观察。

1.优点

在于经济、安全、愈合率高,配合早期功能锻炼,减少了并发症。

2.缺点

患者卧床时间较长,有时需反复床边透视、复位及调整夹板或压垫,虽不愈合者极少,但畸形愈合者常见。如有软组织嵌入骨折端,则不易愈合。横断骨折可见过度牵引而致骨折端分离,造成延迟愈合。开放性股骨髁上骨折合并腘动脉、腓总神经等损伤则不宜牵引,需行手术治疗,以免加重血管、神经的损伤。

(三)股骨髁上骨折撑开器固定

本法适用于股骨髁上骨折而无血管损伤者,并且远折段较短,不适宜内固定的患者。在硬膜外阻滞麻醉下,采用斯氏针,分别在股骨髁及股骨近折段各横穿一斯氏针,两针平行,在针的两侧各安装一个撑开器,然后在透视下手法整复,并调整撑开器的长度,待复位后,采用前、后石膏托固定于屈膝位。如骨折处较稳定,可将撑开器转而为加压,使骨折处更为稳定牢固。固定 4~6 周后拔针,继续石膏固定,直至骨折临床愈合。若手法整复失败,可考虑切开复位,从股骨下端外侧纵切开,直至骨折端,避开腘血管,整复骨折后,仍在骨折的上、下段穿针,外用撑开器,缝合伤口。

1.优点

(1)因髁上骨折的远折段甚短,无法行内固定,本法使用撑开器代替牵引,患者可较自由地在床上起坐活动,避免了牵引之苦,是个简单易行的方法。

(2)局部固定使膝关节能早期锻炼避免了关节僵直。

2.缺点

(1)为单平面固定,不能有效防止旋转,需要辅以外固定的夹板或石膏。

(2)可能发生针眼、关节腔感染。

(四)切开复位内固定

股骨髁上骨折的治疗主要有 2 个问题。一为骨折复位不良时,因其邻近膝关节,易发生膝内翻或外翻或过伸等畸形;二为膝上股四头肌与股骨间的滑动装置,易因骨折出血而粘连,造成膝关节伸屈活动障碍,尤以选用前外侧切口放置内固定物、术后石膏固定者为严重。因此,切开复位内固定的要求是选用后外侧切口;内固定物坚强并放置于股外侧,术后可不用外固定,尽早练习膝关节活动。

1.槽形角状钢板内固定

适用于各型移位骨折。

(1)方法:患者平卧位,大腿下 1/3 后外侧切口,其远端拐向胫骨结节的外侧。切开髂胫束,在股外侧肌后缘,股外侧肌间隔前方进入。将股外侧肌拉向前,显露股骨髁上骨折及其股骨外髁部,如需要可切开膝外侧扩张部及关节囊,根据标准 X 线片确定在外髁上与股骨干成直线的槽形角状钢板打入点。先用 4 mm钻头钻孔,再用 1.5 cm×0.2 cm薄平凿深入扩大,注意使凿进洞方向与膝关节面平行,将备好的槽形角状钢板的钉部沿骨孔扣入。然后将骨折复位,用骨折固定器固定骨折及钢板的侧部(长臂)。在骨折线远侧的钢板上拧入 1 或 2 枚长螺丝钉,在骨折近端拧入 3～5 枚螺丝钉,反复冲洗切口,逐层缝合,包扎。

(2)优点:角状钢板固定股骨髁上骨折或髁间骨折,与直加压钢板固定的生物力学完全不同。直钢板固定者,骨折移位的应力首先加于螺丝钉上,骨折两端的任何折弯力扭曲力,都使钢板上的螺丝钉向外脱出,钢板折弯,内固定失败,此已为临床多例证实。角状钢板则不然,一骨折远端的负重力扭曲折弯力,首先加于角状钢板的髁钉,再通过角部,传达到侧部。钢板将应力分散传递至多枚螺丝钉上,由于应力分散,而钢板及每一螺丝钉所承受的应力较小。股骨髁上骨折的变形,受肌肉牵拉易发生外弓及后弓。负载力及折弯力均使钢板角部的角度变小,使侧部更贴紧骨皮质,不会将螺丝拔出,因而固定牢固,不需外固定,满足了临床膝活动的需要。

(3)缺点:①操作技术要求高,要求钢板钉部与膝关节面平行,同时长臂也要在股骨干轴线上,否则,内固定失败;②角部为应力集中点易出现断裂;③安装不当或金属疲劳易出现膝内翻畸形;④不宜过早负重。

2.股骨下端内及外侧双钢板固定

(1)适应证:本法适用于股骨髁上骨折其远折段较长者,具体说远折段至少要有固定两枚螺丝的长度,才能应用。如远折段过短采用上述的撑开器固定法。

(2)麻醉与体位:麻醉方法同上,患者侧卧 45°位于手术台上伤肢下方置搁腿架,取股骨下端外侧切口时较为方便。若做股骨下端内侧切口,则需将大腿外旋,并调整手术台的倾斜度,暴露亦很清楚。如合并腘动脉损伤需做探查术,可将患者侧卧 45°的位置改变为 90°的侧卧位,如此腘窝便可充分暴露。

(3)手术方法:切口在股骨下端后外侧,同上方法做一纵行切口,长约14 cm,待进入骨折端后,再做内侧切口,是从股骨内收肌结节处向上沿股内侧肌的后缘延长,约 12 cm 即可。

从外侧切口开始,切开阔筋膜,经股外侧肌与股二头肌之间进入骨折端,注意避开股骨后侧的腘血管,并妥加保护,防止误伤。内侧切口在股内侧肌后缘分离进入骨折端,骨膜勿过多的剥离。整复骨折后取 12 cm 以上的 6～8 孔普通接骨钢板两块,弯成弧形,或取两块髁部解剖钢板,使与股骨下端的弧度相适应,将钢板置于股骨下端的内、外侧,两侧钢板的最下一孔,相当于股骨髁部,由外向内横钻一孔,取70～75 mm的骨栓先行安装固定,然后检查双侧钢板弧度是否与股骨密贴,并加以调整。双侧钢板的最上孔不在同一平面上,因为外侧钢板较直,内侧钢板较弯,所以由外向内钻孔时略斜,即内侧稍低,最好以40～45 mm的短骨栓固定为牢固。其余钉孔,在内、外侧交替以螺丝钉固定。在钢板下端第2 孔,因该处股骨较宽,故左、右各以 1 枚螺丝钉固定,从而制止远折段的旋转移位。缝合两侧伤口不置引流。外加长腿前、后石膏托固定。手术后抬高患肢是必要的,将下肢以枕垫之或以布朗架垫之,有利于静脉回流。另一种情况术后不上石膏托,为对抗股部肌肉的拉力,可行小腿皮肤牵引 2～3 周后拆除,再以石膏管形固定。术后进行功能锻炼。

(4)优点:手术时钢板的上、下端采用骨栓固定较为牢固,不易松动滑脱,钻孔时方向一定要准确,两个骨栓上、下稍斜,但基本上是平行的。由于钢板在股骨下端的内、外两侧,不影响髌骨的滑动,固定合理,有利于骨折的愈合,最大限度减少伸膝装置的破坏,使关节功能恢复较好。

(5)缺点:①两侧切口创伤较大,钢板取出时亦较费事;②术后需外固定,可致膝关节功能障碍,需较长时间恢复。

六、康复指导

双钢板固定术后,从术后 10～14 天拆线后开始,先练习肌肉等长收缩,每小时活动 5 分钟,夜间停止。术后 8～10 周拆石膏,开始不负重练习膝关节活动,每天理疗、热水烫洗或热水浴,主动活动关节。待拍片及检查骨折已临床愈合时,再开始负重练习。骨折处尚未愈合前,做过多的关节活动是不相宜的,因关节活动障碍的患者做膝关节活动时,会增加股骨下端骨折段的杠杆力,从而影响骨折愈合。当然在固定比较牢固的患者,功能练习并无妨碍。

槽形角钢板固定:术后不外固定,2周后可逐渐练习膝关节活动。4周扶双拐不负重下地活动。术后8周扶拐部分负重行走。12~14周在无保护下负重。

七、预后

常遗留不同程度的膝关节功能障碍。骨折一般能按期愈合,但骨牵引治疗时骨折端若有软组织嵌入或严重粉碎骨折骨缺损并软组织损伤时,骨折可出现不愈合。骨折并腘血管损伤时,应检查修复,特别注意血管的损伤,血栓形成时,可出现肢体远端小动脉的栓塞而坏死、截肢。

第五节　股骨髁间骨折

股骨髁间骨折是指股骨内、外髁或双髁遭受外力后引起的骨折,占全身骨折脱位的0.4%～0.5%,以青壮年男性居多,女性和老年人少见。因本病属关节内骨折,复位要求较高,且预后较股骨髁上骨折差。可合并腘血管和(或)神经损伤。

一、诊断

(一)病史

有明显外伤史。

(二)症状和体征

(1)伤后患肢疼痛明显,移动肢体时显著加重。

(2)不能站立与行走,膝关节局部功能障碍。

(3)患侧大腿中下段及膝部高度肿胀,可见皮肤瘀斑。

(4)股骨髁部压痛剧烈。

(5)骨折局部有骨异常活动及骨擦感。

(6)伤膝可有内、外翻畸形,并可能有横径或前后径增宽,骨折局部可出现不同程度的成角、短缩及旋转畸形。

(三)辅助检查

(1)X线检查:常规应给予前后位与侧位X线摄片,可明确诊断骨折类型。

(2)怀疑有复杂关节软骨或韧带损伤者可给予 CT 或 MRI 检查。

二、分型

AO 骨折分类法。股骨髁上骨折即为 AO 股骨远端骨折之 B 型(部分关节骨折)和 C 型(完全关节骨折),其亚分型如下。

(一)B 型(部分关节骨折)

(1)B_1:股骨外髁,矢状面;①简单,穿经髁间窝;②简单,穿经负重面;③多折块。

(2)B_2:股骨内髁,矢状面;①简单,穿经髁间窝;②简单,穿经负重面;③多折块。

(3)B_3:冠状面部分骨折;①前及外片状骨折;②单髁后方骨折(Hoffa);③双髁后方骨折。

(二)C 型(完全关节骨折)

(1)C_1:关节简单,干骺端简单。①T 或 Y 形,轻度移位;②T 或 Y 形,显著移位;③T 形骨骺骨折。

(2)C_2:关节简单,干骺端多折块。①完整楔形;②多折块楔形;③复杂。

(3)C_3:多折块关节骨折。①干骺端简单;②干骺端多折块;③干骺端及骨干多折块。

三、治疗

(一)非手术治疗

1.皮肤牵引

(1)适应证:患者全身情况不能耐受手术或整复,血糖控制不佳的糖尿病患者及小儿,简单骨折,皮肤必须完好。

(2)操作方法:将宽胶布条或乳胶海绵条粘贴在患肢皮肤上或利用四肢尼龙泡沫套,利用肌肉在骨骼上的附着点将牵引力传递到骨骼上,牵引重量不超过5 kg。皮肤有损伤、炎症及对胶布过敏者禁用。牵引期间应定时检查牵引的胶布粘贴情况,定期复查 X 线片,及时调整牵引重量和体位。一般牵引时间为2～4 周,骨折端有纤维性连接后,更换为石膏固定,以免卧床时间太久,不利于功能锻炼。

2.骨牵引

(1)适应证:不愿手术或皮肤条件不具备外固定支架以及手术治疗的股骨髁

部骨折患者,B_1、B_2、C_1、C_2 型骨折。

(2)操作方法:局麻下行患侧胫骨结节骨牵引,将伤肢置于牵引架上,屈髋20°～30°,屈膝15°～25°牵引,牵开后视情形行手法整复,夹板外固定。或先采用推挤叩合手法使双髁复位,局麻下用钳夹经皮将双髁固定,将牵引绳连于钳夹上,使之变为股骨髁部牵引,将患肢置于牵引架上视情况行半屈膝位或屈膝位牵引,待牵开后行手法整复夹板外固定。骨折端有纤维性连接后,更换为石膏固定。

3.手法整复外固定

(1)适应证:闭合或未合并血管神经损伤的部分 B_1、B_2、C_1 型骨折。

(2)操作方法:根据受伤机制,采用推挤叩合手法使骨折复位,可用超膝关节夹板或石膏托固定患膝于功能位,一般固定 6～8 周。通常在胫骨平台后外侧缘以及腓骨颈的部位容易造成腓总神经的压迫致伤,因此石膏固定的时候一定在此部位多垫一些石膏棉。固定期应注意夹板和石膏的松紧度,并定时行 X 线检查,发现移位应随时调整夹板,或重新石膏固定。

4.手法整复经皮钢针内固定法

(1)适应证:适用于 B_1、B_2 和部分 C_1 型骨折。

(2)操作方法:行坐骨神经、股神经阻滞麻醉,严格无菌,透视下先采用推挤叩合手法使骨折复位,然后经皮将 3 mm 骨圆针击入固定,一般需要 2～3 枚骨圆针。

5.骨外固定器固定法

(1)适应证:适用于 B_1、B_2 和 C_1、C_2 型骨折。

(2)操作方法:可选用单边外固定器、股骨髁间调节固定器、孟氏骨折复位固定器或半环槽复位固定器行整复固定。

6.经皮钳夹固定法

(1)适应证:适用于 B_1、B_2 型骨折。

(2)操作方法:行坐骨神经、股神经阻滞麻醉,严格无菌,透视下先采用推挤叩合手法使骨折复位,经皮钳夹固定,术后用长腿石膏固定 4～6 周。

(二)手术治疗

1.切开复位螺钉、螺栓内固定法

(1)适应证:B_1、B_2 和 B_3 型骨折。

(2)操作方法:常选用硬膜外阻滞麻醉,依骨折部位选用膝部前内、前外、后内、后外侧入路,清理骨折端,复位骨折,用螺钉、螺栓或松质骨螺钉内固定。注意用螺钉内固定时近端孔应钻成滑动孔使之成为拉力螺钉,用松质骨螺钉内固定时螺纹必须全部穿过骨折线,钉尾及钉尖不能露出关节面外。

2.切开复位动力髁螺钉内固定法

(1)适应证:部分 C_1、C_2 型骨折。

(2)操作方法:采用连续硬膜外麻醉,患侧大腿下段前外侧绕髌切口,显露并清理骨折端,首先复位髁部骨折,骨圆针临时固定,再复位髁上骨折,动力髁螺钉固定。主螺钉应距远端关节面2 cm,方向与远端关节面及内、外踝前侧关节面切线相平行。

3.切开复位股骨髁部支撑钢板内固定法

(1)适应证:C_1、C_2、C_3 型股骨髁部骨折。

(2)操作方法:切开复位方法同上。选择合适长度的钢板,要求骨折近端应至少置入 4 枚螺钉。注意钢板的准确放置,远端放置不能偏前,以免高出于股骨外踝关节面,影响髌骨关节活动。

4.切开复位逆行交锁钉内固定法

(1)适应证:部分 C_1、C_2 型骨折。

(2)操作方法:采用硬膜外麻醉或全麻,选择合适长度及直径的逆行交锁钉,首先复位髁部骨折,骨圆针临时固定,再复位髁上骨折,置入髓内钉。要求置钉时进针点必须准确,骨折良好复位,必要时一期良好植骨,术后早期进行功能锻炼。

(三)药物治疗

围绕骨折各个时期应用西药对症处理。

(四)康复治疗

1.功能锻炼

股骨髁部骨折在良好复位与坚强固定的条件下,强调早期有效的功能活动。常用的功能锻炼疗法如下。

(1)术后早期的主动及被动的关节活动度训练:股骨髁部骨折为关节内骨折,由于骨折部和股四头肌粘连加之关节内积血机化后的关节内粘连等,对膝关节的预后功能影响较大,故初始就应注意膝关节的功能锻炼,即筋骨并重原则。术后早期即应加强足踝部的屈伸活动及股四头肌的收缩,并及早实施被动活动髌骨关节,预防髌骨关节粘连,基本类似股骨髁上骨折,但更强调通过股骨滑车关节面在胫骨平台上的滚动以模造关节面。术后 3 周即可在卧床及保护下练习膝关节伸展运动,既可减轻膝关节粘连,又能预防股四头肌萎缩。6～8 周骨折达到临床愈合后,可加大膝关节伸曲活动度,待骨折愈合牢固后,即可进行床缘屈膝法练习,继而下地在保护下训练起蹲运动等。

(2)持续被动运动(CPM):为预防股骨髁部骨折后关节制动导致的僵硬及蜕变,亦可遵从 Salter 提出的 CPM 的方法。

2.物理疗法

(1)电疗:目前常用的仪器有骨创伤治疗仪、KD-Ⅲ治疗仪等,效果显著。

(2)其他物理疗法:包括光疗、水疗、冷疗等,多结合有具体药物应用,需康复专业技术人员参与执行。

第六节　股骨干骨折

股骨干骨折是指股骨小转子下 2～5 cm 至股骨髁上 2～5 cm 的骨干骨折。

一、诊断

(一)病史

多有明显外伤史。多数骨折由强大的直接暴力所致,如打击、挤压等;一部分骨折由间接暴力引起,如杠杆作用、扭转作用、高处跌落等。前者多引起横断或粉碎性骨折,而后者多引起斜形或螺旋形骨折。儿童的股骨干骨折多为不全或青枝骨折,成人闭合性股骨干骨折后,内出血量可达 1 000～1 500 mL,开放性骨折则出血量更多。

(二)症状和体征

伤后肢体剧烈疼痛,不能站立,主动活动丧失,被动活动剧痛。局部严重肿胀、压痛,功能障碍,大多数患者可有明显短缩、成角及外旋畸形,以及骨异常活动及骨擦感。上段骨折可合并髋关节脱位;下段骨折可合并血管神经损伤及膝部损伤;部分患者早期因失血量大或剧烈疼痛可发生创伤性休克,极少数患者有发生脂肪栓塞综合征的可能;因交通创伤造成的股骨干骨折常合并其他部位的损伤,如髋关节脱位、股骨颈及股骨转子间骨折。

(三)辅助检查

X线检查可明确诊断及骨折类型,特别重要的是检查股骨转子及膝部体征,以免遗漏同时存在的其他部位的损伤。

二、分型

(一)根据骨折的形状分为五种类型

(1)斜形骨折:大多数由间接暴力引起,骨折线为斜形。

(2)螺旋形骨折:多由强大的旋转暴力引起,骨折线呈螺旋状。

(3)横断骨折:大多数由直接暴力引起,骨折线为横形。

(4)粉碎性骨折:骨折片在3块以上者,如砸压伤。

(5)青枝骨折:断端没有完全断离,多见于儿童。

(二)根据骨折部位分为3种类型

(1)股骨干上1/3骨折。

(2)股骨干中1/3骨折。

(3)股骨干下1/3骨折。

三、治疗

(一)非手术治疗

1.小夹板固定

(1)适应证:无移位或移位较少的新生儿产伤骨折。

(2)操作方法:将患肢用小夹板固定2~3周。对移位较大或成角较大的骨折,可行牵引配合夹板固定。因新生儿骨折愈合快,自行矫正能力强,轻度移位或成角可自行矫正。

2.悬吊皮牵引法

(1)适应证:3岁以下儿童。

(2)操作方法:将患儿的两下肢用皮肤牵引,两腿同时垂直向上悬吊,其重量以患儿臀部稍稍离床为度。牵开后可采用对挤、叩合、端提捺正手法使骨折复位,然后行夹板外固定,一般牵引4周左右。

3.水平皮牵引法

(1)适应证:4~8岁的患儿。

(2)操作方法:用胶布贴于患肢骨折远端内、外两侧,用绷带缠绕患肢放于垫枕或托马架上,牵引重量2~3 kg。上1/3骨折屈髋50°~60°角,屈膝45°角,外展 30°角位牵引,必要时配合钢针撬压法进行复位固定;中 1/3 骨折轻度屈髋屈膝位牵引;下 1/3 骨折行屈髋屈膝各 45°牵引,以使膝后关节囊、腓肠肌松弛,必要时行一针双向牵引,即在牵引针上再挂一牵引弓向前牵引复位,减少骨折远端向后移位的倾向。4~6 周时 X 线复查,视骨折愈合情况决定是否去除牵引。

4.骨牵引法

(1)适应证:8~12 岁的儿童及成年患者。

(2)操作方法:中 1/3 骨折及远侧骨折端向后移位的下 1/3 骨折,用股骨髁上牵引;骨折位置很低且远端向后移位的下 1/3 骨折,用股骨髁间牵引;上 1/3 骨折及骨折远端向前移位的下 1/3 骨折,用胫骨结节牵引。儿童因骨骺未闭,可在髌骨上缘 2~3 横指或胫骨结节下 2~3 横指处的骨皮质上穿针牵引。儿童牵引重量约为 1/6 体重,时间约 3 周;成人牵引重量约为 1/7 体重,时间 8~10 周。上 1/3 骨折应置于屈髋外展位,中 1/3 骨折置于外展中立位,下 1/3 骨折远端向后移位时应置于屈髋屈膝中立位,同时用小夹板固定,第一周拍摄床边 X 线片复查对位良好,即可将牵引重量逐渐减轻至维持重量(一般成人用 5 kg,儿童用 3 kg)。若复位不良,应调整牵引的重量和方向,检查牵引装置和夹板松紧,保持牵引效能和良好固定,但要防止过度牵引。对于斜形、螺旋形、粉碎性及蝶形骨折,于牵引中自行复位,横断骨折的复位可待骨折重叠纠正后施行,须注意发生"背对背"错位者,应辅以手法复位。牵引期间应注意患肢功能锻炼。

(二)手术治疗

1.闭合髓内针内固定

(1)适应证:股骨上及中 1/3 的横、短斜骨折,有蝶形骨折片或轻度粉碎性骨折及多发骨折。

(2)操作方法:术前先行骨牵引,重量为体重的 1/6,以维持骨折的力线及长度,根据患者全身情况,在伤后 3~10 天手术。在大转子顶向上作短纵形切口,长 3~4 cm,显露大转子顶部。在大转子顶内侧凹陷的外缘,在 X 线电视监视下插入导针,进入骨髓腔达骨折线处,复位后,沿导针打入髓内针通过骨折线进入远折端。

2.切开复位,加压钢板内固定

(1)适应证:股骨干上、中、下 1/3 段横形、短斜形骨折。

(2)操作方法:手术在平卧位进行,大腿外侧切口,在外侧肌间隔前显露股骨干外侧面,推开骨膜后,钢板置于股骨干外侧。

3.角翼接骨板内固定

(1)适应证:对髓内针不能牢固固定的股骨下 1/3 骨折。

(2)操作方法:同切开复位加压钢板内固定,此接骨板有角翼,可同时在两个平面进行固定,此钢板应置于股骨干的外侧及前外侧。

4.带锁髓内针内固定

(1)适应证:适用于几乎所有类型的股骨干骨折,尤其适用于股骨中下 1/3 骨折及各段粉碎性骨折。

(2)操作方法:术前实施骨牵引 1 周,患者平卧或侧卧位,在牵引及 G 形或 C 形臂 X 线机监视下进行,手法复位后从大转子内侧插入导针,经骨折部达骨髓腔远端。借助瞄准器于大转子下向小转子方向经髓内针近侧横孔穿入 1～2 枚螺丝钉,锁住髓内钉。在髁上横孔经髓内针穿入 1～2 枚螺丝钉锁住远端。术后即可在床上活动,4～5 天依据骨折类型可适当扶拐下地活动。

(三)药物治疗

对开放性骨折出血过多或休克者,应用敏感抗生素抗菌消炎及液体支持疗法,输入成分血或全血。择期手术治疗,术前半小时预防性应用抗生素,术后一般应用 3 天。合并其他内科疾病应给予对症药物治疗。

(四)康复治疗

早期进行股四头肌舒缩锻炼及踝关节伸屈活动,2～3 周行牵引的患者则可撑臀、抬臀,逐渐大范围伸屈髋膝关节。行手术内固定者,视固定的可靠程度及折端愈合情况决定下床活动时间。去除牵引或外固定架后,可在小夹板保护下在床上锻炼 1～2 周,然后扶双拐下床逐渐负重活动。

第七节　股骨远端骨折

股骨远端骨折不如股骨干和髋部骨折常见,在这类骨折中,严重的软组织损伤、骨折端粉碎、骨折线延伸到膝关节和伸膝装置的损伤常见,这些因素导致多数病例不论采用何种方法治疗其效果都是不十分满意。在过去 20 年,随着内固定技术和材料的发展,多数医师采用了各种内固定方法治疗股骨远端骨折。但股骨远端区域的由于皮质薄、骨折粉碎、骨质疏松和髓腔宽等,使内固定的应用相对困难,有时即使有经验的医师也难以达到稳定的固定。虽然好的内固定方法能改善治疗的效果,但手术治疗这类骨折,远未达到一致的满意程度。

一、实用解剖

股骨远端定义在股骨髁和股骨干骺端的区域,从关节面测量这部分包括股骨远端 9 cm(图 2-1)。

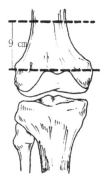

图 2-1 股骨远端解剖示意

股骨远端是股骨远端和股骨髁关节面之间的移行区。股骨干的形状接近圆柱形,但在其下方末端变宽形成双曲线的髁,两髁的前关节面一起组成关节面与髌骨形成髌股关节。后侧被髁间窝分离,髁间窝有膝交叉韧带附着。髌骨与两髁关节面接触,主要是外髁,外髁宽更向近端延伸,在髁的外侧面有外侧副韧带的起点。内髁比外髁长,也更靠下,它的内侧面是凹形,在远端有内侧副韧带的起点。位于内髁最上的部分是内收肌结节,内收大肌止于此。

股骨髁和胫骨髁适合于重力直接向下传导,在负重过程中,两髁位于胫骨髁的水平面,股骨干向下和向内倾斜,这种倾斜是由于人体的髋宽度比膝宽。股骨干的解剖轴和负重或机械轴不同,机械轴通过股骨头中点和膝关节的中心,总体来说,股骨的负重轴与垂直线有 3°,解剖轴与垂直轴有 7°(平均 9°)的外翻角度。正常膝关节的关节轴平行于地面,解剖轴与膝关节轴在外侧成 81°角,在进行股骨远端手术时,每一患者都要与对侧比较,以保证股骨有正确的外翻角并保持膝关节轴平行于地面(图 2-2)。

股骨远端骨折的移位方向继发于大腿肌肉的牵拉。股四头肌和腓肠肌的收缩使骨折短缩,典型的内翻畸形是内收肌的强力牵拉所致。腓肠肌的牵拉常导致远骨折端向后成角和移位,在股骨髁间骨折,止于各髁的腓肠肌分别牵拉骨块可造成关节面的不平整以及旋转畸形,股骨远端骨折很少发生向前移位和成角。

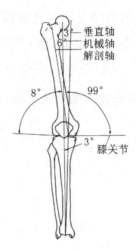

图 2-2　下肢力线示意

二、损伤机制

多数股骨远端骨折的受伤机制被认为是轴向负荷合并内翻、外翻或旋转的外力引起。在年轻患者中,常发生在与摩托车祸相关的高能量损伤,这些骨折常有移位、开放、粉碎和合并其他损伤。在老年患者中,常由于屈膝位滑倒和摔倒在骨质疏松部位发生粉碎骨折。

三、骨折分类

股骨远端骨折的分类还没有一个被广泛接受,所有分类都涉及关节外和关节内和单髁骨折,进一步根据骨折的移位方向和程度、粉碎的数量和对关节面的影响进行分类。解剖分类不能着重强调影响骨折治疗效果因素。

简单的股骨远端的分类是 Neer 分类,他把股骨髁间再分成以下类型:Ⅰ移位小、Ⅱ股骨髁移位包括内髁(A)外髁(B)、Ⅲ同时合并股骨远端和股骨干的骨折,这种分类非常概括,对医师临床选择治疗和判断预后不能提供帮助。

Seinsheimer 把股骨远端 7 cm 以内的骨折分为 4 型。

Ⅰ:无移位骨折(移位小于 2 mm 的骨折)。

Ⅱ:涉及股骨骺,未进入髁间。

Ⅲ:骨折涉及髁间窝,一髁或两髁分离。

Ⅳ:骨折延伸到股骨髁关节面。

AO 组织将股骨远端分为 3 个主要类型:A(关节外)、B(单髁)、C(双髁)。每一型又分成 3 个亚型:A_1,简单两部分骨折;A_2,干楔型骨折;A_3,粉碎骨折;B_1,外髁矢状面骨折;B_2,内髁矢状面骨折;B_3,冠状面骨折;C_1,无粉碎股骨远端骨折

（T形或Y形）；C_2，远端骨折粉碎；C_3，远端骨折和髁间骨折粉碎。从A型到C型骨折严重程度逐渐增加，在每一组也是自1～3严重程度逐渐增加（图2-3）。

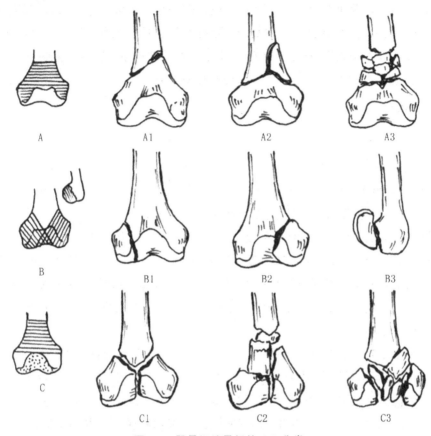

图 2-3　股骨远端骨折的 AO 分类

四、临床表现

（一）病史和体检

仔细询问患者的受伤原因，明确是车祸还是摔伤，对于车祸创伤的患者必须对患者进行全身检查和整个受伤的下肢检查：包括骨折以上的髋关节和骨折以下的膝关节和小腿，仔细检查血管-神经的情况，怀疑有血管损伤用Doppler检查，必要时进行血管造影。检查膝关节和股骨远端部位肿胀、畸形和压痛。活动时骨折端有异常活动和骨擦感，但这种检查没有必要，应迅速进行X线检查。

（二）X线检查

常规摄膝关节正侧位片，如果骨折粉碎，牵引下摄正侧位骨折的形态更清楚,有利于骨折的分类,当骨折涉及膝关节骨折粉碎和合并胫骨平台骨折时,倾斜45°片有利于明确损伤范围,股骨髁间骨折进行CT检查可以明确软骨骨折和骨软骨骨折。车祸所致的股骨远端骨折应包括髋关节和骨盆正位片,除外这些部位的骨折。如果合并膝关节脱位,怀疑韧带和半月板损伤,可进行 MRI 检查。正常肢体的膝关节的正侧位片对制定术前计划非常有用,有明确的膝关节脱位,建议血管造影,因为这种病例有 40％合并血管损伤。

五、治疗方法

(一)非手术治疗

传统非手术治疗包括闭合复位骨折,骨牵引和管形石膏,这种方法患者需要卧床,治疗时间长、花费大,不适合多发创伤和老年患者。闭合治疗虽然避免了手术风险,但经常遇到骨折畸形愈合和膝关节活动受限。

股骨远端骨折非手术治疗的适应证:不合并关节内的骨折。相关指征为:①无移位或不全骨折;②老年骨质疏松嵌插骨折;③无合适的内固定材料;④医师对手术无经验或不熟悉;⑤严重的内科疾病(如心血管、肺和神经系统疾病);⑥严重骨质疏松;⑦脊髓损伤;⑧严重开放性骨折(GustiloⅢB 型);⑨部分枪伤患者;⑩骨折合并感染。

非手术治疗的目的不是要解剖复位而是恢复长度和力线,由于骨折靠近膝关节,轻微的畸形可导致膝关节创伤性关节炎的发生。股骨远端骨折可接受的位置一般认为在冠状面(内外)不超过 7°畸形,在矢状面(前后)不超过 7°～10°畸形,短缩 1～1.5 cm 一般不影响患者的功能,关节面移位不应超过 2 mm。

(二)手术治疗

由于手术技术和内固定材料的发展,在过去 25 年移位的股骨远端骨折的内固定治疗已被广泛接受,内固定的设计和软组织处理以及应用抗生素和麻醉方法的改进结合使内固定更加安全可靠。从 1970 年后,所有比较手术和非手术治疗结果的文献均表明用内固定治疗效果要好。

1.手术适应证及禁忌证

股骨远端骨折的手术目的是达到解剖复位、稳定的内固定、早期活动和早期进行膝关节的康复锻炼。这类损伤内固定比较困难。毫无疑问进行内固定有获得良好结果的机会,但内固定的并发症同样可带来较差的结果,不正确应用内固定其结果比非手术治疗还要差。

(1)由于手术技术复杂,需要完整的内固定材料和器械和有经验的手术医师及护理和康复。①手术适应证：移位关节内骨折、多发损伤、多数的开放性骨折、合并血管损伤需修补、严重同侧肢体损伤(如髌骨骨折、胫骨平台骨折)、合并膝重要韧带损伤、不能复位的骨折和病理骨折。②相对适应证：移位关节外股骨远端骨折、明显肥胖、年龄大、全膝置换后骨折。

(2)禁忌证：严重污染开放性骨折ⅢB、广泛粉碎或骨缺损、严重骨质疏松、多发伤患者一般情况不稳定、设备不全和医师缺少手术经验。

2.手术方法

现在股骨远端骨折的手术治疗方法来源于瑞士的 ASIF，ASIF 对于治疗骨折的重要一部分是制订详细的术前计划。医师通过一系列术前绘图，找到解决困难问题的最好方法。可应用塑料模板，画出骨折及骨折复位后、内固定的类型和大小和螺丝钉的正确位置的草图。手术治疗股骨远端骨折的顺序是：①复位关节面；②稳定的内固定；③骨干粉碎部位植骨；④老年骨质疏松的骨折嵌插；⑤修补韧带损伤和髌骨骨折；⑥早期膝关节活动；⑦延迟、保护性负重。

患者仰卧位，抬高同侧髋关节有利于肢体内旋，建议用 C 形臂和透 X 线的手术床。多数患者用一外侧长切口，如远端骨折合并关节内骨折，切口需向下延长到胫骨结节。切口应在外侧韧带的前方，从肌间隔分离股外侧肌向前向内牵拉，显露股骨远端，避免剥离内侧软组织，当合并关节内骨折，首先复位固定髁间骨折，一旦关节面不能解剖复位，可以做胫骨结节截骨有利于广泛显露。

下一步复位关节外远端骨折，在简单类型的骨折用克氏针或复位巾钳作为临时固定已足够，但在粉碎骨折最好用股骨牵开器。牵开器近端安置于股骨干，远端安置于股骨远端或胫骨近端，恢复股骨长度和力线。开始过牵有利于粉碎骨折块接近解剖复位。在粉碎远端骨折，用钢板复位骨折比骨折复位后上钢板容易。调节牵开器达到满意的复位。安置钢板后，静力或动力加压骨折端，但恢复内侧皮质的连续性能够有效保护钢板。如骨折粉碎，钢板对骨折近端或远端进行固定并跨过粉碎区域，在这种情况下，钢板可作为内夹板，如果注意保护局部软组织，骨折端有血供存在，则骨折能够快速塑形。

3.内固定

有 2 种内固定材料广泛用于股骨远端骨折：钢板和髓内针，由于股骨远端骨折损伤类型变化范围广，没有一种内固定材料适用于所有的骨折。术前必须仔细研究患者状况和 X 线片，分析骨折的特点。

在手术前需考虑以下因素：①患者年龄；②患者行走能力；③骨质疏松程度；④粉碎程度；⑤软组织的情况；⑥是否存在开放性骨折；⑦关节面受累的情况；

⑧骨折是单一损伤还是多发伤。

年轻患者内固定手术的目的是恢复长度和轴线以及进行早期功能锻炼。老年骨质疏松的患者，为加快骨折愈合进行骨折嵌插可以有轻微短缩和成角。Struhl建议对老年骨质疏松的远端骨折采用骨水泥的内固定。

(1)95°角钢板：对于多数远端骨折的患者需手术内固定治疗，95°角钢板由于内固定是一体，可对骨折提供最好的稳定，是一种有效的内固定物。在北美和欧洲用这种方法治疗成功了大量病例。当有经验的医师应用时，这种内固定能恢复轴线和达到稳定的内固定。但安放95°角钢板在技术上需要一个过程，因为医师需要同时考虑角钢板在三维平面的理想位置。

(2)动力加压髁螺丝钉(DCS)：这种内固定的设计和髋部动力螺丝钉相似，多数医师容易熟悉和掌握这种技术，另外的特点是可以使股骨髁间骨折块加压，对骨质疏松的骨能够得到较好的把持。由于它能在矢状面自由活动，安置时只需要考虑两个平面，比95°角钢板容易插入。它的缺点是在动力加压螺丝钉和钢板结合部突出，需要去除部分外髁的骨质以保证外侧进入股骨髁，尽管进行了改进，它也比角钢板在外侧突出，髂胫束在突出部位的滑动可引起膝关节不适。另外，动力加压螺丝钉在侧板套内防止旋转是靠内在的锁定，所以在低位的远端骨折髁螺丝钉不能像95°角钢板一样提供远骨折端旋转的稳定性，至少需要1枚螺丝钉通过钢板固定在骨折远端，以保证骨折的稳定性。

(3)髁支持钢板：髁支持钢板是根据股骨远端外侧形状设计的一体钢板，它属宽动力加压钢板，远端设计为"三叶草"形，可供6枚6.5 mm的螺丝钉进行固定。力学上，它没有角钢板和DCS坚强。髁支持钢板的问题是穿过远端孔的螺丝钉与钢板无固定关系，如应用间接复位技术，用牵开器进行牵开或加压时，螺丝钉向钢板移动，牵开产生的内翻畸形在加压后变为外翻畸形。应用这种器械严格限制在股骨外髁粉碎骨折和髁间在冠状面或矢状面有多个骨折线的患者。一旦内侧严重粉碎，必须进行自体髂骨植骨，当正确应用髁支持钢板时，它也能够提供良好的力线和稳定性。

(4)LISS(1imited invasive stabilization system)：LISS的外形类似于髁支持钢板，它由允许经皮在肌肉下滑动插入的钢板柄和多个固定角度能同钢板锁定的螺丝钉组成，这些螺丝钉是可自钻、单皮质固定骨干的螺丝钉。LISS同传统固定骨折的概念不同，传统的钢板的稳定性依靠骨和钢板的摩擦，导致螺丝钉产生应力，而LISS系统是通过多个锁定螺丝钉获得稳定。LISS在技术上要求直接切开复位固定关节内骨折，闭合复位干髁部骨折，然后经皮在肌肉下固定，通过连接装置钻入螺丝钉,属于生物固定钢板,不需要植骨。主要用于长阶段粉碎的关节内骨折以及骨质疏松的患者,还可以用于膝关节置换后的骨折。但需要C形臂和牵开器等设备。

(5)顺行髓内针:顺行髓内针治疗股骨远端骨折非常局限。在股骨远1/3的骨干骨折可以选择顺行髓内针治疗,但对真正的远端骨折,特别是关节内移位的骨折,顺行髓内针技术很困难,而且对多种类型的关节内骨折达不到可靠的固定。股骨髁存在冠状面的骨折是应用这种技术的相对禁忌证。

对于股骨远端骨折进行顺行髓内针治疗。远端骨折低位时可以把髓内针末端锯短1～1.5 cm,以便远端能锁定2枚螺丝钉。需要注意的是在髓内针进入骨折远端时,近解剖复位很重要,如合并髁间骨折,在插入髓内针前在股骨髁的前后侧用2～3枚空心钉固定,所有骨折均愈合,无髓内针和锁钉折断发生。

(6)远端髓内针:远端髓内针是针对远端骨折和髁间骨折特别设计的逆行髓内针,这种髓内针是空心髓内针,接近末端有8°的前屈适用于股骨髁后侧的形态。针的入口在髁间窝后交叉韧带的股骨止点前方,手术在C形臂和可透X线的手术床上操作,当有关节内骨折,解剖复位骨折,固定骨折块的螺丝钉固定在股骨髁的前侧或后侧,便于髓内针穿过,另外髓内针必须在关节软骨下几毫米才不影响髌股关节。

这种髓内针的优点是髓内针比钢板分担负荷好;对软组织剥离少,插入不需要牵引床,对于多发损伤可以节省时间。远端髓内针应用于股骨远端的A型、C_1和C_2型骨折,也可以应用于股骨远端合并股骨干骨折或胫骨平台骨折,当合并髋部骨折时可以分别固定。可用于膝关节置换后假体周围骨折和骨折内固定失效的治疗。远端髓内针固定的禁忌证是膝关节活动屈曲小于40°、膝关节伤前存在关节炎和感染病史和局部皮肤污染。

远端髓内针的缺点是:膝关节感染、膝关节僵直、髌股关节退变和滑膜金属反应或螺丝钉折断。有几个理论上的问题影响远端髓内针的临床广泛应用,远端髓内针虽然从交叉韧带止点的前方插入,近期对交叉韧带的力学性能影响小,但长期对交叉韧带的血供影响是可能的。另外髓内针的入孔部位关节软骨受到破坏,实验证明入孔部位是由纤维软骨覆盖而不是透明软骨覆盖,在屈曲90°与髌骨关节相接触,长期也可能导致关节炎的发生。

临床上几个问题需要注意,一是膝关节活动受限,这容易与骨折本身和软组织损伤导致的膝关节活动受限相混淆。二是转子下骨折,由于髓内针末端位于转子下部位,这个部位是股骨应力最高的部位,可以造成髓内针末端的应力骨折。另外术后感染的处理和髓内针的取出也是一个棘手的问题。

(7)可弯曲针和弹性针:Shelbourne 报告用 Rush 针闭合治疗 98 例股骨远端骨折,优良率为 84%,只有 2 例不愈合和 1 例深部感染。

1970 年,Zickle 发明了为股骨远端设计的针,这种针干是可屈曲的,但末端是硬的弯曲,允许经髁穿入螺丝钉固定。Zickle 针设计切开插入,也可以闭合穿入。有股骨髁间骨折者需进行切开复位,使用螺丝钉固定,再插入 Zickle 针,这种针在粉碎骨折不能防止短缩,经常需要钢丝捆绑,即使加用其他内固定仍常发生短缩。

(8)外固定架:外固定架并不常用于治疗股骨远端骨折,最常见的指征是严重开放性骨折,特别是ⅢB 损伤。对比较复杂的骨折类型,在应用外固定架之前,通常需要使用螺丝钉对关节内骨折进行固定,然后根据伤口的位置和骨折粉碎程度,决定是否需要外固定架的超关节固定。对于多数患者,外固定架可作为处理骨折和软组织的临时固定,一旦软组织条件允许,考虑更换为内固定,因此安放外固定架固定针时应尽量避免在切口和内固定物的位置。通常在骨折的远、近端各插入 2 枚 5 mm 的固定针,用单杆进行连接。如不稳定则需在前方另加一平面的固定。

外固定架的主要优点是快速、软组织剥离小、可维持长度、方便换药和患者能够早期下床活动;其缺点是针道渗出和感染,股四头肌粘连继发膝关节活动受限,骨折迟延愈合和不愈合增加以及去除外固定架后复位丢失等。

建议将外固定架用于治疗多发创伤的闭合骨折,当患者一般情况不允许进行内固定时,可用外固定架作为临时固定,患者一般情况允许后再更换为内固定。

4.植骨

间接复位技术的发展减少了软组织剥离,过去内侧粉碎是植骨的绝对适应证,现在内固定方法减少了许多复杂股骨远端骨折植骨的必要性。植骨的绝对适应证是存在骨缺损,相对适应证是 AO 分型的 A_3、C_2 和 C_3 型骨折以及严重开放性骨折延迟处理为防止发生不愈合而采取植骨。当植骨时,自体髂骨最适宜,老年骨质疏松的患者髂骨量少,可用异体松质骨。

5.开放性骨折

股骨远端开放性骨折占 5%~10%,伤口一般在大腿前侧,对伸膝装置有不同程度的损伤。与其他开放性骨折一样,需急诊处理,对骨折和伤口的彻底清创和冲洗是预防感染的重要步骤。对于Ⅲ度开放性骨折需要反复清创,除覆盖关节外,伤口敞开。当用内固定需仔细考虑内固定对患者的利弊。内固定用于多发创伤、多肢体损伤、开放性骨折合并血管损伤、和关节内骨折的患者。急诊内固定的优点是稳定骨折和软组织,便于伤口护理,减轻疼痛和肢体早期活动。缺点是由于对软组织进一步的剥离和破坏局部血供增加感染风险,如果发生感染,不仅影响骨折端的稳定,而且影响膝关节功能。

对于Ⅰ、Ⅱ和ⅢA骨折,有经验的医师喜欢在清创后使用可靠的内固定,对于ⅢB、ⅢC骨折最初使用超关节外固定架或骨牵引比较安全,再延期更换为内固定治疗。对经验少的医师,建议对所有的开放性骨折采取延期内固定,在进行清创和冲洗后,用夹板和骨牵引进行固定,在人员齐备的条件下做二期手术。

6.合并韧带损伤

合并韧带损伤不常见,术前诊断困难。在原始X线片可以发现侧副韧带和交叉韧带的撕脱骨折。交叉韧带实质部和关节囊的撕裂则不能在普通X线片上获得诊断,最常见的韧带损伤是前交叉韧带断裂。股骨远端骨折常合并关节面粉碎、前交叉韧带一骨块发生撕脱,在固定股骨远端骨折时应尽可能固定这种骨-软骨块。

一期修补和加强或重建在有骨折和内固定物的情况下十分困难,禁忌在髁间窝开孔、建立骨隧道以重建韧带,否则有可能使骨折粉碎加重,使内固定不稳定,或由于存在内固定物而不可能进行,推荐非手术治疗交叉韧带实质部撕裂。在一定范围活动和膝支具以及康复可能使一些患者晚期不需要重建手术,在患者有持久的功能影响时,在骨折愈合后取出内固定再进行韧带重建手术。

7.血管损伤

发生率大约在2%~3%。股骨远端骨折合并血管损伤的发生率较低,主要是由于血管近端在内收肌管和远端在比目鱼肌弓被固定,这种紧密的附着使骨折后对血管不发生扭曲,血管可以被直接损伤或被骨折端挫伤或间接牵拉导致损伤,临床检查足部感觉、活动和动脉搏动十分重要。

股骨远端骨折合并血管损伤的治疗应根据伤后的缺血时间和严重程度,如果动脉远端存在搏动(指示远端软组织有灌注),可首先固定骨折,如果动脉压迫严重或损伤超过6小时,则应优先建立血液循环,可以建立临时动脉侧支循环和修补血管,动脉修补通常需要静脉移植或人造血管。避免在骨折移位的位置修补血管,在随后的骨折固定中可能破坏吻合的血管,在修补血管时通过使用外固定架或牵开器可以临时固定骨折的长度和力线,缺血时间超过6小时在血管再通后骨筋膜室内张力增高或发生广泛软组织损伤,建议对小腿筋膜进行切开。

8.全膝置换后发生的股骨远端骨折

全膝置换后发生股骨远端骨折并不多见,发生率在 0.6％～2.5％之间,治疗上颇为困难。多数已发表的研究报道只包含有少量的病例。全膝置换后发生远端骨折的危险因素包括骨质疏松、类风湿关节炎、激素治疗、股骨髁假体偏前和膝关节再置换等。对全膝置换后发生的股骨远端骨折现在还没有非常理想的治疗方法,非手术治疗牵引时间长,骨折畸形和膝关节僵直的发生率高。手术治疗特别是进行膝关节再置换是一主要手术方法,需要一个长柄的假体。骨质疏松限制了内固定的应用,骨折远端安置内固定物的区域小,有可能在骨折复位过程中造成股骨假体松动。

对老年无移位的稳定嵌插骨折,用支具制动 3 周就已足够。1 个月内每周拍摄 X 线片和进行复查,以保证获得满意的复位和轴线。

对移位粉碎骨折则根据膝关节假体的情况,如假体松动,可以换一带柄的假体,如股骨部件不松动可行手术治疗。正确的内固定可以防止发生畸形,并允许早期行走和膝关节活动。

目前对于此类骨折流行使用逆行髓内钉或者 LISS 系统固定。

六、术后处理与康复

股骨远端骨折切开复位内固定术前半小时应静脉给予抗生素,术后继续应用抗生素 1～2 天。建议负压引流 1～2 天,如骨折内固定稳定,术后用 CPM 锻炼。CPM 可以增加膝关节活动、减少肢体肿胀和股四头肌粘连。

鼓励患者做肌肉等长收缩和在一定范围内主动的活动,内固定稳定,允许患者扶拐部分负重行走。如术后 6 周 X 线显示骨痂逐渐明显,可继续增加负重力量。在 12 周多数患者可以完全负重,但患者仍需要拐杖辅助。如内固定不稳定,则需支具或外固定保护,一定要在 X 线片上有明显的愈合征象后才进行负重。

内固定物的取出:股骨远端骨折的内固定物取出现在还没有一个固定的标准。内固定物的取出最常见的指征是患者年轻,在进行体力活动时内固定物的突出部位感到不适。由于多数远端骨折涉及两侧髁和骨干下端,骨折塑形慢,内固定物的取出应延迟至术后 18～24 个月以避免再骨折。

七、并发症

由于内固定材料和技术的改进以及进行详细的术前计划,手术治疗远端骨折比过去取得了巨大进步,但新技术亦可有并发症。

与手术相关的并发症:①复位不完全;②内固定不稳定;③植骨失败;④内固

定物大小不合适;⑤膝关节活动受限;⑥感染;⑦不愈合;⑧内固定物折断;⑨创伤后关节炎;⑩深静脉血栓形成。

对股骨远端骨折进行内固定比较困难,需要熟练的技术和成熟的判断。骨折常合并骨质疏松和严重粉碎,偶尔不能进行内固定,需考虑非手术治疗或外固定架固定。

股骨远端骨折的手术顾忌主要是感染。在大的创伤中心,手术治疗的感染率不超过 5%。如术后出现感染则应对伤口进行引流以及积极的灌洗和扩创。如深部感染形成脓肿,则应开放伤口,二期进行闭合。如存在感染,对稳定的内固定可以保留,因为骨折稳定的感染比骨折不稳定的感染容易治疗。如已发生松动,应取出内固定物,采取胫骨结节牵引或外固定架固定,待感染控制后再进行植骨以防止发生骨折不愈合。

远端骨折部位拥有丰富的血供和松质骨,切开复位内固定后骨折不愈合并不常见。内固定后不愈合常由于固定不稳定、植骨失败、内固定失效或感染等一个或多个因素所致。

股骨远端骨折创伤性关节炎的发生率尚无精确统计。对于多数患者涉及负重关节的骨折,关节面不平整可导致发生早期关节炎。对多数骨折后膝关节发生退行性变的年轻患者,不是理想的进行人工膝关节置换的对象。

股骨远端骨折最常见的并发症是膝关节活动受限,这种并发症是因为原始创伤或手术固定所需暴露时对股四头肌和关节面造成了损伤,导致股四头肌瘢痕形成和膝关节纤维粘连,从而影响膝关节活动。骨折制动时间较长也加大了对它的影响,膝关节制动 3 周以上有可能引起一定程度的永久性僵直。

由于各自的分类和术后评分不同,对比治疗结果则存在困难。尽管无统一标准,但股骨远端骨折的治疗优良率只有 70%～85%,对所有患者在治疗前应对可能获得的结果做出正确的评价。

第八节　胫骨平台骨折

胫骨平台骨折在普通人群中较为常见。体育运动中如高速极限运动及高处坠落亦有发生。胫骨平台骨折多数涉及负重关节面,常合并韧带及半月板损伤。

在诊断和治疗中既要考虑关节面的精确对位,又要创造条件,争取关节的早期功能活动。

一、功能解剖

胫骨平台似马鞍形,是支持和承重股骨髁的主要结构。胫骨平台内侧缘有内侧副韧带及比目鱼肌附着点,内侧面稍下有缝匠肌、股薄肌及半腱肌附着其上。外侧缘与腓骨小头之间称为骨间缘,与腓骨小头关节面组成上胫腓关节。外侧缘稍凹处有胫前肌附着,腓骨小头有外侧副韧带附着其上。胫骨平台正面观呈凹形,有内外半月板镶嵌其上。

内外平台之间有一骨性隆起,称为胫骨隆突,上有半月板前后角、前后交叉韧带附着点及胫骨棘。胫骨上端周缘骨皮质较胫骨中段骨皮质薄弱,平台骨皮质内纵向骨小梁与横向骨小梁交叉排列,以支撑体重。由于外侧平台骨小梁密度低于内侧平台,又因膝外侧容易遭受外来暴力打击,所以外侧胫骨平台骨折较内侧多见。

二、损伤机制及分类

(一)压缩并外展

运动员从高处坠落,膝关节伸直并外展位,由于外侧平台外侧缘较股骨外髁宽约 0.5 cm,股骨外髁如楔子插向外侧平台,形成平台塌陷或劈裂骨折。塌陷骨折块挤压腓骨头,造成腓骨头或颈部骨折。若外翻幅度大,可同时发生内侧副韧带和前交叉韧带断裂(图 2-4)。

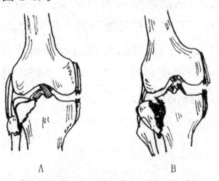

A   B

图 2-4 压缩并外展致胫骨外髁骨折

A.胫骨外髁塌陷骨折;B.胫骨外髁劈裂骨折

(二)压缩并内收

高处坠落,膝关节伸直并内收,由于股骨内髁与胫骨内侧平台的边缘基本对齐,股骨内髁冲压股骨平台,致使胫骨内侧平台骨折塌陷。骨折后因内侧副韧带的牵拉作用,骨折块向内向下移位(图 2-5)。若内收严重,可合并发生腓骨头撕脱骨折或腓总神经损伤。

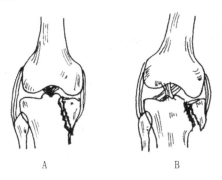

图 2-5　压缩并内收致胫骨内髁骨折

A.胫骨内髁塌陷骨折;B.胫骨内髁塌陷骨折合并旋转移位

(三)垂直压缩

高处坠落,足跟下地,股骨内外髁垂直撞击胫骨平台,地面的反作用力使胫骨平台由下向上加大撞击力,造成内外两侧平台分离骨折或粉碎骨折(图 2-6)。坠跌落地若同时伴有外翻力,外侧平台损伤较重或移位较多,若同时伴随内收力,则内侧平台损伤较重。

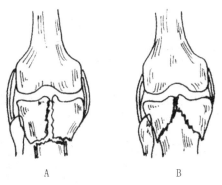

图 2-6　膝部垂直压缩致胫骨双髁骨折

A.胫骨髁 T 形骨折;B.胫骨髁 Y 形骨折

三、分类

(一)Hohl 将胫骨平台骨折分为 6 型

Ⅰ型:骨折无移位。

Ⅱ型:骨折处部分压缩。

Ⅲ型:胫骨髁劈裂又压缩骨折。

Ⅳ型:髁部压缩。

Ⅴ型:髁部劈裂。

Ⅵ型:胫骨平台严重粉碎骨折(图 2-7)。

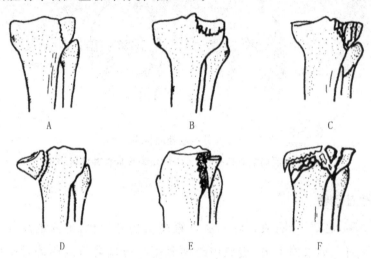

图 2-7 胫骨髁骨折 Hohl 分型

A.骨折无移位;B.部分压缩;C.劈裂压缩;D.全髁塌陷;E.劈裂骨折;F.粉碎骨折

(二)Morre 分类法

它将胫骨平台骨折分为两大类。

1.平台骨折

如下:①轻度移位;②局部压缩;③劈裂压缩;④全髁压缩;⑤双髁骨折。

2.骨折脱位

如下:①劈裂骨折;②全髁骨折;③边缘撕脱骨折;④边缘压缩骨折;⑤四部骨折(图 2-8)。

四、症状及诊断

(一)损伤史

强大暴力作用于膝部的损伤史,如高处坠落损伤等。

(二)胀肿疼痛

膝部肿胀,疼痛剧烈,严重者有膝外翻或内翻畸形。

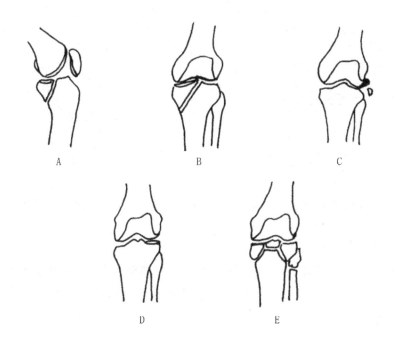

图 2-8　胫骨髁骨折 Morre 分类

A.劈裂骨折;B.全髁骨折;C.边缘撕脱骨折;D.边缘压缩骨折;E.四部骨折

(三)功能障碍

膝关节及小腿功能障碍或丧失,不能站立行走。膝关节有异常侧向活动。

(四)X 线检查

可显示骨折形式或骨折块移位的方向。部分病例若仅有轻微塌陷骨折,X 线片难以显示。分析膝关节 X 线片时应注意:①膝关节面切线。膝关节 X 线正位片,股骨关节面切线与胫骨关节面切线成平行关系。股骨纵轴与股骨关节面切线外侧夹角,正常值为 75°～85°。胫骨纵轴与胫骨关节面连线的外侧夹角为 85°～100°。膝关节内外侧副韧带损伤、胫骨髁骨折移位或膝外翻时这种关系紊乱(图 2-9)。②膝反屈角。膝关节 X 线侧位片,胫骨纵轴线与胫骨关节面连线后方之夹角称为膝反屈角,正常值少于 90°。可以此衡量胫骨平台骨折移位及复位情况(图 2-10)。

胫骨平台关节面正常时后倾 10°～15°,故摄取正位片时球管也应后斜 10°～15°,这样能更好地显示平台情况。有时须加拍左右斜位片,以防漏诊。

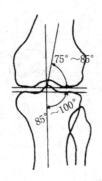

图 2-9 膝关节面切线与外侧夹角

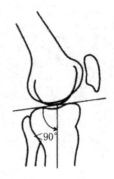

图 2-10 膝反屈角,正常值<90°

(五)CT 及 MRI 检查

清晰地显示关节面破坏情况及骨折移位的细微变化,可以客观地评估关节面压缩程度及骨折块的立体形状,从而为选择治疗方案提供依据。

五、治疗

胫骨平台骨折的治疗目的是解剖对位和恢复关节面的平整,维持轴向对线,同时修复韧带和半月板的损伤,重建关节的稳定性。

胫骨平台骨折有各种治疗方法,观点各有不同。确定治疗方案应根据患者全身情况、运动项目、年龄、有无合并损伤、骨折类型和程度等全面考虑,综合分析。

(一)无移位或轻度移位骨折

无移位骨折均可保守治疗,如 Hohl Ⅰ 型。抽净关节积血,加压包扎,以石膏托制动 3～4 周。固定期间每周进行 1～2 次膝关节主动伸屈活动,负重行走应在 8 周后进行。

轻度移位塌陷及侧方移位不超过 1 cm,膝关节无侧向不稳定也可非手术治疗,如 Hohl Ⅱ 型。石膏托固定 4～6 周,固定期间进行股四头肌舒缩活动。每周进行 1～2 次膝关节主动伸屈活动。伤后 8 周膝部伸屈幅度应达到正常或接近正常。

(二)塌陷劈裂骨折

胫骨平台骨折塌陷明显或劈裂骨折,如塌陷超过 1 cm,关节不稳或合并膝关节交叉韧带损伤、侧副韧带损伤,宜手术切开内固定。如有神经血管损伤,应首先处理。侧副韧带及交叉韧带损伤应以可靠方式重建。对于一些塌陷明显的骨折,虽已将其撬起复位固定,由于下方空虚,复位后有可能又回复到原来塌陷的位置。如平台塌陷严重,复位后空隙较大,须用骨松质或人工骨充填。若关节面已严重粉碎或不复存在,可将与胫骨髁关节面相似的髂骨软骨面放在关节面的位置上,下方空隙处填以骨松质,填实嵌紧,然后实施内固定(图 2-11)。胫骨髁骨折可采用骨松质螺钉加骨栓内固定(图 2-12),也可以支撑钢板内固定。胫骨双髁严重粉碎骨折可采用支撑钢板或加骨栓内固定(图 2-13、图 2-14)。此类骨折内固定要坚固可靠,防止因骨折块松动而导致关节面错位和不平整。术后外固定 3～4 周拆除,行膝关节伸屈练习直至正常活动。术后第 2 周开始,每周安排 1～2 次股四头肌主动伸屈活动。

胫骨平台骨折如合并骨筋膜室综合征,应早期切开筋膜室减压,避免肢体因血液循环障碍而坏死。

(三)关节镜监测下复位固定

通过关节镜监测可了解平台塌陷状况及有否韧带、半月板损伤。关节外开窗撬拔复位,植骨加支撑钢板固定,在关节镜辅助监测下可了解复位情况,关节面是否平整等。韧带或半月板损伤可在关节镜下修复或切除。利用关节镜手术可减少创伤干扰,有利于膝关节功能的尽快恢复。

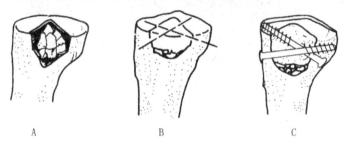

图 2-11　胫骨髁塌陷骨折植骨内固定

A.胫骨内髁塌陷骨折;B.先以克氏针将植骨块临时固定;C.螺钉交叉内固定

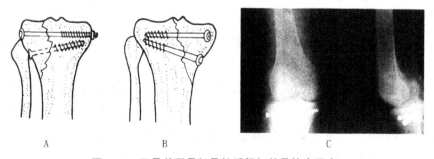

图 2-12　胫骨单髁骨折骨松质螺钉并骨栓内固定

A、B.胫骨单髁骨折骨松质螺钉或加骨栓内固定;

C.胫骨单髁骨折骨松质螺钉内固定术后 X 线片

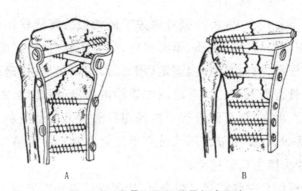

图 2-13　胫骨双髁粉碎骨折内固定

A.胫骨双髁骨折双钢板内固定；B.胫骨双髁骨折钢板加骨栓内固定

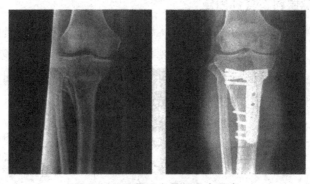

图 2-14　胫骨平台骨折及内固定

第九节　髌骨骨折

髌骨为人体最大的籽骨，位于膝关节之前。髌骨骨折占全部骨折损伤的10%，多见成年人。

髌骨略呈三角形，尖端向下，被包埋在股四头肌腱部，其后方是软骨面，与股骨两髁之间软骨面相关节，即髌股关节。髌骨后方之软骨面有条纵嵴，与股骨髁滑车的凹陷相适应，并将髌骨后软骨面分为内外两部分，内侧者较厚，外侧者扁宽。髌骨下端通过髌韧带连于胫骨结节。

髌骨是膝关节的一个组成部分，切除髌骨后，在伸膝活动中可使股四头肌肌力减少30%左右，因此，髌骨有保护膝关节、增强股四头肌肌力、伸直膝关节最后 10°～15°的作用,除不能复位的粉碎性骨折外,应尽量保留髌骨。髌骨后面是完整的关节面,其内外侧分别与股骨内外髁前面形成髌股关节,在治疗中应尽量使关节面恢复平整,减少髌股关节炎的发生。横断骨折有移位者,均有股四头肌腱扩张部断裂,致使股四头肌失去正常伸膝功能,治疗髌骨骨折时,应修复肌腱扩张部的连续性。

一、病因

骨折病因为直接暴力和肌肉强力收缩所致。直接暴力多因外力直接打击在髌骨上,如撞伤、踢伤等,骨折多为粉碎性,其髌前腱膜及髌骨两侧腱膜和关节囊多保持完好,骨折移位较小,亦可为横断骨折、边缘骨折或纵形劈裂骨折。肌肉强力收缩者,多由于股四头肌猛力收缩,所形成的牵拉性损伤,如突然滑倒时,膝关节半屈曲位,股四头肌骤然收缩,牵拉髌骨向上,髌韧带则固定髌骨下部,而股骨髁部向前顶压髌骨形成支点,三种力量同时作用造成髌骨骨折。肌肉强力收缩多造成髌骨横断骨折,上下骨块有不同程度的分离移位,髌前筋膜及两侧扩张部撕裂严重。

二、诊断要点

有明显外伤史,伤后膝前方疼痛、肿胀,膝关节活动障碍。检查时在髌骨处有明显压痛,粉碎骨折可触及骨擦感,横断骨折有移位时可触及一凹沟。膝关节正侧位 X 线片可明确诊断。

X 线检查时需注意:侧位片虽然对判明横断骨折以及骨折块分离最为有用,但不能了解有无纵形骨折以及粉碎骨折的情况。而斜位片可以避免髌骨与股骨髁重叠,既可显示其全貌,更有利于诊断纵形骨折、粉碎骨折及边缘骨折。斜位摄片时,若为髌骨外侧损伤可采用外旋 45°位,如怀疑内侧有损伤时,则可取内旋45°。如临床高度怀疑有髌骨骨折而斜位及侧位 X 线片均未显示时,可再照髌骨切位 X 线片(图 2-15)。

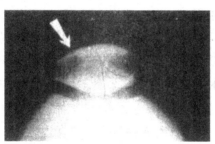

图 2-15 髌骨切线位 X 线片

三、治疗方法

髌骨骨折属关节内骨折,在治疗时必须达到解剖复位并修复周围软组织损伤,才能恢复伸膝装置的完整,防止创伤性关节炎的发生。

(一)整复固定方法

1.手法整复外固定

(1)整复方法:复位时先将膝关节内积血抽吸干净,注入1％普鲁卡因5～10 mL,起局部麻醉作用,而后患膝伸直,术者立于患侧,用两手拇示指分别捏住上下方骨块,向中心对挤即可合拢复位。

(2)固定方法:①石膏固定法,用长腿石膏固定患膝于伸直位。若以管型石膏固定,在石膏塑形前摸出髌骨轮廓,并适当向髌骨中央挤压使骨折块断面充分接触,这样固定作用可靠,可早期进行股四头肌收缩锻炼,预防肌肉萎缩和粘连。外固定时间不宜过长,一般不要超过6周。髌骨纵形骨折一般移位较小,用长腿石膏夹固定4周即可。②抱膝圈固定法:可根据髌骨大小,用胶皮电线、纱布、棉花做成套圈,置于髌骨处,并将四条布带绕于托板后方收紧打结,托板的两端用绷带固定于大小腿上。固定2周后,开始股四头肌收缩锻炼,3周后下床练习步行,4～6周后去除外固定,做膝关节不负重活动。此方法简单易行,操作方便,但固定效果不够稳定,有再移位的可能,注意固定期间应定时检查纠正。同时注意布带有否压迫腓总神经,以免造成腓总神经损伤。③闭合穿针加压内固定:适用于髌骨横形骨折者。方法是皮肤常规消毒、铺巾后,在无菌操作下,用骨钻在上下骨折块分别穿入一根钢针,注意进针方向须与髌骨骨折线平行,两根针亦应平行,穿针后整复。骨折对位后,将两针端靠拢拉紧,使两骨折块接触,稳定后再拧紧固定器螺钉,如无固定器亦可代之以不锈钢丝。然后用乙醇纱布保护针孔,防止感染,术后用长木板或石膏托将膝关节固定于伸直位(图2-16)。④抓髌器固定法:方法是患者取仰卧位,股神经麻醉,在无菌操作下抽净关节内积血,用双手拇、示指挤压髌骨使其对位。待复位准确后,先用抓髌器较窄的一侧钩刺入皮肤,钩住髌骨下极前缘和部分髌腱。如为粉碎性骨折,钩住其主要的骨块和最大的骨块,然后再用抓髌器较宽的一侧,钩住近端髌骨上极前缘亦即张力带处。如为上极粉碎性骨折,先钩住上极粉碎性骨块,再钩住远端骨块。注意抓髌器的双钩必须抓牢髌骨上下极的前侧缘。最后将加压螺旋稍加拧紧使髌骨相互紧密接触。固定后要反复伸屈膝关节以磨造关节面,达到最佳复位。骨折复位后应注意抓髌器螺旋盖压力的调整,因为其为加压固定的关键部位,松则不能有效地维持对位,紧则不能产生骨折自身磨造的效应

（图 2-17）。⑤髌骨抱聚器固定法：电视 X 线透视下无菌操作，先抽尽膝关节腔内积血，利用胫骨结节髌骨外缘的关系，在胫骨结节偏内上部位，将抱聚器的下钩刺穿皮肤，进入髌骨下极非关节面的下方，并向上提拉，确定是否抓持牢固。并用拇指后推折块，让助手两手拇指在膝关节两旁推挤皮肤及皮下组织向后以矫正翻转移位。将上针板刺入皮肤，扎在近折块的前侧缘上，术者一手稳住上下针板，令助手拧动上下手柄，直至针板与内环靠近，术者另一手的拇指按压即将接触的折端，并扣压内外侧缘，以防侧方错位，并加压固定。再利用髌骨沿股间窝下滑及膝关节伸屈角度不同和髌股关节接触面的变化，伸屈膝关节，纠正残留成角和侧方移位。应用髌骨抱聚器治疗髌骨骨折具有骨折复位稳定、加速愈合、关节功能恢复理想的优点（图 2-18）。

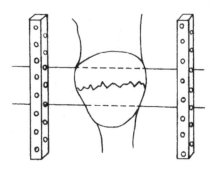

图 2-16　闭合穿针加压内固定

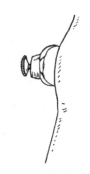

图 2-17　抓髌器固定法

2.切开复位内固定

适用于髌骨上下骨折块分离在 1.5 cm 以上、不易手法复位或其他固定方法失败者。方法是在硬膜外麻醉或股神经加坐骨神经阻滞麻醉下，取膝前横弧形切口，切开皮肤皮下组织后，即进入髌前及腱膜前区，此时可见到髌骨的折面及撕裂的支持带，同时有紫红色血液由裂隙涌出，吸净积血，止血，进行内固定。目前以双 10 号丝线、不锈钢丝、张力带钢丝固定为常用(图 2-19)。

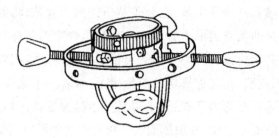

图 2-18　髌骨抱聚器固定法

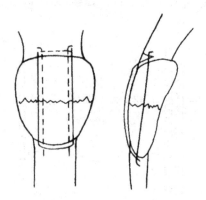

图 2-19　张力带钢丝内固定

(二)药物治疗

髌骨骨折多瘀肿严重,初期可用利水逐瘀法以祛瘀消肿,具体方药参照股骨髁间骨折。若采用穿针或外固定器治疗者,可用解毒饮加泽泻、车前子;肿胀消减后,可服接骨丹;后期关节疼痛活动受限者,可服养血止痛丸。外用药初期肿胀严重者,可外敷消肿散。无移位骨折,可外贴接骨止痛膏。去固定后,关节强硬疼痛者,可按摩展筋丹或展筋酊,并可用活血通经舒筋利节之苏木煎外洗。

(三)功能康复

复位固定肿胀消退后,即可下床活动,让膝关节有小量的伸屈活动,使髌骨关节面得以在股骨滑车的磨造中愈合,有利于关节面的平复。2~3 周,有托板固定者应解除,有限度地增大膝关节的活动范围,6 周后骨折愈合去固定后,可用指推活髌法解除髌骨粘连,以后逐步加强膝关节屈伸活动锻炼,使膝关节功能早日恢复。

第十节　胫腓骨干骨折

胫腓骨由于部位的关系,遭受直接暴力打击的机会较多,因此胫腓骨骨折在全身长管状骨骨折中最为多见,约占全身骨折的 13.7%。其中以胫腓骨双骨折最为常见,胫腓骨骨折次之,单纯腓骨骨折最少。因胫骨前内侧紧贴皮肤,所以开放性骨折比较多见,有时伴有广泛的软组织、神经、血管损伤,甚至污染严重,组织失活。这给治疗带来了很大的困难,选择一种最好的治疗方法,一直是骨折治疗的研究方向。

一、发病机制

(一)直接暴力

胫腓骨干骨折多见于交通事故和工伤,可能是撞击伤、车轮碾压伤、重物打击伤。暴力常来自小腿的前外侧,所造成的胫腓骨骨折往往在同一水平面上,骨折线多呈横断形或短斜形,可在暴力作用侧有一三角形的碎骨片。骨折后,骨折端多有重叠、成角、旋转等移位。较大暴力或交通事故伤多为粉碎性骨折,有时呈多段,因胫骨前内侧位于皮下,骨折端极易穿破皮肤,肌肉也会有较严重的挫伤。即使未穿破皮肤,如果挫伤严重,血运不好,亦可发生皮肤坏死、骨外露,容易继发感染。巨大暴力的碾挫、绞轧伤可能会有大面积皮肤剥脱、肌肉撕裂、神经血管损伤和骨折端裸露。

(二)间接暴力

多为高处坠落、旋转暴力扭伤、滑跌等所致的骨折,骨折线多呈长斜形或螺旋形,胫腓骨骨折常不在同一平面上,即胫骨中下端而腓骨可能在上端,一般腓骨骨折线较胫骨骨折线高。软组织损伤一般较轻,有时骨折移位后骨折端可戳破皮肤形成开放性骨折,这种开放性骨折比直接暴力所造成的污染好得多,软组织损伤轻,出血少。

骨折的移位取决于外力的大小、方向,肌肉收缩和伤肢远端重量等因素。暴力较多来于小腿的外侧,因此可使骨折端向内侧成角,小腿的重力可使骨折端向后侧倾斜成角,足的重量可使骨折远端向外旋转,肌肉收缩又可使两骨折端重叠移位。儿童胫腓骨骨折遭受的外力一般较小,而且儿童的骨皮质韧性较大,多为青枝骨折。

二、分类

对骨折及伴随软组织损伤的范围和类型进行分类可以让医师确定最佳的治疗方案,也可使医师能追够踪治疗的结果。

胫骨骨折的 OTA 分型:胫骨骨折分为 42-A、42-B、42-C 三大型,每型又分为三种亚型(图 2-20)。

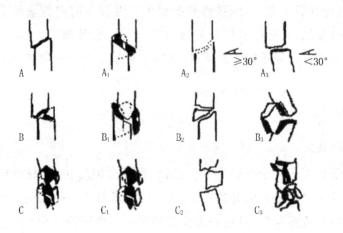

图 2-20　胫骨骨折 OTA 分型

(1)42-A 型。A_1:简单骨折,螺旋形。A_2:简单骨折,斜形(成角大于或等于 30°)。A_3:简单骨折,横形(成角小于 30°)。

(2)42-B 型。B_1:蝶形骨折,蝶形块旋转。B_2:蝶形骨折,蝶形块弯曲。B_3:蝶形骨折,蝶形块游离。

(3)42-C 型。C_1:粉碎骨折,骨折块旋转。C_2:粉碎骨析,骨折块分段。C_3:粉碎骨折,骨折块不规则。

三、临床表现及诊断

临床检查局部疼痛明显,肿胀及压痛,可有典型的骨折体征,骨折有移位时畸形明显,可表现为小腿外旋、成角、短缩。应注意是否有神经、血管损伤,检查足趾伸屈活动是否受影响,足背动脉和足跟内侧动脉搏动强度及小腿张力是否增高。

骨折引起的并发症往往比骨折本身产生的后果更加严重,应避免漏诊,需尽早处理。小腿远端温暖以及足背动脉搏动未消失绝非供血无障碍的证据,有任何可疑时,都有必要进行多普勒超声检查,甚至动脉造影。对小腿的肿胀应有充分的警惕,尤其是触诊张力高、足趾伸屈活动引起相关肌肉疼痛时,有必要进行筋膜间室压力的检查和动态监测。

软组织损伤的程度需要仔细地检查和评估,有无开放性伤口,有无潜在的皮肤剥脱、坏死区。捻挫伤对皮肤及软组织都会造成严重的影响,有时皮肤和软组织损伤的实际范围需要经过数天的观察才能确定。这些对于骨折的预后有重要的意义。

儿童青枝骨折或裂缝骨折临床无明显畸形,受伤小腿可抬举,仅表现为拒绝站立及行走,临床检查时使伤侧膝关节伸直,在足跟部轻轻用力扣击,力量可传导至骨折端,使局部产生明显疼痛。

X线检查可进一步了解骨折的类型及移位,分析创伤机制、骨膜损伤程度以及移位趋势等。X线检查时应注意包括整个小腿,有些胫腓骨双骨折的骨折线不在同一水平面上,可因拍摄范围不够而容易漏诊,也不能正确地判断下肢有无内外翻畸形。

四、治疗

胫腓骨骨折的治疗目的是恢复小腿的负重功能。完全纠正骨折端的成角和旋转畸形,维持膝、踝两关节的平行,使胫骨有良好的对线,小腿才能负重。在治疗过程中重点在于胫骨,因为胫骨是下肢的主要负重骨,只要胫骨骨折能达到解剖复位,腓骨骨折一般也会有良好的对位对线,不一定强求解剖复位,但有时腓骨骨折的解剖复位固定有助于稳定其他结构。

每例骨折都各具有其特殊性,应根据每个患者的具体情况,如骨折类型、软组织损伤程度及有无复合伤等,进行客观的评价和判断,决定选择外固定还是开放复位内固定。

(一)闭合复位外固定

适用于稳定性骨折、经复位后骨折面接触稳定无明显移位趋势的不稳定骨折。稳定性骨折无移位、青枝骨折、经复位后骨折面接触稳定无明显移位趋势的横形骨折、短斜形骨折等,在麻醉下进行手法骨折闭合复位,长腿石膏外固定。复位尽量达到解剖复位,但坚决反对反复多次地、甚至是暴力式的整复,如果复位不满意,宁可改行开放复位内固定。膝关节应保持在 20° 左右的轻度屈曲位,以利控制旋转。如果屈曲过多,伸膝装置紧张,牵拉胫骨近端使得近骨折端上抬,骨折向前成角。踝关节应固定在功能位,避免造成踝关节背伸障碍,行走以及下蹲困难。石膏干燥坚固后可扶拐练习患足踏地及行走,2～3周后可开始去拐循序练习负重行走。

(二)跟骨牵引外固定

适用于斜形、螺旋形、轻度粉碎性的不稳定骨折以及严重软组织损伤的胫腓骨骨折。对于不稳定骨折,单纯的外固定可能不能维持良好的对位对线。可在麻醉下行跟骨穿针,牵引架上牵引复位,短腿石膏外固定,用4～6 kg重量持续牵引,应注意避免过度牵引。3周左右后,达到纤维连接,可除去跟骨牵引,改用长腿石膏继续固定直至骨愈合。

骨折手法复位后,对于稳定性骨折,对位对线良好者,可考虑应用小夹板外固定。小夹板外固定的优点是不超关节固定,膝、踝两关节的活动不受影响,如果能够保持良好的固定,注意功能锻炼,骨折愈合往往比较快,因此小夹板外固定的愈合期比石膏外固定者为短。但小夹板外固定的部位比较局限,压力不均匀,衬垫处皮肤可发生压疮,甚至坏死,需严密观察;小夹板外固定包扎过紧可能造成小腿筋膜间室综合征,应注意防止。

石膏固定的优点是可以按照肢体的轮廓进行塑型,固定牢靠,尤其是管型石膏。Sarmiento认为膝下管型石膏能减少胫骨的旋转活动,其外形略似髌腱承重假体,使承重力线通过胫骨髁沿骨干达到足跟,可以减少骨延迟愈合及骨不愈合的发生率,并能使膝关节功能及时恢复,骨折端可能略有缩短,但不会发生成角畸形。但如果包扎过紧,可造成肢体缺血,甚至发生坏死;包扎过松、肿胀减轻后、肌肉萎缩都可使石膏松动,骨折发生移位。因此石膏固定期间应随时观察,包扎过紧应及时松开,发生松动应及时小心更换。长腿石膏固定的缺点是超关节范围固定,可能影响膝、踝两关节的活动功能,延长胫骨骨折的愈合时间。因此,可在长腿石膏固定6～8周后,骨痂已有形成时,改用小夹板外固定,开始循序功能锻炼。

闭合复位外固定虽经常发生一些较小的并发症,但却有较高的骨折愈合率,而且很少发生严重的并发症,而且经济。它适用于多种类型的胫腓骨骨折的治疗,但需要花费较长的时间,需要医师的耐心、责任心以及患者的信心和配合。

跟骨牵引复位外固定有其独特的优点,但随着骨折固定方法的日新月异,现在已很少作为胫腓骨骨折的终极治疗,而往往是早期治疗的权宜之计。长时间的牵引会严重影响患者的活动,可能会引起一系列并发症,尤其是老年人,更需警惕。

(三)开放复位内固定

胫腓骨骨折的骨性愈合时间一般较长,长时间的石膏外固定,对膝、踝两关节的功能必然造成影响。而且,由于肿胀消退、肌肉萎缩及负重等原因,石膏外固定期间很可能发生骨折再移位,造成骨折畸形愈合,功能障碍。因此,对于不稳定胫腓骨骨折采用开放复位内固定者日益增多。根据不同类型的骨折可采用螺丝钉固定、钢板螺丝钉固定、髓内钉固定等内固定方法。

1.螺丝钉固定

适用于长斜形骨折及螺旋形骨折。长斜形骨折或螺旋形骨折开放复位后,采用1～2枚螺丝钉在骨折部位固定,可按拉力螺钉固定技术固定。通常这些拉力螺钉与骨折线呈垂直拧入。1～2枚螺丝钉固定仅能维持骨折的对位,固定不够坚强,需要持续石膏外固定10～12周。尽管手术操作简单,但整个治疗过程中仍需要石膏外固定,因此临床应用受到限制。

2.钢板螺丝钉固定

不适合于闭合治疗的,尤其是不稳定的胫腓骨骨折均可应用。应用钢板螺丝钉,尤其是加压钢板治疗胫腓骨骨折时,应该采用改进的钢板固定技术和间接复位技术,小心仔细处理软组织,否则会引起骨的延迟愈合及很高的并发症发生率。加压钢板的类型有多种,应针对不同类型骨折做出不同的选择,就目前医疗情况而言,LC-DCP(有限接触动力加压钢板)为首选。应用近年来发展起来的LISS固定系统,通过闭合复位,经皮钢板固定的方法治疗胫腓骨骨折,具有操作简便、手术损伤小、固定可靠、术后恢复和骨折愈合快的优点,值得在有条件的单位推广使用。

胫骨前内侧面仅有皮肤覆盖,缺乏肌肉保护,所以习惯把钢板置于胫骨前外侧肌肉下面。但这样不能获得最大的稳定性以及最大限度地保护局部血运。

AO学派非常强调,骨干骨折的钢板应置于该骨的张力侧。从步态的力学分析,人体的重力线交替落于负重肢胫骨的内或外侧,并不固定,所以AO学派没有提出胫骨的张力侧何在,也没有强调钢板应置于胫骨的内侧。

从骨折的创伤机制和肌肉收缩作用而言,胫腓骨骨折的移位趋势多为向前内成角,前内侧的骨膜多已断裂,而后外侧则是完整的,是软组织的铰链之所在。因此胫骨的张力侧在内侧,外侧是完整的软组织铰链。钢板置于胫骨内侧,既可使内侧的张应力转为压应力,又可利用其外侧的软组织铰链增强骨折复位后的紧密接触以及稳定。

另外,胫骨前内侧的骨膜严重破坏,局部血运破坏,保护对侧完整的骨膜以保护尚存的血供极为重要。如果按照旧习惯，把钢板置于外侧，则不仅将仅存的来自骨膜的血供完全破坏，也将滋养动脉破坏，危及髓内血供。可见，就大多数胫腓骨骨折而言，钢板放在胫骨内侧可达到骨折稳定的要求，也符合保护局部血运的原则。这也正是 BO 所要求的。

所以当胫骨前内侧软组织条件许可的情况下，钢板应放在内侧，但由于胫骨前内侧的皮肤及皮下组织较薄，严重损伤后容易坏死，可把钢板放在胫前肌的深面、胫骨的外侧。

3.髓内钉固定

大部分需要手术治疗的胫腓骨骨折，可采用髓内钉治疗（图 2-21），尤其是不稳定性、节段性、双侧胫腓骨骨折。用于胫骨的髓内有多种，如 Ender 钉、Lottes 钉、矩形钉、自锁钉、交锁钉等。Ender 钉、Lottes 钉适合治疗轴向稳定的各型胫腓骨骨折，它可以防止胫骨发生成角畸形，但可能发生骨折端旋转、横移位等，有将近 50% 的患者仍需要石膏辅助固定。Wiss 等建议对发生在膝下 7.5 cm 至踝上 7.5 cm 范围并至少有 25% 的骨皮质接触的骨折方可用 Ender 钉治疗。胫骨交锁髓内钉基本上解决了对旋转稳定性的控制，可用于膝下 7 cm 至踝上 4 cm 的轴向不稳定性骨折。

胫骨交锁髓内钉的直径一般为 11～15 mm。距钉的顶部 4.5 cm 处有 15° 的前弯，以允许髓内钉进入胫骨近端的前侧部位；在钉的远端 6.5 cm 处有 3° 的前弯，在插髓内钉时起到一个斜坡的作用，以减少胫骨后侧皮质粉碎的机会；髓内钉的近端和远端各有两个孔道，以供锁钉穿过；锁钉为 5 mm 的自攻丝骨螺丝钉。

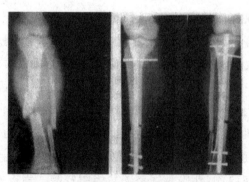

图 2-21　胫骨骨折交锁髓内钉固定术

对于骨干峡部的稳定性胫腓骨骨折，如横形、短斜形、非粉碎性骨折等，可以采用动力型胫骨交锁髓内钉，有利于骨折端间的紧密接触乃至加压。对于所有不稳定性胫腓骨骨折,髓内钉的近、远两端各需锁2枚锁钉,以维持肢体的长度及控制旋转。Ekeland等报告应用胫骨交锁髓内钉获得较好的结果,但他们认为应慎用动力型或简单的无锁胫骨交锁髓内钉,因为大部分的并发症都发生于动力型胫骨交锁髓内钉,他们也不赞成对胫骨交锁髓内钉常规地做动力性加压处理。

由于不扩髓和扩髓相比具有以下潜在优点:手术时间短,出血少,合并严重闭合性软组织损伤者能较少地干扰骨内膜血供等。所以大多数学者推荐采用不扩髓髓内钉。Keating等报告了一项随机前瞻性研究,他们对不扩髓和扩髓胫骨交锁髓内钉所治疗的开放胫腓骨骨折进行了比较,除不扩髓组的锁钉断裂较高外,不扩髓和扩髓胫骨交锁髓内钉治疗的开放胫腓骨骨折的其他结果在统计学上没有显著性差异。Duwelius等建议将不扩髓交锁髓内钉用于治疗合并较严重软组织损伤的胫腓骨骨折,而将扩髓交锁髓内钉用于治疗没有明显软组织损伤者。

值得一提的是,由于胫骨交锁髓内钉治疗胫腓骨骨折日渐盛行,使得一些骨科医师将其应用范围扩大至更靠近近端和远端。因此,在胫骨近1/3骨折采用交锁髓内钉治疗,出现胫骨对线不良成为常见问题,应引起重视。

4.外支架固定

无论是闭合或开放性胫腓骨骨折均可应用,尤其是后者,更有实用价值。用于合并有严重皮肤软组织损伤的胫腓骨骨折,不仅可使骨折得到稳定固定,而且方便皮肤软组织损伤的观察和处理。用于粉碎性骨折或伴有骨缺损时,可以维持肢体的长度,有利于晚期植骨。而且不影响膝、踝关节的活动,甚至可以带着外支架起床行走,所以,近年来应用较广。具体应用在开放性胫腓骨骨折节中阐述。

五、预后

(一)筋膜间室综合征

筋膜间室综合征主要发生在小腿、前臂以及足,以小腿更为多见,也更加严重。它并不是只发生于高能量损伤,也并不是只发生于闭合性损伤中,低能量的损伤和开放性损伤也可出现。小腿的肌肉等软组织损伤或骨折后出血形成血肿,加上反应性水肿,或包扎过紧,使得筋膜间室内压力增高,可以造成血液循环障碍,形成筋膜间室综合征。

小腿的筋膜间室综合征发生于胫前间隙最多,胫后间隙次之,外侧间隙最少,多数有多间隙同时发生。胫前间隙位于小腿前外侧,内有胫前肌、伸趾肌、第三腓骨肌、胫前动静脉和腓深神经。当间隙内压力增高时,小腿前外侧肿胀变硬,明显压痛,被动伸屈足趾时疼痛明显加剧,随后发生伸趾肌、胫前肌麻痹,背伸踝关节和伸趾无力,但由于腓动脉有交通支与胫前动脉相同,因此,早期足背动脉可以触及。

筋膜间室综合征是一种进行性疾病,刚开始时症状可能不明显,一旦遇到可疑情况,应密切观察,多做检查,做到早期确诊、及时处理,避免严重后果。由于筋膜间室综合征筋膜间室内压力增高所致,早期的切开减压是有效的治疗手段。要达到减压的目的,就要把筋膜间室的筋膜彻底打开。早期的彻底切开减压是防止肌肉、神经发生坏死以及永久性功能损害的有效方法。

(二)感染

开放性胫腓骨骨折行钢板内固定后,发生感染的几率最高。Johner 和 Wruhs 报告当开放性胫腓骨骨折应用钢板内固定时,感染率增加到 5 倍。但随着医疗技术和医药的不断发展,感染的发生率明显下降。尽管如此,仍不可小视。对于开放性胫腓骨骨折,有条件地选择胫骨交锁髓内钉和外支架固定是明智的。一旦感染发生,应积极治疗。先选择有效的药物以及充分引流,感染控制后,应充分清创,清除坏死组织、骨端间的无血运组织以及死骨,然后在骨缺损处植入松质骨条块,闭合创口,放置引流管作持续冲洗引流,引流液中加入有效抗生素,直至冲洗液多次培养阴性。如果原有的内固定已经失效,或妨碍引流,则必须取出原有的全部内固定物,改用外支架固定。如果创口无法直接闭合,应选择肌皮瓣覆盖,或者二期闭合。

(三)骨延迟愈合、不愈合和畸形愈合

胫腓骨骨折的愈合时间较长,不愈合的发生率较高。导致胫腓骨骨折延迟愈合、不愈合的原因很多,大致可以分为骨折本身因素和处理不当两大类,多以骨折本身因素为主,多种原因同时存在。

1.骨延迟愈合

Russel 在 1996 年对胫骨骨折的愈合期提出了一般标准。①闭合-低能量损伤:10～14 周。②闭合-高能量损伤:12～16 周。③开放性骨折平均 16～26 周。④Castilo Ⅲb Ⅲc:30～50 周。一般胫骨骨折超过时限尚未愈合,但比较不同时期的系列 X 线片,它仍处于愈合过程中,可以诊断骨延迟愈合。根据不同资料统计约有 1‰～17‰。在骨折治疗过程中,必须定期复查,确保固定可靠,指导循序功能锻炼,促进康复。

对于胫骨骨折骨延迟愈合,如果骨折固定稳定、可靠,则可以在石膏固定保护下及时加强练习负重行走,给以良性的轴向应力刺激,以促进骨折愈合。当然也可以在骨折周围进行植骨术,方法简单,创伤小。另外,还可以采用电刺激疗法。

2.骨不愈合

一般胫骨骨折超过时限尚未愈合,X 线上有骨端硬化,髓腔封闭;骨端萎缩疏松,中间有较大的间隙;骨端硬化,相互间成为杵臼状假关节等。以上 3 种形式的任何 1 种,可以诊断骨不愈合。骨不愈合的患者在临床上常有疼痛、负重疼痛、不能负重,局部在应力下疼痛、压痛、小腿成角畸形、异常活动等。

胫骨的骨延迟愈合和不愈合的界限不是很明确的、骨延迟愈合的患者,患肢可以负重,以促进骨折愈合,但如果是骨不愈合患者,过多的活动反而会使骨折端形成假关节,所以应该采取积极的手术治疗。可靠的固定和改善骨折端周围的软组织血运是主要的手段。

对于胫骨骨不愈合,如果骨折端已有纤维连接,骨折对位、对线可以接受时,简单有效的治疗方法是在胫骨骨折部位行松质骨植骨,术中注意保护局部血液循环良好的软组织,骨折部不广泛剥离,不打开骨折端。胫骨前方软组织菲薄,可能不适合植骨,可以行后方植骨。

对于骨折位置不能接受,骨端硬化,纤维组织愈合差者,需要暴露骨折端,打通髓腔,采用LC-DCP、胫骨交锁髓内钉、外固定支架重新进行可靠的固定,再在骨折端周围、髓腔内植入松质骨条块。

如果是骨折处局部有瘢痕或皮肤缺损引起的骨不愈合,改善局部血运则有利于骨折的愈合。可以选用腓肠肌内侧头肌皮瓣转位覆盖胫前中以及上 1/3 皮肤缺损;比目鱼肌肌皮瓣转位覆盖胫骨中下段皮肤缺损;也可以用带旋髂血管的皮肤髂骨瓣游离移植修复胫骨缺损和局部皮肤缺损。

对于骨缺损引起的骨不愈合,可以根据骨缺损的情况采取不同的方法。如果骨缺损不是很大,在5～7 cm 以内,可以取同侧髂骨块嵌入胫骨骨缺损处植骨。骨缺损在 5～7 cm 以上,可以采用带血管的游离骨移植术。

3.畸形愈合

胫骨骨折的畸形容易发现,一般都得到及时的纠正,畸形愈合的发生率较低。但粉碎性骨折、有软组织或骨缺损以及移位严重者,容易发生畸形愈合,注意及时发现,早期处理。前文亦已提及,在胫骨近 1/3 骨折采用交锁髓内钉治疗,极易发生成角畸形。

从理论上讲,凡是非解剖愈合,都是畸形愈合。但许多非解剖愈合,其功能和外观都是可以接受的。所以判断骨折畸形愈合要看是否是造成了肢体功能障碍或有明显的外观畸形。这也可以作为骨折畸形愈合是否需要截骨矫形的标准。

4.创伤性关节炎、关节功能障碍

由于骨折涉及关节,骨折固定时间长、固定不当,骨折畸形愈合,筋膜间室综合征后遗症等原因,都会造成创伤性关节炎、关节功能障碍。无论是创伤性关节炎还是关节功能障碍,一旦发生,都缺少有效的治疗方法,关键在于预防。

5.爪状趾畸形

小腿的后筋膜间室综合征会遗留爪状趾畸形;胫骨下段骨折骨痂形成后,趾长伸肌在骨折处粘连也可引起爪状趾畸形。爪状趾畸形可以影响穿鞋、袜,也可能影响行走,应注意预防。患者早期要练习伸屈足趾运动。如果爪状趾畸形严重,被动牵引不能纠正,可以行趾关节融合术或屈趾长肌切断固定术等。

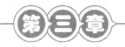

脊柱及脊髓损伤

第一节 上颈椎损伤

上颈椎损伤包括颈枕部、寰枢椎部位的损伤。尽管大多数致死性的脊柱损伤都发生在颈枕部,但由于该区域椎管容积大,脊髓所占容积相对较小,所以有幸能送到医院的患者如果有神经损伤也是轻度的。正由于神经损伤较轻,所以容易被漏诊。因此,对有头面部损伤及颈部软组织损伤的患者要注意排除上颈椎损伤。另外,上颈椎损伤常伴有相应脊柱的骨折。

一、枕骨髁损伤

枕骨髁骨折临床较少见,而且常常被遗漏。这种骨折可以是单独的,也可合并寰枕、寰齿关节或其他颈椎损伤。

(一)损伤机制

常由于高速减速伤所致,儿童极少见,多见于 18～80 岁。可以合并或不合并旋转、前后或侧方撕脱力。

(二)临床诊断

症状较轻者可以没有神经损伤,常常诉上颈部有明显的不适并有活动受限,可以直接损伤到第Ⅵ(展神经)、Ⅸ(舌咽神经)、Ⅻ(舌下神经)对脑神经或累及脑干腹侧。还可表现为椎基底动脉供血不足的症状,如:眩晕、恶心、呕吐和耳鸣等。症状严重者可以表现为完全性四肢瘫并有呼吸障碍。

(三)影像学诊断

由于面部解剖结构的遮挡,X 线平片常常难以发现。如果患者伤后出现上述症状则应该怀疑枕骨髁损伤。穿过颌窦的寰枕关节前后位 X 线片可观察到该病变区域,寰枕部高分辨CT扫描,特别是三维CT重建,可清晰显示枕骨髁骨折形态及移位的程度,翼状韧带损伤可作为枕骨髁骨折可靠的影像学依据。MRI不仅能反映韧带的损伤,还有助于脑干、脊髓及椎动脉损伤的诊断。

(四)损伤分类

根据Anderson分类法可将枕骨髁损伤分为3型(图3-1)。Ⅰ型:枕骨髁粉碎性骨折,但没有或仅有轻微移位,常由轴向暴力所致。Ⅱ型:枕骨髁骨折波及枕骨大孔,很少发生韧带撕裂,系颅颈部直接暴力所致。Ⅲ型:是通过翼状韧带的枕骨髁撕脱骨折,系撕拉、侧屈、旋转暴力所致,该损害高度不稳定。Tuli等又在此基础上将其分为两种类型。Ⅰ型为无移位骨折,属稳定性骨折。ⅡA型为移位骨折,当X线片无不稳征象时为稳定性骨折,如X线片显示有不稳征象时为不稳定性骨折,属ⅡB型。另外,贾连顺等又根据骨折特点将其分为两种类型。Ⅰ型为附着于枕髁部的翼状韧带牵拉导致的撕脱骨折。Ⅱ型承受纵轴暴力所致的压缩骨折(图3-2)。

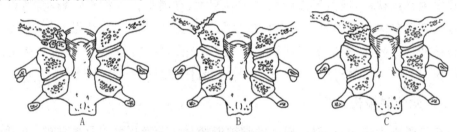

图3-1 枕骨髁损伤的Anderson分类

A.枕骨粉碎性骨折;B.枕骨线形骨折延伸到髁部;C.枕骨翼状韧带撕脱骨折

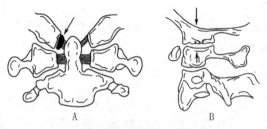

图3-2 枕骨髁损伤的贾连顺分类

A.枕骨撕脱骨折;B.枕骨压缩骨折

(五)治疗原则

Anderson Ⅰ型及Ⅱ型枕骨髁骨折属稳定性骨折,用颈围外固定2~3个月,3个月时拍摄颈椎过伸、过屈侧位X线片,以排除韧带损伤所致的慢性不稳定。

Ⅲ型为高度不稳定性损伤,须尽早应用外固定,Halo-vest架或硬质颈围领,并密切随访,以防止损伤后寰枕脱位。枕骨髁骨折很少需要手术治疗者,除非存在脑干压迫症状或显著失稳。泊子博加等1992年报道了该类损伤患者34例,均有脑干和椎动脉受压症状,因而做了枕骨大孔减压和寰椎后弓切除以减轻脑干受压症状。

二、寰枕部损伤

近年来,寰枕关节脱位或半脱位的临床文献报道增多,大多为儿童。多数患者在随访时,仍遗留明显的神经症状。据报道,幸存患者的1/3经历过漏诊。这一部位的骨性及韧带稳定结构包括寰枕关节囊和枕骨髁下关节面和寰椎侧块上关节面形成的关节。对称的翼状韧带附着在齿突和颅底枕骨大孔前缘,将枕部稳定在上颈椎,这一韧带为侧屈和轴向旋转时的稳定成分。

(一)损伤机制

寰枕部损伤机制为过伸损伤和轴向损伤,另有学者报道旋转暴力或伴有侧屈为损伤的主要原因。

(二)临床诊断

寰枕部损伤患者的神经症状与枕骨髁损伤类似,少数伴有高位瘫及呼吸衰竭。这一损伤幸存者,有第Ⅹ对脑神经(迷走神经)、脑干、上颈髓及颈1～3神经的损伤。颈椎过伸轴向牵张和过度旋转可导致单侧椎基底动脉系统损伤,可产生Wallenberg综合征,表现为第Ⅴ、Ⅸ、Ⅹ、Ⅺ同侧脑神经运动障碍,对侧痛、温觉障碍及同侧Horner征。可有枕骨下区疼痛、瘀斑、昏迷或有脑干受压症状。

(三)影像学检查

颈椎X线片检查可见颈2椎体水平椎前软组织肿胀(>7 mm)。正常侧位X线片上,齿突尖应和枕骨大孔前缘一致。两者距离用Wholey法测量,成人为9～10 mm,儿童为4～6 mm(图3-3),如果成人>15 mm或儿童>12 mm认为不正常。同时在屈伸位时相差应为<1 mm。枕骨大孔后下缘与齿突后上缘连线为Wackenhoim基线。

Powers比率包括4个点即B、C、O、A。BC为颅底枕骨大孔前缘与寰椎后弓前缘中点之距,OA为枕骨大孔后缘与寰椎前弓后缘中点之距(图3-4)。BC/OA为0.77,上限为1,如比率>1提示有寰枕向前半脱位或脱位。这种比率不能用于儿童,在儿童向后半脱位或轴向牵张时可造成错误的阴性结果。X线平片对寰枕的敏感率为 $50\%\sim75\%$。高分辨率 CT 断层或三维 CT 重建,尤其在矢状面上骨性标志更清楚,测量更精确。

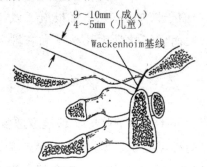

图 3-3　枕骨与上颈椎矢状面测量关系示意

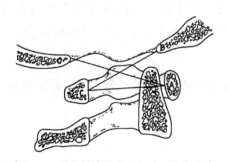

图 3-4　枕骨与寰椎的 Powers 比率示意

(四)上颈椎失稳的诊断标准

1.寰枕失稳

(1)单侧寰枕关节轴向旋转 $78°$。

(2)在寰枕屈曲、过伸时寰枕移位(枕骨基底与齿突顶点的距离)>1 mm。

2.寰枢椎失稳

(1)C_1、C_2 寰齿侧间距(无论在左侧或右侧)>7 mm。

(2)单侧 C_1、C_2 轴向旋转 $>45°$。

(3)C_1、C_2 移位(寰齿前间隙)>4 mm(图 3-5)。

(4)C_2 椎体后缘和 C_1 后弓间距 <13 mm。

(五)损伤分类

Traynelis 等将寰枕关节损伤分为 3 型:Ⅰ型,影像学检查证实有轴向牵张;Ⅱ型,有向前半脱位或脱位;Ⅲ型,向后半脱位或脱位。

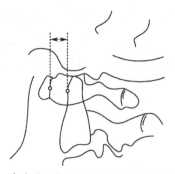

图 3-5 寰齿前间隙(AO),增大表示横韧带损伤

(六)治疗

寰枕部损伤很不稳定,应当立即外固定较可靠。如果有必要复位以恢复正常排列或中枢神经减压,应用 $1\sim1.5$ kg 重量牵引,不应超过 2 kg。在牵引期间进行仔细 X 线片检查,进行一系列神经系统检查,尤其是颈部周围肌肉痉挛消退以后,寰枕部将进一步不稳定。寰枕部损伤不能依靠外固定达到永久稳定,应该行颈枕融合术来达到长期稳定的目的。

三、寰椎骨折

寰椎骨折由 Jefferson 等于 1920 年首次报道,亦称为 Jefferson 骨折。在颈椎损伤中,寰椎骨折占 $3\%\sim13\%$,而在寰椎损伤中有 5% 合并齿突损伤,C_1 和 C_2 在屈曲时主要稳定结构是横韧带。横韧带在寰椎骨折时可能断裂,这一韧带附着在寰椎侧块内结节及齿突之后,系十字韧带的一部分。横韧带向上延伸至枕骨大孔前缘,向下延伸到齿突后下方,分别称之为上十字韧带和下十字韧带。韧带的作用除了将齿突稳定在 C_1 前部外,还使齿突作为 $C_{1,2}$ 旋转的一个稳定的枢轴点。横韧带附近还有局部韧带,这些韧带起始于 C_1 侧块,向前连接到横韧带,其协助寰椎屈、伸和侧偏时能稳定在齿突之上。

(一)损伤机制

寰椎骨折多发生于车祸,其次为坠落伤和其他损伤。主要应力为轴向压缩力通过枕骨髁到寰椎两侧块,继之,也有过伸、侧向或旋转力参与。轴向压力使寰椎失去张力而在其狭窄的部位骨折。可使关节突爆裂开来。如果过伸作为源应力,那么,后弓挤压在枕骨和 C_2 后柱导致后弓骨折,常发生在较狭窄的椎动脉沟处。

(二)临床诊断

很少有神经损伤。当合并齿突骨折后移时,神经损伤发生率高。寰椎侧块的侧方移位可压迫舌咽神经(Ⅸ)、迷走神经(Ⅹ)和舌下神经(Ⅻ),也可损伤展神经(Ⅵ)和副神经(Ⅺ)。有可能损伤的外周神经有枕下神经、枕大神经。C_1 侧块移位压迫而产生症状。大多数患者诉有枕下区不适,查体表现为上颈椎周围肌肉痉挛,颈部活动受限。

(三)影像学检查

正常情况下,上颈椎前、后位,开口位 X 线片表现为两侧块与齿突间的距离相等,两侧外缘与枢椎关节突外缘在一条直线上;侧位 X 线片表现为寰椎前结节后缘与齿突前缘即寰齿间距成人为 3 mm,这是恒定的 X 线标志。若上述参数发生变化,尤其是寰椎侧块向外滑动,则为骨折的诊断依据。同时需要注意,因颈椎过伸时枕骨撞击寰椎后弓导致椎动脉沟处单纯骨折,该骨折仅能从侧位 X 线片显示。在侧位 X 线片上测得寰齿间距＞3 mm,常提示合并横韧带撕脱伤。

寰椎骨折 X 线片特点:①寰椎两侧块移位,可同时向外侧分离移位,亦可不对称的移位。移位范围2～4 mm。②判断侧块移位应参照枢椎的棘突是否在正中,如果棘突在中央而侧块移位,表示不是因旋转而导致的侧块与齿突距离的差异。③断层摄片可了解更加详细的结构改变,如果寰椎侧块内侧有一小游离骨块,系横韧带撕脱所致。④咽后壁软组织肿胀阴影可在清晰的 X 线片上看到,表示该部有骨折出血的征象。

最敏感的方法是寰椎的 CT 断层扫描及三维 CT 重建,它能显示骨折块的分离状况,对确定稳定程度很有帮助。寰椎侧块内缘撕脱骨折是横韧带撕裂的征象。表明骨折不稳定。MRI 对脊髓损伤的判断有意义,并能清楚地显示横韧带。

(四)损伤分类

1.Levene 将寰椎损伤分为 3 类

Ⅰ型为双侧后弓骨折;Ⅱ型为相邻前后弓骨折,侧块浮动;Ⅲ型,寰椎骨折成3～4 块的爆裂骨折(图 3-6)。

2.Segal 等改良分类

Segal 等改良 Gehweiler 的 5 部分寰椎分类法。Ⅰ型,前弓骨折;Ⅱ型,后弓骨折;Ⅲ型,侧块骨折;Ⅳ型,4 个部分爆裂骨折;Ⅴ型,横突骨折。

3.Landell 分类

Landell 将寰椎骨折分为 3 种类型。Ⅰ型,孤立的前弓或后弓骨折;Ⅱ型,前后弓双骨折,包括典型的 Jefferson 爆裂骨折;Ⅲ型,侧块骨折,骨折线可累及前弓或后弓,但不同时累及。

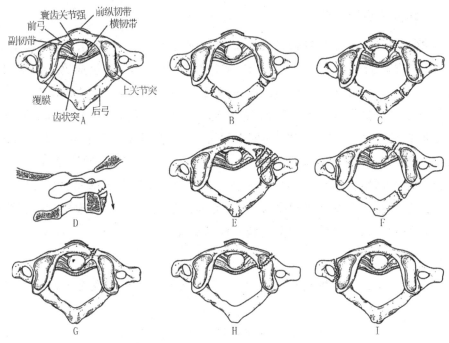

图 3-6　**寰椎椎体和韧带的解剖及各种损伤类型示意**
A.寰椎椎体和韧带的解剖示意图;B.双侧后弓骨折;C.前、后弓四部
骨折;D.颈 1 前下弓的过伸撕裂骨折;E.侧块粉碎骨折;F.单侧前后
弓骨折;G.单侧前弓骨折;H.单侧块骨折;I.横突骨折

(五)治疗

非手术治疗主要有过伸位颅骨牵引、Halovest 支架固定等方法。牵引时间为 3 周,牵引重量3～5 kg,复位后继续固定 12～20 周。对伴有横韧带松弛或断裂的骨折颈围领固定 6～12 周,直至骨折愈合。如有必要复位,用轴向颅骨牵引,重量 4.5～13 kg,以改善骨序列。牵引维持 5～8 周,直至骨折块有一定的强度,然后可换用外固定架或维持牵引到临床愈合。然后,摄 X 线侧位、过伸、过屈位片,以确定是否遗留慢性不稳定及是否需要手术稳定。

不伴有骨膜撕脱骨折的横韧带损伤是一种具有潜在危险的损伤。多数医师认为,需要立即手术稳定,因为其具有潜在的寰枢椎失稳导致瘫痪的危险。许多学者认为,伴有横韧带、副韧带和关节环的骨膜撕脱骨折的病例,给予适当外固定至骨折愈合即可。

在伴有横韧带中段损伤(不伴撕脱骨折)或影像学证实有不稳定存在时,应予外科手术稳定。手术分为寰枢椎融合和颈枕融合两大类。

四、寰枢椎旋转脱位

寰枢关节稳定的主要韧带是横韧带,它预防了 C_1 在 C_2 上病理性前移位,并使 C_1 在齿突周围枢轴。其次,稳定 C_1、C_2 旋转的副韧带,还包括翼状韧带和关节囊。C_2 的上、下关节突处在不同的垂直面上,上关节面向前倾斜没有下关节面垂直。C_1、C_2 关节面的水平倾向有利于这个单面的旋转运动,C_1、C_2 关节脱位始发时常处在 63°～65° 旋转位,在这种情况下,上颈椎管比正常狭窄 7 mm。假如,由于横韧带损伤 C_1 向前半脱位 5 mm,那么,单关节突脱位可能在 40° 的旋转位上,导致椎管比正常狭窄 12 mm,进一步可因椎管容积下降而出现脊髓受压损伤。椎动脉在正常旋转中很少损伤,因为其位于侧块中,但病理性或极度旋转可损伤或受到压迫而导致脑干或大脑基底部缺血。

(一)损伤机制

寰枢椎脱位的发生机制有多种学说,其中感染和创伤学说为多数学者们所接受。

炎症过程例如上呼吸道感染、扁桃体炎、乳突炎、类风湿关节炎以及累及咽后间隙的强直性脊柱炎等,均可导致 $C_{1,2}$ 关节滑膜囊渗出和周围韧带结构无能。结果,导致寰枢关节旋转及寰齿半脱位。作用于 C_1、C_2 的异常旋转力,可来自侵犯胸锁乳突肌的肿瘤或眼或前庭功能异常所致的异常体位。不伴齿突骨折的寰枢椎后脱位可出于创伤过程中的过伸造成,尤其致寰椎横韧带、翼状韧带撕裂,形成寰枢椎半脱位。

在长期半脱位后可发生寰枢关节旋转固定,其病因可能系长期牵拉、关节囊韧带组织无力、组织瘢痕挛缩等阻止了关节的复位。也可见于长期胸锁乳突肌挛缩、关节创伤性脱位、周围韧带组织的脱位。

(二)临床诊断

病理性寰枢椎半脱位患者,常可提供有发病病史的过程。例如,有创伤的病史,近期上呼吸道感染史,主要呈"鹅颈畸形",四肢肌力轻度减退,步态不稳,巴宾斯基征阳性。若单侧向前方移位时,头部向健侧倾斜,伴有颈痛、僵直、活动受限及枕大神经痛。重者可有根性疼痛,若椎动脉受压可表现为眩晕、呕吐和视物模糊。急性发病者无颈肌或胸锁乳突肌痉挛,借此可与儿童斜颈畸形鉴别。神经症状可出现在寰枢椎失稳时,寰齿间距为 7.5 mm 或更大。在出现疼痛症状之前可表现为虚弱,尤其在不伴病理性旋转的情况下,在体检时可触及寰椎结节在咽后壁的不对称性突起。

长期旋转畸形后,可发展为扁平颅底或斜颈畸形。经长期随访发现,这种畸形经过适当治疗也可自发纠正。

(三)影像学检查

急性创伤期,在 X 线平片很难看清寰枢关节旋转畸形,因为患者的合作问题、体位问题以及软组织在骨性标志上的重叠均可使精细的骨性异常变得不清楚。这些问题均可导致延误诊断。尽管枕骨和寰椎之间在生理状态下不发生旋转运动,但在病理状态下常一起旋转。寰枢椎旋转>50°时,C_2 棘突偏离中线,伴随着下颌和 C_2 棘突和头的偏斜均在中线的同一侧。

病理代偿的寰枢椎旋转,在前后位片上,枢椎棘突相对寰椎弓而旋转。在冠状面上看,如头向右偏斜,寰椎左侧块因向上并靠近齿突而使左寰枢间隙增大(图 3-7)。相反,右侧寰枢关节重叠,寰齿侧间距增大。

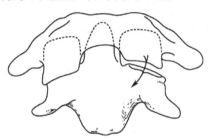

图 3-7 冠状位 C_1、C_2 脱位示意

前后位和侧位 CT 断层片和轴位 CT 断层能更清楚诊断,不但可见到旋转,也可见到半脱位。寰枢椎的重要生理运动之一就是旋转,因而动力片包括张口位 X 线平片,寰枢平面的 CT 断层检查时,在头向一个方向旋转 15°~20°拍一次,向相反方向旋转再拍一次,以确定是否存在固定畸形。动态力学 X 线检查也有助于诊断,但不常规应用。

(四)损伤分类

旋转半脱位常以其病因学命名,为创伤性寰枢椎旋转脱位。Fielding 将长期存在固定畸形的患者根据其程度分为 4 种类型(图 3-8)。

Ⅰ型:最常见,横韧带完整。大多发生于儿童在生理旋转范围内发生固定畸形,没有软组织损伤的证据,一侧寰椎侧块向前旋转,另一侧向后旋转,寰齿前间距(AO)<3 mm。

Ⅱ型:横韧带破坏。以一侧寰枢关节为旋转轴心,另一侧寰枢侧块向前旋转移位,寰齿间距为3~5 mm,寰枢椎运动超出正常范围。

Ⅲ型:为Ⅱ型的加重状态,寰椎双侧关节面均向前移位,两侧块移位程度不同,寰齿前间距>5 mm。

Ⅳ型:常见于严重类风湿或创伤较重的患者。一侧寰椎侧块向后旋转移位,通常伴有齿突骨折,两侧脱位不对称。

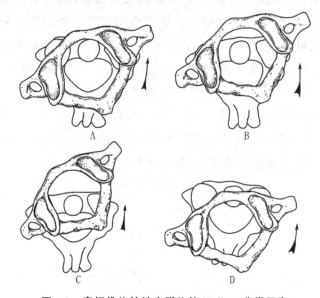

图 3-8　寰枢椎旋转性半脱位的 Fielling 分类示意

A.一侧寰椎侧块向前旋转,另一侧向后旋转;B.寰齿前间距为 3~
5 mm,寰枢椎运动超出正常范围;C.寰椎双侧关节面均向前移位,两侧
块移位程度不同,寰齿前间距>5 mm;D.两侧脱位不对称

(五)治疗

寰枢椎旋转半脱位的治疗有赖于其病因,是否有神经损伤、患者的年龄及症状持续时间。幸运的是大多数患者通过卧床、颈围领等治疗而治愈。如在出现症状后 1 周内明确诊断,即给枕颌带牵引,重量1.5~2.5 kg,并用适当的止痛剂、镇静剂。症状超过 1 周,未超过 1 个月,或经上述治疗无效,则应给予颅骨牵引,重量由年龄和体重决定。轴向牵引有助于纠正屈曲、过伸畸形;但是,对旋转畸形作用甚微。应该注意,寰枕代偿性旋转畸形,不适当的牵引可使畸形加重。儿童,通常需牵引到 3 kg。成人牵引到7~8 kg。重量最大儿童可牵引到 7 kg,成人可牵引到 10~15 kg。一旦颈枕排列近中线,即已复位,再维持1~2周直至旋

转畸形纠正。如症状持续时间短,通常在牵引 24 小时内即可复位,复位时患者常可听到"砰"的一声,症状立即缓解。之后,可用颈部外固定至关节囊愈合。外固定时间因复位前症状持续长短而定,一般来说,外固定应达 6 周,经动力学拍片证实关节的稳定性。

一些医师在全麻下复位或在咽后壁局麻下,通过张口直接顶触寰椎前弓而复位。这些复位方法虽然迅速有效,但有神经损伤的危险。

假如,半脱位合并病理性固定,寰齿间距成人>3 mm,儿童>5 mm。说明横韧带断裂,失去稳定性,需要外科手术稳定。

对于寰椎后脱位而齿突尚完整的患者,Moskorich 等推荐 3 步复位法,较为安全有效。第 1 步,轴向轻重量牵引,微屈曲使得齿突进入寰椎管内;第 2 步,轻度牵引,并轻度后伸使齿突前面与寰椎前弓后缘接触;第 3 步,维持轻量牵引 2 kg,然后,后路寰枢椎融合手术治疗。

假如与畸形有关的症状持续超过 1 个月,闭合复位和外固定成功的可能性不大,因而,许多医师给予复位和后路寰枢椎融合术。一般来说,如果病史超过 3 个月,有失稳证据,或闭合复位失败,或复位后又复发,应行后路融合术。如融合部位不做内固定,则应继续牵引 1~2 个月,预防早期畸形复发。Clark 等推荐骨牵引后如有病理性寰枕旋转,则应行枕骨~颈 2 融合术;Fielding 等认为应该行寰枢椎融合。

五、齿突骨折

齿突骨折约占颈椎骨折的 5%~15%。男性为女性的 3 倍,平均年龄 45 岁。由于骨折骨不连发生率高,因而,许多学者研究其不愈合的危险因素。最初认为,齿突血供为血管网的末梢,因而,骨折后其近端缺血。尸体解剖和血管内注药研究均驳斥了这一假设,显示出齿突由骨内外血管网供血。Schiff 等通过注射研究证明,在齿突两侧及前后均有血管上行支存在,其为 C_3 椎体水平椎动脉的分支,这些血管穿入齿突内并且在尖部弓形吻合。另外,供齿突及其附着韧带的动脉分支也来自颈内动脉咽后壁上升血管及数支枕动脉。

(一)损伤机制

齿突骨折时前移位比后移位多一倍。但老年患者则相反,后移位更常见。中年人齿突骨折暴力为切应力所致,多见于车祸;老年人齿突骨折暴力小,往往从站立位摔倒而发生骨折,因为骨质疏松而易于骨折。横韧带是使齿突前移的屈曲应力点,寰椎前弓则是齿突后移位的应力点。骨折部位与受伤时上颈椎作用力及当时寰椎所处的位置有关。

(二)临床诊断

齿突骨折的症状无特异性,表现为广泛的枕下区不适、颈部紧张、颈椎周围肌肉痉挛,运动范围显著受限。由于上颈椎椎管宽大,因而,神经损伤概率很小,为 15%～25%。神经损伤可轻至枕大神经刺激,重到四肢瘫及脑干功能不全。老年患者一旦有神经症状则更为严重。在多发骨折死亡患者中,因齿突骨折脱位死亡者占 1.8%～3.3%。

(三)影像学检查

常规 X 线片包括侧位(图 3-9)及开口位 X 线片,临床上常因患者有神经症状或其他并发症,导致 X 线片检查无法施行。当齿突骨折开口位 X 线片不能很好显示时,颈椎断层位片对诊断有价值。齿突横行骨折如行 CT 横扫可能造成漏诊,然而,三维 CT 重建可提高该类疾病的诊断率(图 3-10)。MRI 是检查软组织的最佳手段,用以检查韧带和脊髓是否损伤,而对横韧带的完整性评估影响着治疗的选择,还可以用于诊断和随访陈旧性齿突骨折。

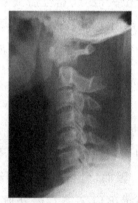

图 3-9　颈椎 X 线侧位片示齿突骨折

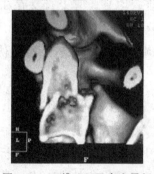

图 3-10　三维 CT 示齿突骨折

(四)损伤分类

历史上曾经对齿突骨折有过不同的分型。

1.Schatzker 分类法

Schatzker 等依据骨折线位于副韧带的上方或下方,将齿突骨折分为高位齿突骨折和低位齿突骨折。

2.Aderson-D′Alonzo 的分类法

共分为 3 型:Ⅰ型是一种齿突尖部的斜行撕裂骨折,由翼状韧带或齿突顶部韧带牵拉所致,较少见,多伴有寰枕及寰枢连接部位的损伤;Ⅱ型最常见,骨折发生于齿突基底部或腰部,Ⅱ型如果骨折处前后骨皮质粉碎,称为Ⅱa 型;Ⅲ型为延伸到 L_2 椎体内的骨折,骨折线可通过颈 2 上关节面(图 3-11)。另外,Eysel-p 等根据临床治疗需要,按骨折线为水平、前上向后下、后上向前下的走向,将Ⅱ型骨折分为 a、b、c 三个亚型,其中 c 型不宜行前路螺钉固定术(图 3-12)。

(五)治疗

齿突骨折一旦确诊,应即给予处理,以防进一步脱位及损伤神经。应行颅骨牵引,重量应轻,2～5 kg。应予神经学和放射学观察,尤其是Ⅱ型骨折是显著寰椎分离或不稳定的标志。在急性骨折期,非手术和手术选择时要考虑患者年龄、骨折的类型、神经损伤情况、脱位方向和成角程度、是否延误治疗及复位后的稳定性。

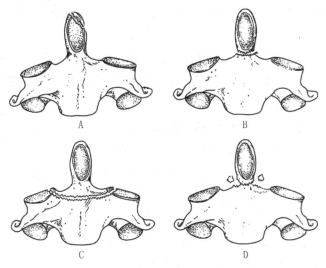

图 3-11 齿突骨折的 Aderson-D′Alonzo 分类
A.齿突尖部骨折;B.齿突腰部或基底部骨折;C.骨折线延伸到椎体内;D.前后皮质骨粉碎的骨折

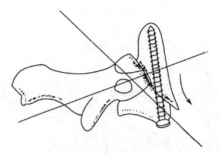

图 3-12 Eysel-p Ⅱ C 型骨折,不宜行前路螺钉固定术

Ⅰ型骨折:损伤在齿突后部时,应仔细分析有无寰枕失稳。如无寰枕失稳,则用颈部外固定 3 个月,直至动力学拍片证实骨折稳定。

Ⅱ型骨折:对齿突基底部骨折治疗方法的选择观点不一致。许多学者主张立即外科稳定;相反,另一些学者主张先闭合复位外固定直至骨折愈合,或表现出延期愈合或不愈合,这型骨折不愈合发生率可高达 88%,平均 33%。Ekong 等报道,这类骨折中年龄>55 岁、脱位>4 mm 的患者 41%不愈合。Dunn 报道 128 例均用 Halo-vest 架复位患者,他认为有高度危险的患者组,应早期后路融合,包括:骨折后脱位>3 mm;患者年龄>65 岁;延误诊治>7 天或不稳定骨折闭合复位后排列差者。

Ⅲ型骨折:一般愈合率高。因为,有更多的松质骨重叠,而且分离牵张的可能性很小。首先牵引 4~6 周。然后,外固定 4~5 个月至愈合,愈合率为 78%~86%。然而,脱位>5 mm 者不愈合率达 40%。

年龄<7 岁的齿突骨折称骺分离,即齿突基底部与枢椎体尚未骨化的软骨板的损伤,对此类骨折应给予颈围等保护治疗,即使骨折未完全复位,在以后的发育中也能获得重塑。

齿突骨折合并寰椎骨折很常见。这类骨折的治疗方法取决于齿突骨折的类型。许多学者推荐早期前路齿突螺钉固定,以防止寰枢椎旋转受限及长期外固定,尤其在外固定 3 个月后骨折仍然未愈合者。Meyer 等主张,如果寰椎后弓完整,则行后路寰枢椎融合及椎板下钢丝固定。

学者们认为骨折愈合才是最终目的。稳定型的骨不连也有在轻微损伤后发生脱位的危险性,由假关节运动产生胼胝和骨痂肥厚压迫前方硬膜囊和产生颈椎病症状。因而,主张对所有骨不连者均应外科手术稳定。

六、创伤性枢椎骨折

创伤性枢椎骨折由颈 2 椎体的关节突间的崩裂所致。枢椎关节突的形态与下颈椎不同,其上关节突向前倾斜而与下关节突不在一个矢状面上。通常枢椎骨折部位发生在上、下关节突之间的部位,不经过椎弓根,这种骨折通常称为Hangman 骨折,即绞刑骨折。所幸的是,这个部位的骨折使骨折块分离,同一平面椎管扩大,因而,很少损伤脊髓。

创伤性枢椎骨折占急性颈椎骨折的 12%～18%。14%～33% 的骨折常合并颈椎其他部位的损伤,如,寰椎后弓、齿突及颈 2 以下的颈椎骨折,除相关的脊柱损伤外,常合并机体其他部位的损伤,包括胸腔、头颅、气管、面部的损伤及头皮撕裂。尽管枢椎创伤性骨折的幸存者很少有神经损害,25%～40% 的该损伤患者在事故现场立即死亡,死因多为所并发的脊髓和相关肌肉、骨骼及内脏损伤。

(一)损伤机制

创伤性枢椎骨折通常由坠落、车祸或跳水事故产生的加速或减速损伤所致。Wood-Jones 于1912—1913 年描述了因悬吊产生的致命性枢椎骨折的病因学及生物力学机制,他们分析了悬吊期间过伸牵引产生的特定位置。所幸的是,正如上面所提到的,这种损伤系加速或减速力所致,没有牵张力,因而,没有明显脊髓牵拉也不发生横切。

尸体和临床研究已明确,过伸是产生骨折的主要作用力。颈部过伸伴有颅颈部轴向压力使后部椎间关节压缩,伴有集中于枢椎关节突间的撕脱力。因而,关节突间部位常发生侧方骨折,但不对称,可能与颈椎旋转力有关。

(二)临床诊断

枢椎骨折的症状与体征和其他上颈椎损伤类似,没有特异性。沿枕大神经分布区不适,常提示头枕区可能也有损伤。

(三)影像学检查

普通 X 线片包括颈椎侧位 X 线片和过伸、过屈侧位 X 线片,但应注意,如果怀疑不稳定,后者检查应慎重。如果有 C_3 椎体前上缘的压缩骨折,在动力位片上呈现不稳,毫无疑问是 Ⅱ 型骨折。大部分 Ⅰ 型骨折,动力位片上可出现骨折线旁少许移位。CT 特别是三维 CT 重建可更清楚地观察到骨折线的走向,以及骨折线累及椎板的情况。MRI 检查可了解 $C_{2,3}$ 椎间盘的损伤以及前后纵韧带的完整性,另外,还可以观察到椎动脉的情况。

(四)损伤分类

1.Levine-Edwards 分类

目前,大多数学者采用 Levine-Edwards 改良的 Effendi 分类系统(图 3 13)。这一分类系统描述损伤到枢椎的部位和周围软组织的结果,不但包含了损伤机制,而且描述了中间结构的解剖,并指出治疗方法。该类骨折通常分为 3 型。

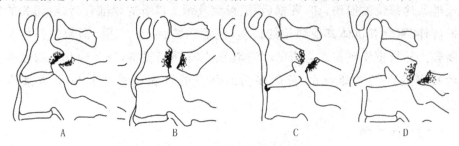

图 3-13　创伤性枢椎骨折的分类

A.Ⅰ型骨折;B.Ⅱ型骨折;C.ⅡA型骨折;D.Ⅲ型骨折

Ⅰ型:骨折线通过上、下关节突之间,脱位<3 mm。在过伸、过屈侧位 X 线片上,没有成角畸形移位的加重。这种骨折系过伸及轴向暴力作用于骨性成分所致,不伴相邻软组织的损伤。

Ⅱ型:脱位>3 mm。而且,在侧位 X 线片上有成角畸形(图 3-14)。可伴有 C_3 椎体前上缘或 C_2 椎体后下缘的撕脱骨折(因后纵韧带牵拉所致),这种损伤机制与Ⅲ型类似。由于屈曲牵张力,致使后纵韧带和 $C_{2,3}$ 椎间盘由后向前的暴力使 C_0 椎体前纵韧带骨膜下分离。结果,骨折处成角并有 C_3 椎体前上缘的压缩性损伤。

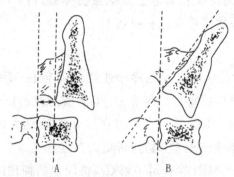

图 3-14　创伤性枢椎骨折的测量

A.移位的测量;B.成角的测量

ⅡA型:骨折移位轻或无移位,但成角畸形很显著,可能导致屈曲牵张力使

C_2、C_3 后纵韧带断裂所致。Ⅱ型和ⅡA型骨折的病理解剖不清楚,但在侧位 X 线片上有两种不同的形态。

Ⅲ型:单纯屈曲暴力所致,使单侧或双侧 $C_{2、3}$ 关节突骨折或骨折脱位。继之,在 C_2 上下关节突之间骨折或后柱骨折,后柱骨折常见为椎板骨折。

2.变异类型

文献中描述 Hangman 骨折有许多变异,重要的是认识每一类型骨折的特征以推断正确的病理解剖和安全有效的治疗。

枢椎侧块骨折:枢椎侧块骨折由轴向压缩和侧屈暴力所致。这种骨折属于稳定性损伤,很少导致神经症状,但长期随访有很多遗留伴有症状的关节变化。

枢椎椎体骨折:压缩力或牵张力均可导致枢椎椎体骨折,典型的骨折在 X 线侧位片上属于椎体前下部的骨折。这种骨折也可由过伸暴力所致,常称为滴泪骨折,系前纵韧带撕脱 C_2 椎体前下缘所致。有时,在侧位 X 线片上可见到椎前软组织肿胀影。

C_2 椎板骨折:C_2 椎板骨折可由过伸或压缩暴力所致,常合并有其他部位的骨折或枕颈部损伤。

(五)治疗

大多数枢椎损伤可经非手术治愈。而且大多数不伴有脊髓受压及损伤。Levine-Edward 骨折分类的用处在于明确病理解剖及协助处理方案的制定。Ⅰ型属于稳定性损伤,坚强的颈胸支具固定 2~3 个月,但应拍动力 X 线侧位片以确定有无韧带损伤所致的不稳定存在。在随访中,约 30% 的患者遗留进展的伴有症状的椎间盘退变。这种损伤 $C_{2、3}$ 椎间盘者几乎不能自行愈合。

Ⅱ型骨折可有显著移位及成角。颌枕带牵引或外固定架固定 4~6 周。背伸牵引重 4~5 kg,如移位>4.5 mm,或成角>15°,则可增加到 9 kg。可以在相当于 $C_{4、5}$ 的后部垫一小枕,以协助恢复颈部前凸和骨折的复位,即使牵 4~6 周仍有最初脱位的 60% 和成角的 40% 患者不能完全复位。在临床上,如随访有慢性不稳定存在,或合并骨不连时,应行前路颈 2、3 融合术。如骨折已愈合,只是椎间失稳,则可行后路 $C_{1\sim3}$ 或前路 $C_{2、3}$ 融合术。

ⅡA型骨折由于其独特的病理解剖改变不能用牵引,以防过牵可能。用背伸转手法复位,坚强颈胸支具或 Hallo-vest 固定 3 个月。

Ⅲ型骨折伴有单侧或双侧关节跳跃脱位,很难闭合复位,通常经开放复位内固定。如骨折线位于上下关节突之间,$C_{2、3}$ 棘突钢丝固定即可,术后加外固定,也可在复位后用 C_2 椎弓根钉固定,再加前路 $C_{2、3}$ 融合。

目前随着内固定技术的提高和人们对治疗时间的要求,手术治疗该类疾病的指征有所改变,这样可缩短治疗疗程。

第二节　下颈椎损伤

随着近年来在研究患者处理、早期复苏及康复方面的进展,脊柱脊髓损伤患者的预后大大改善了。

一、下颈椎损伤的分类诊断

准确的诊断对确定骨折类型、判定预后、确定恰当的治疗方法是很有意义的。

(一)下颈椎损伤后失稳

Nicoll 于 1949 年首先提出脊柱骨折后失稳这一基本概念。他分析了 152 例胸腰椎骨折的矿工,稳定性骨折包括椎体前侧缘的骨折和腰 4 以上的骨折,这些骨折的共同特点是具有完整的棘间韧带。稳定性骨折的患者不发生进行性加重的骨性畸形和神经损伤,并可以回归矿区工作;而不稳定性骨折损伤累及后部骨-韧带结构,畸形进行性加重或残疾加重,这类骨折包括伴有后部结构挫伤的骨折、半脱位、所有骨折脱位和 L_4 或 L_5 的后部结构损伤。

Holdsworth 于 1970 年进一步证实了尼孔尔(Nicoll)的观点,并提出了两柱理论,即依后纵韧带为界把脊柱分为前柱和后柱两部分。稳定性骨折为单纯的脊柱骨折,不稳定性骨折为两柱均损伤,他强调了对后柱骨-韧带结构进行仔细体格检查和 X 线片检查的重要性。目前,MRI 检查技术则可精确地确定下位颈椎后部韧带结构的损伤。

White 和 Punjabi 通过对尸体试验,提出用测量计分法来确定临床不稳定。他们对不稳定的定义是:"在生理负荷下脊柱功能的丧失,正常的脊柱功能指既没有脊髓和神经根的损伤和刺激,又没有畸形或疼痛的加重。"在尸体标本上,由前向后及由后向前逐渐切除韧带,每切一韧带即给一次负荷同时测量畸形,他们发现当所有后部韧带和一个前部韧带或所有前部韧带和一个后部韧带切除后,均可引起显著的移位。畸形定义为前后移位 3.5 mm 或以上,成角 11°以上。为了帮助临床不稳定的诊断,White 建议用评分法来确定下颈椎的稳定性,如总分超过 5 分,说明有临床失稳,这一评定法最初用于急性创伤。对不稳定者不一定都采取外科手术治疗,但至少应给外固定。尽管这一方法没有被统一采纳,但其可为临床不稳定的诊断提供客观的依据。

(二)Allen-Furguson 颈椎损伤的力学分类法

Allen-Furguson 等根据不同的 X 线片进行了分类。每一型又根据其损伤严重程度分为数个亚型。这一分类对临床对比性研究非常好,但很麻烦,加之在临床上很多患者骨折发生机制很难确定,因而,临床应用很有限。Denis 等发展了 Holdsworth 的两柱理论,将脊柱分为前、中、后三柱。其中中柱包括椎体后壁、后纵韧带和椎间盘的后 1/3。从理论上讲,中柱很重要,因为它是神经损伤的最常见部位,Mcafee 等强调了中柱的重要性并根据中柱受力方向将胸腰椎骨折分为 6 个类型。但三柱理论只适用于胸腰椎骨折的分类,对颈椎损伤应用价值很小。

(三)AO 分类系统

AO 组织根据受力向量将颈椎损伤分为 A、B、C 3 型。A 型为压缩性损伤;B 型为牵张损伤;C 型为由旋转和撕脱所致的多平面失稳。根据不同严重程度,每型又分为逐渐加重的数个亚型。这一分类系统与稳定性密切相关,而且,神经损伤发生率由 A 到 C 型渐进展。然而,目前尚未普遍用于颈椎损伤。

(四)泊尔曼(Bohlman)颈椎损伤分型法

鉴于目前尚缺乏统一的颈椎损伤分类系统,我们主张采用 Bohlman 分类法,按骨折机制分类的基础上再根据骨折形态学分为不同类型,该分类通常被用于诊断命名。为了颈椎损伤准确分类,必须仔细检查棘突间的触痛、肿胀及裂隙,并进行仔细的神经系统检查。X 线平片可评定前后柱损伤、骨折和半脱位。后部韧带的损伤常常是微小的,应细致观察 X 线片上棘突间隙的增宽,大多数患者应做 CT 或 MRI 检查,在分辨椎间盘突出和韧带损伤方面 MRI 更有用。

1.屈曲损伤

韧带损伤:头部迅速加速或减速在颈椎后部骨-韧带结构所产生的过屈和牵张力可导致这些韧带结构的损伤,韧带损伤的延伸可由后到前部贯通。在临床上,软组织损伤程度不同,最初很难区分是不重要的损伤还是严重损伤,轻微扭伤可产生疼痛但几乎没有远期影响。主要韧带的断裂可产生严重失稳,需要积极治疗以减少晚期疼痛和神经损伤的危险性。

韧带损伤主要表现为疼痛。常不在损伤当时出现,几天后炎症出现后才注意到,由于损伤初期 X 线片常常是阴性的,因而常发生延误诊断。在急性期没有放射学改变时要反复局部触诊。颈椎与胸腰椎不同,很难在棘突间触及裂隙感。

X 线平片可以只表现为轻微异常。局部后凸畸形表现为在单一椎间盘水平相邻终板成角或表现为棘突间距加大,由于患者伤后采取仰卧位,颈部过伸减少了畸形,使得偶尔不出现 X 线平片异常。棘突间距的增宽在 X 线前后位片上常常更为明显。屈曲-过伸侧位 X 线片可用于评定损伤和稳定性程度,但可引起脱位和脊髓损伤,因而在急性损伤应避免这一检查。在后部损伤看不清时,尤其在颈胸交界处,CT 矢状面断层重建是有用的。椎间关节轴向分离,棘突间距加宽,或椎间关节脱位提示有后部结构的损伤。MRI 检查对鉴别后部韧带损伤很有用处,异常表现包括棘突间或椎间关节高密度影与后纵韧带高密度垂线影不连续。White 分类标准用于鉴别损伤程度,其分数<5 分,为轻度扭伤,如>5 分应按主要韧带断裂处理。

单侧关节突脱位:单关节脱位是由过屈加旋转暴力所致(图 3-15)。虽然许多学者认为这是一种稳定性损伤,但是生物力学发现在单关节突脱位的同时有明显的韧带损伤。尸体解剖发现单关节突脱位与棘上和棘间韧带损伤有关,因此这些损伤有潜在的不稳定性。单侧关节突脱位可分为 3 型:单纯单侧关节突脱位;单侧关节突骨折脱位;单侧侧块骨折分离。

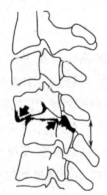

图 3-15 小关节脱位交锁示意

X 线片特征是椎体前部 25% 半脱位。在侧位 X 线片上有时可见后成角或棘突间距加大,单侧关节突的骨折则往往需要 CT 扫描才能看到。侧块分离骨折由于同侧的椎弓根和椎板骨折所致,结果产生了游离侧块。在侧位 X 线片上和对侧及相邻节段相比,侧块异常旋转。MRI 检查证明单侧关节突脱位合并椎间盘突出的发生率为 10%～20%。

临床上,单侧关节突脱位合并脊髓损伤的情况很少见,尽管合并发育性椎管狭窄合并脊髓损伤更多些,通常同侧同节段的脊神经根病变的发生率占该类患者的50%。单纯单侧关节突脱位是稳定的,很难复位,复位后应向上倾斜关节突以防再脱位。

双侧关节突脱位:双侧关节突脱位因过屈暴力,通常也有轻微旋转暴力参与,更为严重的病例所有韧带结构牵张,导致除了神经血管以外的整个节段完全分离。双侧关节突脱位极不稳定,相应的后部结构损伤包括后纵韧带和椎间盘,常常只有前纵韧带是完整的,这有利于牵引复位恢复序列。如果软组织损伤很广泛,相应节段椎间盘突出发生率为30%~50%。大多数病例脊髓由于过度牵张和在尾侧椎体与近侧椎板之间的挤压而损伤,也有少数病例由于同时椎板骨折分离或椎管发育宽大而脊髓免受损伤。

从放射检查看,至少50%存在椎体脱位,也常伴有局部后成角或棘突间距增宽(图3-16),脱位的椎间隙异常狭窄说明相应椎间盘可能有突出。多数患者伴有后部结构包括双侧椎板、棘突和关节突的骨折。血管造影发现双侧关节突脱位病例的50%~60%伴有双侧椎动脉闭塞,但其临床意义尚未知晓,至少患者很少出现椎基底动脉缺血症状。当椎体脱位>50%或有牵张力存在时,神经损伤平面常比骨性损伤平面高或有神经损伤平面上升的危险。

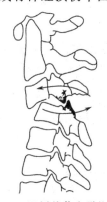

图3-16 双侧关节突脱位示意

2.轴向压缩损伤

轴向压缩导致椎体骨折,合并屈曲暴力较小时,则产生边缘压缩骨折,轴向暴力较大时,产生爆裂骨折。在放射学上,发生爆裂骨折时骨折椎体粉碎,与胸腰椎骨折的形态改变类似。这类损伤的稳定性取决于相应后部成分损伤情况。

3.轴向压缩屈曲损伤

轴向压缩屈曲损伤即滴泪骨折,系曲轴向负载暴力加屈曲暴力引起的椎体骨折。剪力通过椎间盘、椎体、后移位向椎管,后部骨-韧带结构的牵张损伤使大多数患者合并棘突间分离和棘突及椎板骨折,这类损伤很不稳定而且常合并相应脊髓损伤。后纵韧带没有断裂者有利于牵引使骨折复位。

滴泪骨折应与过伸所致的椎体前下角撕脱骨折相鉴别,后者通常为良性骨折。粗略看容易把这种撕脱滴泪骨折与压缩滴泪骨折相混淆,结果,按后者进行不适当的治疗,因为多数撕脱滴泪骨折是稳定性的。

4.过伸损伤

过伸损伤常由于头部碰到障碍物或者老年患者坠落伤而产生。这种损伤在X线平片常被漏诊而导致晚期疼痛和失稳。从稳定角度看轻度骨折包括前纵韧带断裂、不伴关节突或椎体半脱位的分离骨折是稳定的,例如,棘突椎板和侧块骨折。Jonsson等用冷冻技术连续检查了22例车祸死亡者,这些病例均有颅骨骨折。其中20例直接创伤面部或额部骨骼放射线检查阴性,但有许多隐匿性损伤。发现椎体前部血肿4例,椎体周围血肿4例,黄韧带断裂8例,椎间关节损伤69例,颈长肌断裂2例,钩突周围血肿77例,椎间盘突出69例,软骨终板撕裂2例,隐匿性骨折2例。他们的结论是对创伤患者行一般常规X线检查,在很大程度上低估了肌肉骨骼的损伤,尤其是过伸损伤。

在具有发育性颈椎管狭窄或颈脊柱炎的患者,过伸损伤导致颈椎的短缩可使椎间盘后部和黄韧带折叠(图 3-17),因而脊髓被挤压导致脊髓中央损伤,即中央损伤综合征。脊髓内主要传导束的排列为板层状,颈部的传导束靠中央,而腰骶部的传导束靠侧边,因而过伸损伤产生的脊髓中央损伤使临床上出现了下肢功能残留、而上肢损伤更为严重的特征。从预后看,中央损伤综合征患者,通常可恢复行走功能,但双手功能恢复很困难。

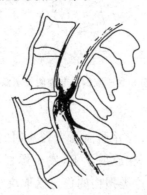

图 3-17 椎管狭窄并过伸性损伤致突出椎间盘和折叠的黄韧带损伤

在放射学上,颈椎管的大小可以采用 Pavlo 方法来测量,这一测量方法是通过测得椎管中矢状径和椎体前后径的比值来确定,如果该比值<0.8 可能有椎管狭窄,常称为狭小椎管,<0.6 则属于椎管狭窄,CT 或 MRI 检查更为准确。在脊髓损伤平面,椎间盘或椎体常常轻度后移,通常认为这种后移突出在伤前就存在。然而,有许多患者是过伸损伤产生的移位,移位虽然很小,但使椎管更加狭窄,致使脊髓持续受压。这种现象在急性过伸损伤患者是过伸损伤产生的移位,行 MRI 检查可得到证实。颅骨牵引对这些半脱位的复位及移位的椎体复位都是有效的。

二、下颈椎损伤的治疗原则

(一)历史

古代文明认识到脊髓损伤的预后很差,建议不予治疗,因为患者难免要死。Hipocratee 等首先描述了胸腰椎骨折闭合复位方法,他的方法是让患者俯卧位,用臂及腿扣带扣紧进行牵引;一旦脊柱长度恢复即外科医师给予手法或杠杆复位。他痛斥了那些他称之为庸医的人们在城市中心公共场所采用把患者绑在梯子上,然后倒吊起来的复位方法。

公元 2 世纪有人建议切除椎弓进行脊髓减压。Paul 等在公元 7 世纪首次真正做了一例椎板切除减压手术;Ambrose 等给一脊柱损伤患者做了椎板切除减压,但未成功;Hadra 等首次应用内固定,他采用开放手术将银丝祥固定在棘突上;Harvey 等首先推荐通过切除椎板而进行脊髓减压,这一方法一直沿用至今。Davies 和 Bohler 明确认识到骨折复位比切除椎板能获得更好的脊髓减压。Rogers 等于 1942 年报道了一简单安全的棘突间钢丝固定及融合方法,使得融合率显著提高。之后,这一技术进行了不断改进,尽管棘突间钢丝固定技术后被其他固定方法所替代,但其后路植骨融合技术至今仍是一标准的手术方法。

Smith 和 Robinson 发明了前路脊髓减压技术;Bailey 等采用前入路处理骨折患者,前路及后路钛钢板新技术的应用使创伤获得了更坚强的内固定。

(二)发展趋势

对外科治疗作用的争议一直持续到近年。Guttmann 等认为外科治疗对神经功能恢复作用很小,有时甚至使损伤平面上升。他们分析的病例均行椎板减压手术,但目前椎板减压已基本放弃,适应证很少,除非椎板骨折压迫脊髓。近年来,对伴脊髓受压的脊髓损伤,采用手术直接切除压迫和减压并行节段内固定。因而,另一种观点认为外科治疗对神经功能的恢复有促进作用。至今,在颈椎损伤处理与方法的选择上外科观点有很大差异。John 报道了 31 位脊柱外科专家对 5 位提供了临床摘要和影像表现的脊髓损伤患者提出的处理方法。结果,处理观点存在很大的差异。颈椎损伤的治疗方法选择应该参考如下几个方面。

1.骨折类型和稳定性

这是最重要的参考因素,一旦进行适当分类就可根据骨折类型及其稳定性进行治疗。

2.脊髓和神经根是否受压

如有压迫持续存在,至少在 12 个月内手术减压都会增加神经功能的恢复。

3.骨性损伤还是韧带损伤

一般来讲,如果原始损伤是骨性的,经过非手术治疗常可愈合,而韧带损伤则愈合的可能性很小,需要外科治疗。

4.其他参考因素

患者的年龄、损伤相应的骨密度及手术后外固定治疗的有限性。

切记,对于颈椎损伤而无神经损伤的患者,最终保持神经功能的完整是最好的治疗结果。下颈椎损伤的治疗方法包括采用非手术治疗复位如颈围或 Halo-Vest 架固定等,或前路或后路减压融合加内固定。

颈椎骨折脱位的治疗目的是保护神经结构、复位固定骨折脱位以及提供远期稳定而无疼痛的脊柱。大多数患者应早期稳定脊柱,如果有必要则先行牵引复位,进行了体检和放射学检查之后,即可计划治疗方案。应该注意,有些病例损伤早期不好确定其稳定性,一定时期后才能确定并进行治疗,这样,可预防不必要的过度治疗。

(三)外固定矫形支具治疗

1.颈围领

颈围领不能严格限制颈部的运动,但舒适,对节段受力的稳定作用较小,适用于稳定性损伤尤其是老年患者。只要硬围领选择和应用适当,可治疗许多类型的损伤。包括 Philadephia 围领和 Miami 围领,适用于稳定型骨折术后固定。后者还有内垫,透气吸汗,易于调节。

2.颈胸固定支架

例如 Minerva 支架、Yale 支架或 Guillford 支架等。其通过适当的金属杆,上部通过颈枕垫支撑头面部,下方通过前后两个垫,贴于胸背部,并用经胸和肩两对皮带固定,有的支架可更换内垫。因而,患者带着支架也可以洗澡。这些支架舒适并有足够的固定作用,因而可用于治疗多种类型骨折患者。

3.Halo-Vest 支架

Halo-Vest 支架是可提供最大程度颈部稳定的外固定装置。对上颈椎损伤除Ⅱ型齿突骨折外均可获得理想的固定效果。但该固定不适用于下颈椎不稳定性损伤。Whitehill 等报道了 5 例双关节突脱位的患者在 Halo-Vest 固定过程中复发脱位。Glaser 等也有类似报道,所有患者的 10％和有关节突半脱位的 37％的患者脱位复发,其并发症发生率高达 75％,尽管有些并发症不严重,这些并发症多与颅骨有关,包括颅骨钉松动、感染而失去固定作用,穿透颅骨及大脑脓肿。Anderson 等通过让颈椎不稳定损伤患者在 Halo-Vest 外固定后卧位和直立位的体位下分别拍侧位 X 线片,发现在体位变化后骨折节段平均移位17 mm,成角7°。加之,由于 Halo-Vest 架限制了日常活动,有时很难被患者接受。

生物力学和机械力学研究,比较了各种外固定矫正器的稳定效果。Hiladephia 等发现对于整个颈椎范围内的活动来讲,软颈围领几乎没有复位作用,Hiladephia 颈围领可限制颈椎屈-伸运动的 71％,旋转运动的 54％;颈胸支架限制屈-伸运动的 88％,旋转运动的 82％;Halo-Vest 支架限制屈-伸运动的96％,旋转运动的 99％。但对节段间的局部运动,所有支具都没有那么好的限制作用,因为颈椎有"蛇样运动作用"即一个节段的屈曲运动可被另一节段的伸直而代偿。

三、不同类型骨折的治疗

(一)轻度骨折

轻度骨折包括不伴有半脱位及椎体压缩骨折的棘突骨折、椎板骨折、侧块骨折及单纯前纵韧带的撕脱骨折。对可疑病例可通过 White 标准评定,这些轻度损伤的治疗包括使用硬质颈围领或颈胸支架固定 6～8 周,在佩戴支具后,出院前一定要戴支具直立行侧位 X 线片以确定损伤已稳定。然后每两周摄片一次。如果出现疼痛加重或神经症状,表明可能有骨折部位的移位,应随时准备修正最初稳定性损伤的诊断,并及时改变治疗。固定一定时期后,复查颈椎过伸、过屈侧位 X 线片,以观察是否愈合。

(二)过屈损伤

1.韧带损伤

韧带损伤可分为轻度损伤和严重损伤。轻度损伤指 White 评分标准在 5 分以下,没有椎体半脱位或椎间盘破裂,这类损伤可经前面所述外固定而治愈。严重过屈韧带损伤为不稳定性损伤,愈合的可能性很小,而且闭合复位后脱位常复发,因此,治疗应选择后路 Bohlman 三联钢丝固定融合术,如果棘突或椎板骨折则用侧块钢板或前路钢板固定。如果对严重损伤的诊断不能肯定,我们主张先用保守治疗,定时随访。

2.单侧椎间关节脱位

目前单侧椎间关节脱位的治疗上有争议,治疗原则如下。

如果患者为单纯脱位和复位过程困难,用 Halo-vest 支架固定 8～12 周或卧床 4～6 周,再佩戴颈胸支具 6～8 周。随访期间,注意监测颈椎序列,如果出现再脱位,则行颈椎后路融合手术。

如果合并关节突骨折或复位过程很容易,说明颈椎失去了对旋转的控制,很不稳定,应早期行后路单节段融合及侧块钢板固定术。

如果术前 CT 或 MRI 检查存在椎间盘突出或关节突骨折移位,使神经根管狭窄,则应该行前路椎间盘切除、椎间植骨融合术,也可根据患者的情况行神经根管扩大术。

如果闭合复位失败,则行开放复位,融合固定术,术后用硬质颈围领固定6～8 周。

3.双侧椎间关节脱位

双侧椎间关节脱位又称颈椎跳跃性脱位。这种损伤很不稳定,最好的治疗方案为闭合复位和外科手术固定。如果企图用 Halo-vest 治疗则脱位复发率超过 50%。

双侧椎间关节脱位,处理上的分歧在于所伴随椎间盘突出的复位时机和方法。Eismont 等研究证明,这类损伤合并椎间盘突出的发生率为 10%～42%。理论上讲,在复位过程中突出的椎间盘仍有可能在近颅侧椎体后方,因而复位可使神经损伤进一步加重。他报道了 6 例合并椎间盘突出者,其中 3 例复位后神经功能加重,这 3 例是闭合复位无效后在手术过程中复位的。他认为,这一严重并发症的危险性是异常椎间隙狭窄,不能复位或复位困难,使复位过程中神经功能障碍加重。

Masry 主张复位应该限于损伤后 48 小时之内,超过 48 小时,神经损伤已稳定,而且有加重神经症状的风险。根据这一原则,他的高位截瘫患者中,Frankel 神经功能 B 级者,70% 的患者恢复了行走功能;Frankel C 级者,95% 的患者恢复了行走功能。

有学者曾对颈椎脱位复位后继发或加重了脊髓损伤的 30 例患者进行了报

道,分析其损伤后神经功能恶化的主要因素有:①手法复位不当,其中 2 例在手术复位后立即瘫痪,另 2 例分别在复位后 1 小时和 7 小时发生瘫痪。因而,认为掌握适当的复位重量、方向及旋转角度很重要。②牵引过重、时间过长及方向不正确,均可因脊髓过度牵拉或脊髓水肿而损伤。③复位中,椎间盘突出、已突出的椎间盘及硬膜前血肿进一步压迫脊髓造成机械性损伤。因而,如果患者无神经损伤或不全损伤,在复位前应行 MRI 检查,如果存在椎间盘突出,在复位前应先行椎间盘切除手术,切除椎间盘后,再配合颅骨牵引下复位,并行椎间融合。如果复位困难则不可勉强,可行椎体次全切除及融合固定。如果患者为完全瘫痪或严重的不完全瘫痪,则最好在 48 小时之内尽快闭合性复位,以迅速直接或间接地使神经组织减压。复位后再进一步检查,复查 MRI,如果有继发椎间盘突出压迫存在,则应行前路椎间盘切除、植骨融合内固定术;如没有椎间盘压迫,则亦可行后路融合内固定术。

(三)轴向压缩损伤

轴向压缩损伤的特点为椎体粉碎及骨块向椎管内移位,包括压缩骨折和爆裂骨折。

1.压缩骨折

压缩骨折如果不合并其他骨性损伤或脊髓损伤时,枕颌带牵引 4～6 周,佩戴颈围领 6～8 周。如合并其他病理变化,则应根据具体情况,制定治疗方案。

2.爆裂骨折

爆裂骨折,又称粉碎性骨折。稳定型常不伴后柱的损伤,通常发生于 C_6 或 C_7 水平,骨折很容易通过牵引而复位,可用颈椎固定支具外固定。如伴有脊髓损伤则应行颈椎前路椎体切除减压、自体髂骨块植骨及钢板固定术。

(四)轴向压缩屈曲损伤

如果轴向负载暴力再加上屈曲暴力,则使后柱韧带结构损伤。滴泪骨折不稳定,可通过牵引复位,最好而且确切的治疗是前路椎体部分切除、自体髂骨块植骨及钢板固定。如果合并椎间关节脱位,则需要前后路固定术相结合。

(五)过伸性损伤

从传统观点看,伴有脊髓中央损伤综合征的过伸性损伤,常被认为与退变或发育性椎管狭窄有关,且不造成不稳定。然而,仔细观察 X 线片,可见这类患者颈椎中段常有 2～3 mm 的后移位,对于一个已狭窄的椎管,很小的后移位也可产生明显的脊髓受压。近年来,MRI 资料证明,急性纤维环破裂和椎间盘信号的存在提示半脱位是急性发生的,而不是因脊柱炎所致。伴有脊髓损伤的过伸性损伤急性期应给予牵引治疗,牵引的目的是稳定脊柱,间接使半脱位复位;拉长脊柱,将突出的椎间盘和折叠入椎管的黄韧带拉出椎管而使脊髓减压。

对所伴有脊髓损伤综合征的治疗是有争议的。许多患者经 3～5 周牵引和相继颈围固定而成功治愈。如果神经功能无恢复,则复查 MRI,如有脊髓压迫存在,应行减压手术。是前路手术还是后路手术取决于损伤累及的节段数、压迫部位和整体颈椎排列情况,大多数病例有 1～3 个椎间盘病变,可采用前路减压融合术。如果患者伴有 3 个节段以上病变,如伴有颈椎椎管狭窄或颈椎病,则行后路椎管扩大成形或椎板减压手术。如果有条件,应该选用颈椎管扩大成形术,而不是椎板减压术。近年来,对创伤患者常辅以后路融合加侧块钢板固定术。偶尔对脊髓前后部均有受压的病例分两步分别前、后入路减压。创伤性后脱位是一种罕见的过伸性损伤,椎体后移 50% 或以上,很难复位,最好行前路椎体切除减压,融合固定术。

四、下颈椎脱位的复位技术

下颈椎脱位有两种情况:一种是单侧关节突脱位;另一种是双侧关节突脱位。单侧关节突脱位患者因其椎管管径减少轻微,因而并发脊髓损伤者较少见;而且脱位加重的危险性较小,以至于有些学者认为没有必要复位和外科稳定性的处理。然而,双侧关节突脱位则应该尽早复位,这种脱位危及颈椎的序列,常伴有严重脊髓损伤。

颅骨牵引是治疗颈椎脱位的常规措施。一般可将复位方法分为 3 类:①在非麻醉下轴向牵引逐渐增加牵引重量;②在牵引的基础上根据不同脱位类型进行特定的手法复位;③手术开放复位,多采用后入路,也有少数采用前入路。

一旦复位成功,应早期行椎间融合尤其是双侧关节脱位者,因为椎间盘和韧带损伤所致的慢性不稳有继发再脱位的危险,Bohlman 等报道继发脱位发生率为 30%。

复位方法的选择尚存在争议。郝定均等通过对 400 例颈椎损伤患者复位的体会认为,对颈椎脱位的病例采用分步骤复位技术较为妥当,一种失败后再用下一种。

首先,患者在镇静药物下,局部麻醉,颅骨牵引复位。

颅骨牵引钳主要有两种:一种是 Grutckfield 牵引弓及其改进装置,目前在我国仍广泛应用,该牵引弓的缺点是钳孔可发生骨质吸收,继而可松动脱落;另一种是 Gardner-Wells 钳,在欧美广泛使用,优点是不需要手术切开钻孔,可立即应用,而且不易脱落。

牵引重量差异很大,Breig 等证明用 5 kg 的重量,对一个三柱断裂的脊髓来讲,就可能被拉长 10 mm,可引起神经损伤的加重。Cotler 等证明,过度屈伸都对脊髓很危险,在此状态下,脊髓受到椎体后部的压迫。

患者用地西泮(安定)药物后肌肉相对松弛下来,牵引重量不宜过大。可用下列公式确定最大牵引重量:$P = 4$ kg(头颅重量)$+ 2$ kg(每远离颅骨一个椎体)。例如,$C_7 \sim T_1$ 脱位的复位牵引重量应为:$P = 4 + 2 \times 7 = 4 + 14 = 18$ kg。

从 4 kg 开始,每次增加 $2 \sim 3$ kg,每 $10 \sim 20$ 分钟增加 1 次牵引重量,每 30 分钟拍颈椎侧位 X 线片一次,头下加垫使颈椎微呈屈曲位约 $10° \sim 20°$,一旦上下关节突呈尖对状态,就可以将颈部放直。在此期间应监护神经功能,以及心率、血压等体征。这样复位一般不超过两小时。

如果牵引复位不成功,则第二步在局麻下行手法牵引复位。复位在 X 线机下监视进行,对双侧关节突脱位用侧位透视,单侧关节突脱位用斜位透视(图 3-18)。手法复位争取一次成功,最好不超过两次,以免刺激或压迫脊髓使神经症状加重。

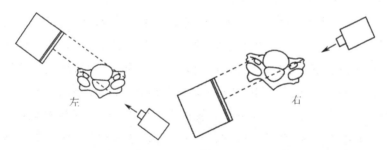

图 3-18　应用斜行投照关节突角的影像学表现示意

单侧关节突脱位复位比较复杂,开始时将头偏离脱位侧,当透视下见脱位的上下关节突尖对尖时,将头倾斜向脱位侧,然后将颈部放置呈中立位(图 3-19),在这一过程中,影像监视很重要。

双侧关节突脱位在透视下颈椎微屈,手法牵引至上下关节突尖对尖时,将颈部变直呈中立位即可复位。

一旦颅骨牵引取出,操作就得特别小心,避免颈部活动,尤其在气管插管时要避免颈部过伸,最好用纤维管经鼻插入。

第三步,就是当手法复位失败时,继续维持颅骨牵引的同时,准备手术复位。

近年来一些学者采用前入路手术复位,其理由是:①前路一次复位融合固定,没有必要让患者更多地经受痛苦;②前路椎间盘切除后,使手术复位更简单有效;③复位后,随即融合固定,立即获得了可靠的机械稳定性。

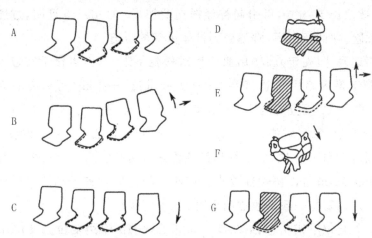

图 3-19　双侧(A～C)或右侧(D～G)关节突脱位的手法复位示意
A.双侧脱位;B.屈曲牵张;C.背伸;D.右侧关节突脱位;E.屈曲牵张;F.左侧旋转;G.背伸

手术时患者呈仰卧位维持牵引,手术床调为头高足低位以对抗牵引,并用C形臂X线机侧位监测,前入路,先行相应节段椎间盘切除,然后手术复位。对双侧脱位,台下配合者在牵引状态下将颈部呈微屈状态,术者将撑开钳置入椎间隙尽量深的部位,其尖端达椎体矢状径的后 1/3 部撑开,在透视下见上下关节突尖对尖状态时,令台下配合者将头放为全水平位,同时,术者压迫近头侧椎体并松开撑开钳,使其复位。对单侧关节突脱位者,则撑开脱位侧并向对侧倾斜头部使关节突尖对尖时,使头部变为中立位即可复位(图 3-20)。然后用自体髂骨椎间植骨并用钢板固定。

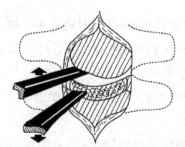

图 3-20　单侧关节突脱位手术复位示意

对于伤后两周以上的患者,由于损伤处瘢痕、前脱位椎体后血肿机化等原因,使闭合复位面临两个问题:一是复位非常困难;二是复位后可因前移位椎体后的机化血肿被推入椎管压迫脊髓而使其功能恶化。因此,最好做 MRI 检查,以确定椎管内情况及是否手术复位,如无 MRI 检查条件,或 MRI 提示硬膜前方血肿或脱出的椎间盘,则行前路手术减压植骨融合及钢板内固定手术治疗。

第三节　胸腰椎损伤

一、概述

胸腰椎骨折与脱位占脊柱损伤的首位,伤情严重,治疗比较复杂,严重者常造成残废。胸椎遭受损伤的机会相对较少,胸廓的支撑、固定作用,将胸椎联合成一个整体,较小的暴力,由于胸廓的吸收作用而衰减,不至于引起明显损伤,因此临床所见的胸椎骨折,多由严重的直接暴力所致。巨大的暴力,往往同时造成胸廓损伤,治疗比较复杂,应首先处理直接威胁患者生命的合并伤,病情稳定后,再着手胸椎骨折的治疗;胸椎椎管较小,其内容纳脊髓,骨折块突入椎管或发生骨折脱位,脊髓缓冲空间有限,容易损伤,加之胸段脊髓血供不丰富,伤后神经功能的恢复可能性极小。腰椎椎管较胸椎椎管大得多,加之其容纳的主要为马尾神经,因而腰以下的腰椎骨折,发生完全性截瘫者少见,多保留下肢部分神经功能,早期减压复位,有望取得明显的手术效果。胸腰椎损伤最常发生在胸椎和腰椎交界处,因此临床上把 $T_{11}\sim L_2$ 称为脊椎的胸腰段。胸腰段具有较大的活动度,又是胸椎后凸和腰椎前凸的转折点,在脊柱屈曲时以胸腰段为弯曲的顶点,因此最易由传导暴力造成脊椎骨折。胸段骨折合并截瘫通常是脊髓圆锥与马尾神经混合伤,伤后主要神经症状表现为以双下肢瘫痪、括约肌功能障碍为主。

二、胸椎骨折

(一)发生机制

造成胸椎骨折的主要暴力包括间接暴力和直接暴力,常见于坠落伤、车祸和重物打击伤后。根据暴力的类型、方式和体位,损伤各不相同,常见的暴力类型有以下数种。

1.屈曲暴力

屈曲暴力致伤,脊柱的前部承受压应力,脊柱后部承受张应力。主要造成椎体的前缘压缩骨折,当暴力很大时椎体前缘压缩超过其高度的 1/2,常伴有椎体后上缘骨折块突入椎管。椎体后缘高度往往无明显改变。

2.压缩暴力

在轴向压缩载荷的作用下椎体产生爆裂骨折,横断面上整个椎体的各径线均增大。骨折块向椎体左右和前后碎裂,椎体后部碎骨块突出进入椎管,造成脊髓神经不同程度的损伤。

3.屈曲分离暴力

常见于车祸中,又名安全带损伤。高速行驶的汽车发生车祸时,由于安全带的作用,下肢和躯干下部保持不动,上半身高速前移,造成以安全带附近脊椎为支点,脊柱后部结构承受过大的张力而撕裂,受累的结构以后柱和中柱为主。

4.屈曲扭转暴力

屈曲和扭转两种暴力同时作用于脊柱,损伤严重,椎体旋转、前中柱骨折,单侧或双侧小关节突交锁。

5.水平暴力

水平剪力往往较大,造成上下位椎体前后脱位,对脊髓和马尾神经的损伤严重,预后差。

6.伸展分离暴力

在胸腰椎比较少见,此种主要造成脊柱前部张力性破坏,黄韧带皱褶突入椎管,压迫脊髓。

(二)分类

根据 Dennis 的脊柱三柱理论,脊柱的稳定性依赖于中柱的形态,而不是后方的韧带复合结构。三柱理论的基本概念是:前纵韧带、椎体及椎间盘的前半为前柱;后纵韧带,椎体和椎间盘的后半构成中柱,而后柱则包括椎弓、黄韧带、关节突、关节囊和棘间、棘上韧带。椎体单纯性楔形压缩骨折,不破坏中柱,仅前柱受累为稳定性骨折。爆裂性骨折,前、中柱均受累,则为不稳定骨折,屈曲牵张性的损伤引起的安全带骨折,中柱和后柱均破坏,亦为不稳定损伤,而骨折脱位,由于前、中、后三柱均破坏,自然属于不稳定损伤。

1.根据暴力类型分类

(1)爆裂骨折:以纵向垂直压缩暴力为主,根据暴力垂直程度分下列几个类型:非完全纵向垂直暴力;椎体上下方终板破裂;椎体上方终板破裂;椎体下方终板破裂;合并旋转移位;椎体一侧严重压缩粉碎骨折。

非完全纵向垂直暴力:A 型,一般上、下终板均破裂。B 型,略前屈终板损伤,多见。C型,略前屈终板损伤,少见。D型,伴旋转损伤。E型,略带侧弯伴一侧压缩。

爆裂骨折特点:两椎弓根间距增宽;椎板纵裂;CT示突入椎管的骨块往往比较大,多数病例之椎体后上骨块突入椎管,椎管受压较重。严重爆裂骨折,脊柱三柱损伤,椎管狭窄严重,截瘫发生率高。

(2)压缩骨折:根据压缩暴力的作用方向,可分屈曲压缩性骨折和侧向压缩骨折,前者椎体前柱压缩,中柱无变化或轻度压缩,椎弓根间距正常,棘突无分离,属稳定性骨折,可用非手术方法治疗;后者造成椎体一侧压缩骨折,多伴有明显脊柱侧弯,临床比较少见。

(3)分离骨折:常见的主要有Chance骨折,椎体楔形变,椎后韧带复合结构破坏,棘突间距离增宽,关节突骨折或半脱位,而椎弓根间距正常。不论损伤是经骨-骨、骨-软组织,还是软组织,此种损伤均为三柱破坏,属不稳定骨折,需手术内固定。受压往往较轻,不伴脱位的病例,截瘫发生率较低;过伸分离骨折比较少见,由过伸暴力作用引起,严重者因后方黄韧带皱褶突入椎管压迫脊髓造成不全性截瘫。

(4)水平移位型骨折:引起本类骨折的暴力有水平暴力与旋转暴力。暴力主要集中于椎间盘,故多数为经椎间盘损伤,椎体之间的联结破坏,极易发生脱位,截瘫发生率高。根据暴力的特点,本类骨折又可分为两种类型。

1)剪力型:由水平暴力引起。水平移位型骨折脱位发生率高,多经椎间隙发生,椎体无压缩骨折,有时可伴有椎体前上缘小分离骨折,棘突间距不增宽,后凸畸形较轻,如伴有旋转脱位,往往有旋转移位、横突、肋骨和关节突骨折,脱位纠正后,损伤椎间隙变窄,截瘫恢复差。

2)旋转型:椎间隙变窄,可合并肋骨、横突骨折,并伴有脊椎骨折和关节突骨折,有时在脱位部位下一椎体的上缘发生薄片骨折,此骨折片随上一椎体移位;多数骨折伴有一侧关节突交锁。

2.根据脊柱骨折稳定程度分类

(1)稳定性脊柱骨折:骨折比较单纯,多不伴有中柱和后部韧带复合结构的损伤,骨折发生后,无论是现场急救搬运或是患者自身活动,脊柱均无移位倾向,见于单纯屈曲压缩骨折。椎体的前部压缩,而中柱高度不变,后柱完整,此种骨折多不伴有脊髓或马尾神经的损伤。

(2)不稳定性骨折:脊柱遭受严重暴力后,发生骨折或骨折脱位,并伴有韧带复合结构的严重损伤。由于参与脊柱稳定的结构大多破坏,因而在患者的搬运或脊柱活动时,骨折损伤部位不稳定,若同时伴有后纵韧带和纤维环后半损伤,则更加不稳。根据 Dennis 三柱理论,单纯前柱损伤为稳定骨折,如单纯椎体压缩骨折;中柱在脊柱稳定方面发挥重要作用,前柱合并中柱损伤,如椎体爆裂骨折,为不稳定性骨折;前中后三柱同时受累的 Chance 骨折、伴后柱损伤的爆裂骨折、骨折脱位,均为极度不稳定性骨折。

(三)病理变化

1.成角畸形

胸腰椎骨折大部分病例为屈曲损伤,椎体的前部压缩骨折,脊柱的中后柱高度不变,前柱缩短,形成脊柱后凸畸形,前柱压缩的程度越严重,后凸畸形越明显。当椎体前部压缩超过 1/2,后柱的韧带复合结构受到牵张力。较轻者深筋膜、棘上、棘间韧带纤维牵拉变长,韧带变薄,肉眼观察,韧带的连续性尚存在前柱继续压缩,后柱复合结构承受的牵张力超过生理负荷,纤维发生部分断裂,严重者韧带撕裂,裂隙内充满积血,黄韧带和小关节囊撕裂,小关节可发生骨折或关节突交锁;骨折和软组织损伤的出血,渗透到肌组织内形成血肿,血肿机化后产生瘢痕,萎缩和粘连,影响肌纤维的功能,妨碍脊柱的正常活动功能并引起腰背疼痛。在椎体的前部,前纵韧带皱褶,在前纵韧带和椎体之间形成血肿,血肿压迫和刺激自主神经,使胃肠蠕动减弱,致患者伤后腹胀和便秘。

2.椎体后缘骨折块对脊髓神经的压迫

垂直压缩暴力造成椎体爆裂骨折,骨折的椎体厚度变小而周径增加,骨折的碎块向四周裂开并发生移位。X 线片显示椎体左右径与前后径显著增宽,向前移位的骨块,由于前纵韧带的拉拢,除产生血肿刺激神经引起患者胃肠功能紊乱外,无大的危害性,而在椎体的后缘,暴力瞬间,后纵韧带处于牵张状态,破裂的椎体后上部骨块向椎管内移位仅受后纵韧带的张力阻拦,易突破后纵韧带移入椎管内,碎骨块所携带的功能,足以将脊髓摧毁,造成脊髓圆锥和马尾神经的损害。

3.椎间盘对脊髓的压迫

屈曲压缩和爆裂骨折占椎骨折的绝大部分,而此种损伤都伴有椎体的屈曲压缩性改变,前柱的高度丧失均大于中柱,椎间隙呈前窄后宽形态,间隙内压力增高,髓核向张力较低的后方突出,当屈曲压缩的力量大于后纵韧带和纤维环的抗张强度,后纵韧带和纤维环相继破裂,椎间盘进入椎管内,使属于脊髓的有限空间被椎间盘所占据,加重脊髓的损伤。

4.来自脊髓后方压迫

Chance 骨折或爆裂骨折,脊柱的破坏相当严重,黄韧带断端随同骨折的椎板,由后向前压迫脊髓的后部,未发生断裂的黄韧带,张于两椎板之间,有如绷紧的弓弦,挤压硬膜囊。在过伸性损伤中,黄韧带形成皱缩,凸向椎管,同样构成脊髓后部压迫。

5.骨折脱位椎管容积丧失

水平移位性损伤产生的骨折脱,对脊髓的损伤最为严重。在此种损伤中,暴力一般都比较大,脊柱的三柱均遭到严重破坏,脊柱稳定功能完全丧失。上位椎体向一个方向移位1 mm,相应下位椎体向相反的方向移动 1 mm。脊髓的上、下部分别受到来自相反方向的压迫,脊髓内部的压力急剧增加,血供迅速破坏,伤后脊髓功能恢复的可能性极小。

6.脊柱成角、脱位导致脊柱损伤

慢性不稳定脊柱骨折脱位或成角,破坏了脊柱正常的负重力线,长期非生理情况下的负荷,导致成角畸形缓慢加重,引起慢性不稳定,对于那些骨折早期无神经压迫症状的患者,后期由于脊柱不稳定产生的异常活动造成迟发性脊髓损伤,此外脊柱成角本身可造成椎管狭窄,脊髓的血供发生障碍。

(四)临床表现

有明确的外伤史,重者常合并脑外伤或其他内脏损伤,神志清醒者主诉伤区疼痛,肢体麻木,活动无力或损伤平面以下感觉消失。检查见伤区皮下淤血、脊柱后凸畸形。严重骨折脱位者,脱位局部有明显的空虚感,局部触痛,常可触及棘突有漂浮感觉。由于损伤的部位及损伤程度不一,故神经功能可以是双下肢活动正常,亦可表现双下肢完全性瘫痪。神经功能检查,临床常用 Frankel 分级法。括约肌功能障碍,如表现为排便无力、尿潴留、便秘或大小便完全失禁。男性患者阴茎不能有意识勃起,被动刺激会阴或阴茎表现为不自主勃起,如脊髓颈胸段损伤而圆锥功能仍存者;如为脊髓圆锥部的骨折脱位,脊髓低级性中枢遭到摧毁,勃起功能完全丧失。

(五)诊断要点

根据外伤史及外伤后的症状、体征可初步确定为胸腰椎骨折或脱位,并可依感觉、运动功能丧失而初步确定损伤节段,便于进一步选择影像学检查部位。X 线平片是胸腰椎骨折的最基本的影像学检查手段,应常规应用。通常拍正侧位片,根据病情需要可加照斜位或其他位置。单纯压缩骨折正位片可见椎体高度变扁,左右横径增宽,侧位片可见椎体楔形变,脊柱后凸畸形,椎体后上缘骨折块向后上移位,处于椎间水平。爆裂骨折侧位片显示椎体后上缘有大块骨块后移,致伤椎椎体后上部弧形突向椎管内小关节正常解剖关系破坏。骨折脱位者侧位片显示两椎体相对位置发生明显变化,以上位脊椎向前方或前方偏一侧移位摄常见。CT扫描比普通X线检查能提供更多的有关病变组织的信息,因而优越性极大,有条件者应该常规应用。CT片可以显示骨折的类型和损伤的范围,用于单纯椎体压缩骨折,可以显示椎体后缘有无撕脱骨块,骨块是否对硬膜囊形成压迫,有助于决定治疗方法。爆裂骨折CT扫描可以观察爆裂的椎体占据椎管的程度,有助于决定采用何种手术方法减压,并为术中准确解除压迫提供依据。MRI能够较清楚地显示椎管内部软组织的病损情况,在观察脊髓损伤的程度(水肿、压迫、血肿、萎缩)和范围方面较CT优越,对脊柱后柱结构的损伤亦有良好显示,有助于判断脊柱稳定性。

(六)治疗原则

根据脊柱的稳定程度可以采用非手术治疗或手术治疗。非手术治疗主要用于稳定性脊柱骨折,目的在于通过缓慢的逐步复位恢复伤椎的解剖关系,通过脊柱肌肉的功能训练,为脊柱提供外源性稳定,从而避免患者晚期常见的损伤后背痛。手术治疗脊柱损伤的目的在于:解除脊髓神经压迫,纠正畸形并恢复脊柱的稳定性。手术早期稳定性由内固定材料提供,坚强的内固定可以保证患者早下地活动,防止长期卧床导致的各种并发症,加速创伤愈合,恢复机体的生理功能。脊柱稳定性的远期重建,依赖正规的植骨融合。

(七)治疗选择

1.非手术治疗

(1)适应证:用于稳定性脊柱骨折,如椎体前部压缩<50%,且不伴神经症状的屈曲压缩骨折,脊柱附件单纯骨折。

(2)方法:伤后仰卧硬板床,腰背后伸,在伤椎的后侧背部垫软垫。根据椎体压缩和脊柱后凸成角的程度及患者耐受程度,逐步增加枕头的厚度,于12周内恢复椎体前部高度。X线片证实后凸畸形已纠正,继续卧床3周,然后床上行腰背肌锻炼。床上腰背肌锻炼为目前临床上较常用的功能疗法,腰背肌锻炼的目的是恢复肌力,为后期脊柱稳定性重建提供动力基础、预防后期腰背痛与骨质疏松症的出现,过早下地负重的做法不宜提倡,因为有畸形复发可能,尤其是老年骨质疏松的患者,临床上出现慢性不稳定者,大多源于此。

（3）优点：治疗方法简单，无须长时间住院，治疗费用较低。

（4）缺点：卧床时间长，老年患者易出现肺部并发症和压疮，部分病例遗留晚期腰背痛和骨质疏松症，适应证较局限等。

2.手术治疗的目标和适应证

（1）手术治疗的目标：为损伤脊髓恢复功能创造条件（减压和避免再损伤）；尽快恢复脊柱的稳定性，使患者能尽早起床活动，减少卧床并发症；植骨融合后提供长期稳定性，预防顽固性腰背痛的发生。

（2）适应证：适用于多数不稳定性骨折与伴脊髓有明显压迫的骨折、陈旧性骨折椎管狭窄、后凸或侧凸畸形者，近年来，随着微创脊柱外科技术的发展，适应证已进一步扩大，包括单纯压缩骨折、骨质疏松症所致压缩骨折等。

3.手术方法

（1）对有神经症状者应行脊髓神经减压术：脊柱骨折脊髓压迫的因素主要来自硬膜的前方，包括脊柱脱位，伤椎椎体后上缘压迫脊髓前方；压缩骨折，椎体后上角突入椎管压迫脊髓；爆裂骨折，骨折块向后移位压迫脊髓；单纯椎间盘突出压迫脊髓；脊柱呈锐弧后凸或侧凸畸形＞20°，椎管受到压迫性和张力性两种损伤，故应采用硬膜前方减压，经一侧椎弓根的侧前方减压或经两侧椎弓根的环形减压或侧前方入路下直接减压。

（2）内固定：以短节段为主。Lcuque棒或Harrington器械固定，由于节段过长，有一定的缺点，目前应用较少。减压完成后，应使患者维持于脊柱过伸位，在此基础上行内固定，可望使椎体达到良好的复位要求。目前应用的内固定器械包括后路与前路两大类，后路多采用短节段椎弓根螺钉系列，前路多采用短节段椎体螺钉钢板系列或椎体螺钉棒系列。

（3）植骨融合：脊柱融合的要点如下。内固定只能提供早期稳定，后期的永久性稳定需依赖于植骨融合，因而植骨是处理胸腰椎骨折的一个常规手段，必须保证正规、确实的植骨操作。植骨数量要足够，由于植骨是在非生理情况下的骨性融合，因而骨量少，骨痂生成少，有限的骨痂难以承受生理活动所施加的载荷。植骨的质量要保证，异体骨应避免单独应用于脊柱融合，有不少失败的报道，有的后果相当严重，但在前路大量植骨时，自体骨量不够，可混合少量异体骨或骨传导活性载体。大块髂骨植骨质量可靠，并可起到支撑和承载作用，而火柴棒样植骨增加了生骨面积，能较早发生骨性融合，两者可联合应用。究竟是采用前路椎体间融合还是采用后路椎板、横突间融合应根据具体情况决定，决定因素取决于骨折类型、脊髓损伤程度、骨折时间、脊髓受压的主要来源以及患者的一般状况等。通常后路张力侧能同时做到固定与减压,但在脊柱稳定性方面远不如前路椎体间植骨。

三、单纯椎体压缩骨折

单纯椎体压缩骨折为稳定性骨折,临床比较常见,一般不伴有神经损伤,个别患者有一过性肢体麻木乏力,多能在短时间自行恢复,非手术方法治疗能取得良好的效果。

(一)发生机制

多为遭受较轻微的屈曲暴力作用,老年者骨质疏松多由摔倒臀部着地引起,临床病理改变主要体现为脊柱前柱压缩呈楔形改变,不伴有中柱的损伤,后柱棘间韧带部分损伤,少有韧带断裂及关节突骨折与交锁者;因中柱结构完整,椎管形态无改变,脊髓除少数因冲击作用直接损伤外,一般无明显骨性压迫损伤。如椎体压缩不超过50%,脊柱稳定性无破坏。

(二)临床表现

伤后腰背部疼痛,脊柱活动受限。伤区触痛和叩痛(+),少数患者可见轻度脊柱后凸畸形,早期双下肢主动抬腿肌力减弱,这是由于髂腰肌、腰大肌痉挛,伤区疼痛等间接原因所致,不应与神经损伤相混淆。

(三)诊断要点

(1)明确外伤史及伤后腰背部疼痛、伤区触痛及叩击痛。

(2)X线检查:正位片显示伤椎椎体变扁,侧位片示椎体方形外观消失,代之以伤椎前低后高呈楔形变。测量伤椎前缘的高度,一般不低于后缘高度的50%,个别患者在伤椎后上缘可见小的撕脱骨块,骨块稍向上后移位,脊柱中柱、后柱完整性多无破坏。

(3)CT扫描:可见椎体前上部骨折,椎体后部多数正常,椎管各径线无变化。

(4)MRI示骨折区附近硬膜前方有局限性高密度改变,为伤区水肿、充血所致,脊髓本身无异常;后凸严重时可显示椎后软组织区水肿甚至韧带断裂。

(5)青少年患者,就与Scheuermann病相鉴别,后者又称青年性驼背、脊椎骨骺炎或脊椎骨软骨炎,其特点为胸椎长节段、均匀的后凸,相邻多个椎体楔形变。老年患者,尤其是老年妇女,应与骨质疏松胸腰椎楔形变相鉴别,后者无外伤史,骨质疏松明显,亦为多个椎体改变;MRI检查椎体或椎后软组织的信号改变可鉴别。

（四）治疗选择

1.非手术治疗

（1）适应证：单纯椎体压缩骨折。

（2）方法：伤后立即卧硬板床，腰下垫枕，使伤区脊柱前凸以达复位之目的。腰背部垫枕厚度应逐步增加，应以患者能够耐受为度，不可操之过急，尤其是高龄患者，复位过于急促，可导致严重的消化道症状。垫枕开始时，厚度5～8 cm，适应数天后，再增加高度，1周后达15～20 cm。

（3）优点：方法简单，有一定效果。

（4）缺点：不可能达到解剖复位，卧床时间相对较长。

2.手术治疗

少数骨折后腰背部疼痛严重，长时间不能缓解或老年患者不能耐受伤后疼痛和长期卧床者，可采用手术治疗行椎体成形或后凸成形术。

（1）优点：缓解疼痛快，卧床时间短。

（2）缺点：手术有风险，费用开支大。

（五）康复指导

患者伤后1～2周疼痛症状基本消失，此时即应积极行腰背肌功能锻炼。具体做法是：开始时采用俯卧位抬高上半躯体和双下肢（燕子背飞）的方法；腰部力量有所恢复后采用双肩（力量较强者头顶）顶住垫在床头板的枕头上，双手扶床，膝关节屈曲，双足着床，挺腹，将躯干中部上举，以获脊柱过伸，使压缩的椎体前部在前纵韧带、椎间盘组织的牵拉下复位，每天3次，每次5～10下，开始次数和高度要求不过于勉强，循序渐进，并定期摄片，观察骨折复位情况。一般1周后，多能获得满意的复位结果。练习间歇期间应坚持腰背部垫枕，维持脊柱过伸位。3个月后，可下地练习行走。过早下地活动的做法极易造成患者畸形加重并导致远期顽固性腰背疼痛。

（六）预后

单纯胸腰椎椎体压缩骨折无脊髓、神经损伤，且属稳定性骨折，预后较好；但少数患者，特别是老年性骨质疏松症患者，可能遗留后凸畸形及晚期顽固性腰背痛。

（七）研究进展

多年来，胸腰椎椎体单纯压缩骨折的治疗一直主张非手术治疗、卧床为主，但随着人们生活水平的提高，生活质量的要求亦随之提高；近年来，压缩骨折后顽固性腰背痛的报道较多,过去较容易忽略的问题摆上了脊柱外科医师的工作日程,传统手术治疗因其较大创伤难以取得理想的疗效/代价比,微创脊柱外科技术的发展使单纯压缩骨折后期腰背痛的解决成为可能,经皮椎体成形强化、经皮椎体后凸成形等技术较好地解决了晚期后凸畸形和顽固性腰背痛的问题,使早期能够下床活动、防止肺部并发症的出现成为现实。

四、椎体爆裂骨折

椎体爆裂骨折是一类较严重的胸腰椎骨折,因骨折块占据椎管容积,腰以上节段损伤时,通常易出现完全性或不完全性截瘫,腰以下则多数无神经症状,部分出现不同程度的马尾和神经根损伤。

(一)发生机制

多为垂直压缩暴力致伤,病理改变表现为除前柱骨折外,中柱亦遭受破坏,椎体碎裂,向前后、左右移位,向后方椎管内移位的骨块造成脊髓或神经的损害。

(二)临床表现

损伤部位疼痛剧烈,就诊超过 24 小时者伤区明显肿胀。体查见棘突周围皮下大面积淤血、肿胀,棘突后凸畸形,伤区触痛剧烈。损伤平面以下感觉、运动和括约肌功能不同程度发生障碍。

(三)诊断要点

有严重外伤史及伤后腰背部疼痛、肿胀伴有损伤平面以下感觉、运动和括约肌功能障碍者应考虑胸腰椎爆裂骨折的可能。

1.正位 X 线片

显示伤椎椎体高度降低,椎体横径增宽,椎板骨折,弓根间距增宽,椎体正常的解剖征象破坏。侧位片见椎体高度降低,以前方压缩尤为明显,伤椎上方之椎体向前下滑脱,椎间隙变窄,伤椎椎体后方向椎管突入,尤以后上方最剧,并常见有骨折块进入椎管内。可能有棘突骨折或关节突骨折,少数患者关节突骨折累及椎弓根。

2.CT 片

可清晰显示椎体爆裂,骨折块向四周散开,椎体的后缘骨折块向后移位,进入椎管。骨块向后移位严重的一侧,患者神经损伤症状亦重于对侧,如骨块完全占据椎管空间,脊髓神经多为完全性损伤;CT 扫描时应考虑手术治疗的需要,扫描范围应包括上位和下位椎体、椎弓根,以确定是否适合后路短节段内固定物的置入。

3.MRI 图像

显示脊髓正常结构破坏,损伤区上下明显水肿,对判断预后有指导性意义。

(四)治疗选择

根据胸腰椎爆裂骨折的病理机制:脊柱的前、中柱均受累,稳定性破坏;中柱的骨折碎块对脊髓造成直接损伤而导致完全性或不完全性截瘫。治疗目的应是重建脊柱稳定性,去除脊髓压迫,防止进一步及迟发性损伤,为脊髓损伤的康复和患者早期功能锻炼创造条件。治疗方法首选手术治疗,不能因完全性截瘫无恢复可能而放弃手术。

手术方法可以根据患者的情况、医院的条件和术者的经验,分别采用后路经椎弓根减压、椎弓根螺钉系统短节段固定和前路减压内固定。不论取何种方法均应同时植骨行脊柱融合,以获远期稳定。

1.后路经椎弓根减压、椎弓根螺钉系统内固定

常规后正中显露,显露伤椎横突,于上关节突、椎板、横突连接处行横突截骨。咬除椎弓后侧骨皮质,以椎弓根探子探清椎弓根走向,辨清外侧皮质后咬除,仅保留椎弓根内侧及下方皮质,术中尽量保留上关节突,经扩大椎弓根入口进入椎体,以各种角度刮匙行环形刮除椎体碎骨块及上下间隙椎间盘,自椎体后侧采用特殊的冲击器将椎管内碎骨块挤入椎体,减压完成,行椎弓根螺钉固定,并取松质骨泥行椎间隙植骨,融合的范围应包括上、下正常椎的椎板、小关节和横突。

(1)缺点:受减压通道的限制,减压操作较复杂,尤其是上下两个椎间盘的减压更难完成;植骨面的准备也不如前路充分,因此椎体间植骨的效果不如前路直接减压。

(2)优点:手术创伤小,时间短,尤适用于多处严重创伤的病例,能同样达到前方直接减压的目的。

2.前路减压植骨、内固定术

(1)适应证:胸腰椎骨折或骨折脱位不全瘫痪,影像学检查(CT、MRI、造影)证实硬膜前方有压迫存在,就骨折类型来说,最适用于爆裂骨折。陈旧性胸腰椎骨折,后路减压术后,仍残留明显的神经功能障碍且有压迫存在者。胸腰段骨折全瘫者可酌情采用。

(2)禁忌证:①连续 2 个椎体骨折。②心肺情况差或伴有严重合并不能耐受手术打击者。③陈旧性骨折脱位成角畸形严重者;胸椎骨折完全性截瘫且 Mm

证实脊髓横贯伤损伤者。④手术区大血管有严重损伤者。

（3）手术要点。①全麻：患者侧卧位，手术区对准手术台腰桥，两侧垫枕，通常从左侧进入。②手术步骤：经胸腹膜后途径切除第10或第11肋，自膈肌止点1 cm处，弧形切开膈肌和内侧的弓状韧带，到达伤椎椎体，结扎上下椎体之节段血管，推开腰大肌，可见白色隆起的椎间盘，压之有柔韧感，与之相对应的椎体则稍向下凹陷，触之坚硬。仔细辨认病椎、椎弓根和椎间隙，勿损伤走行于椎间隙的神经根和根动静脉。在椎体后缘椎弓根和椎间隙前部，纵行切开骨膜，骨膜下电刀切剥，将椎体骨膜以及其前部的椎前组织一并向前方推开。在椎体切骨之前宜先切除病椎上、下位的椎间盘，用锐刀顺纤维环的上下缘切开手术侧显露的椎间盘，以尖头咬骨钳切除手术侧纤维环及髓核组织，显露病椎的上下壁。以小骨刀切除大部分病椎，超薄枪钳将椎弓根及病椎后侧皮质、碎骨块一一咬除，减压完成后，用锐利骨刀切除病椎上、下及其相对应椎间盘的终板软骨，以利植骨融合。放下腰桥，必要时人工牵引以保证无侧凸畸形，用撑开器撑开椎体的前部以纠正后凸畸形，撑开器着力点位于椎体前半，不可使撑开器发生弹跳，避免误伤周围重要解剖结构。后凸畸形纠正满意后，在撑开情况下确定植骨块的长度及钢板（棒）长度，以不影响上下位椎间关节的活动为准，取自体三面皮质骨髂骨块植骨，松开撑开器，拧入椎体钉，安放动力加压钢板或棒，如Kanaeda器械。冲洗伤口后常规鼓肺检查有无胸膜破裂，再次检查植骨块位置，并在植骨块前方和侧方补充植入松质骨碎块、壁胸膜，牵回腰大肌。放置负压引流，伤口缝合如切开膈肌，应将膈肌原位缝合。术毕严格观察患者呼吸和口唇颜色，并连续监测血氧饱和度。必要时，患者未出手术室前即行胸腔闭式引流术，以防不测。术后卧床时间根据脊柱损伤程度而定，一般2~3个月，并定期拍X线片，观察植骨融合情况。

（4）优点：直视下前路椎管减压，操作相对容易；前路内固定更符合植骨的生物力学要求，融合率较高。

（5）缺点：手术创伤较大，伴多处严重创伤者，特别是严重胸腔脏器损伤患者难以耐受手术。

（五）康复指导

胸腰椎椎体爆裂骨折多伴有完全性或不完全性截瘫，康复治疗不应局限于手术恢复后，早期的主动功能锻炼及水疗、高压氧治疗、药物治疗及针灸均占据重要地位。鼓励咳嗽排痰，勤翻身防压疮。

（六）预后

无论前路手术还是后路手术，减压、植骨融合的效果都是可以肯定的，脊柱的稳定性不难重建；预后与原发脊髓损伤的程度及继发病理改变的程度密切相关。通常不完全性脊髓损伤的恢复较好，完全性脊髓损伤较难恢复，圆锥部位的损伤引起的大小便失禁较难恢复。

（七）研究进展

胸腰椎爆裂骨折的诊断不难，治疗方法较统一，大多数学者一致认为首选手术治疗，但在术式的选择上争议较多。后路椎弓根螺钉系统的出现解决了脊柱三柱稳定性重建的问题，术后短期稳定性由坚强内固定提供，虽然通过后路椎弓根途径行椎体减压已不再是问题，但后路内固定的植骨融合效果不确切。吕国华等认为前路内固定更能满足椎间融合的生物力学要求，传统的侧前方减压植骨内固定创伤较大，采用胸腔镜或腹腔镜下辅助或不辅助小切口技术行侧前方减压、植骨、内固定取得良好疗效，且创伤较小。谭军等认为使用后路椎弓根螺钉系统仅仅能撑开爆裂骨折椎体的周围皮质骨，椎体中央塌陷的松质骨不可能复位，残留的骨缺损将由纤维组织替代，在生物力学性能上无法满足要求，他们主张在后路椎弓根螺钉撑开复位的基础上，后路病椎经椎弓根减压，运用自固化磷酸三钙骨水泥行伤椎加强。迟永龙等则采用后路微创技术行经皮椎弓根螺钉系统内固定，利用后路撑开技术使椎体高度在韧带张力作用下恢复，病椎以磷酸钙骨水泥加强；或采用经椎弓根椎体环形减压、椎体加强以重建脊柱稳定性。

总之，胸腰椎爆裂骨折的治疗进展相当快，从脊柱三柱理论的创立、椎弓根螺钉系统的发明到微创技术的具体应用，国内外学者做出了不懈的努力，使得手术过程逐渐向微创、快速化发展，术后疗效更理想。

五、胸腰椎骨折脱位

（一）发生机制

胸腰椎骨折脱位见于严重平移暴力致伤，多合并脊髓完全性损伤，脊柱严重不稳，术后脊髓功能恢复较差。

（二）临床表现

损伤部位疼痛剧烈，就诊超过 24 小时者伤区明显肿胀。体查见棘突周围皮下大面积淤血、肿胀，棘突排列有阶梯感，伤区触痛剧烈。损伤平面以下感觉、运动和括约肌功能不同程度发生障碍，部分患者合并椎前或腹膜后血肿，刺激胸膜或腹膜,引起呼吸困难或腹胀腹痛等症状。

(三)诊断要点

根据患者的临床症状、体征及影像学检查可确诊。X线检查正侧位片可发现脱位椎体向左右或前后移位,正常脊柱序列严重破坏,伴有小关节、椎板或棘突骨折,有时可见椎体向前严重脱位而后部附件留在原位,伤椎的椎弓部可见很宽的裂隙。脱位超过Ⅱ度者,损伤平面的韧带复合结构均遭完全性破坏。MRI可见脊髓连续性中断,部分脊髓或马尾神经嵌于椎板间隙间加权显示的高信号狭窄区为脊髓损伤水肿、出血所致。

(四)治疗选择

1.非手术治疗

脊柱稳定性完全破坏,非手术治疗很难重建稳定,不利于康复及损伤并发症的预防。伤后卧硬板床,腰下垫软枕复位或在伤后4~8小时行手法复位以利术中在正常的解剖序列下操作,前后移位虽可通过手术器械复位,左右移位术中复位较难,应在术前解决。

2.手术治疗

手术应尽早施行,如拖延时间过长,损伤区血肿机化、粘连形成,复位有一定困难,如反复应用暴力,有误伤血管的可能性。通常采用椎弓根螺钉系统复位内固定术:手术采用全麻,先取大块髂骨条,留作植骨。常规显露并行椎板减压,显露椎板过程中需防损伤暴露于椎板后方的散乱马尾神经,如发现硬膜有破裂应当缝合,不能缝合者,用蒂的骶棘肌瓣覆盖,术中清除椎管内的血肿和骨折块及卷入的韧带组织,切开硬膜,探查脊髓。准确置入椎弓根螺钉,不可完全依靠RF或AF器械固定,必须依靠体位、重力和手术组医师手法协助才能完全复位。复位时,将手术床头端升高30°~40°,助手根据脱位的方向,用狮牙钳夹持脱位平面上、下椎节棘突,施加外力,协助术者纠正脱位、恢复脊柱的正常排列。将切取的大块髂骨条修整,分别植于两侧椎板关节和横突间。

(1)优点:能及时加强脊柱的稳定性,解除对脊髓的压迫,有利于神经的恢复。

(2)缺点:手术有风险,技术要求较高,费用开支较大。

(五)康复指导

术后早期活动,2小时翻身1次,防止并发症,1周后半坐位,鼓励咳嗽排痰,同时加强四肢功能锻炼,尽早使用轮椅。

（六）预后

胸腰椎骨折脱位多伴有严重脊髓损伤，MRI 显示脊髓完全横断的病例，即使经过早期手术减压、固定，神经症状基本无恢复，手术内固定后，患者生活质量得到保证，早期可借助轮椅或功能康复器参加一般活动；长期卧床患者，因多种并发症的影响预后不佳。脊髓圆锥部位的损伤，最难恢复的是括约肌功能，马尾神经损伤多引起下肢的不完全性感觉、运动障碍。

（七）研究进展

胸腰椎骨折脱位是一种较严重的损伤，治疗的难度高，单纯后路短节段椎弓根螺钉系统复位内固定往往难以达到重建脊柱稳定性的目的，传统的方法是借助手法或体位复位使用椎弓根螺钉短节段固定，早期重建脊柱稳定性不成问题，但后期矫正度丢失、迟发性脊髓损伤的不良后果屡有报道。丘勇等使用后路钉钩系统联合复位内固定，取得较好的早期和远期疗效，解决了短节段固定脊柱骨折脱位力学强度不足的问题。与胸腰椎单纯骨折不同的是本类型损伤脊柱三柱均严重损伤，无论内固定的强度多高，远期疲劳无法避免，因此，植骨融合显得尤为重要，远期骨性融合是骨折节段稳定的根本保障。融合的方法包括后外侧横突、关节突、椎板间融合，融合的材料以自体颗粒状或火柴棒式松质骨最好，也可采用大块 H 形单面皮质骨材料。

第四节　骶尾椎损伤

一、骶尾椎损伤机制及特征

骶骨骨折常与骨盆骨折伴发，单纯骶骨骨折很少见。骨盆骨折患者中骶骨骨折的发病率约为 35%（4%～74%）。正常情况下骶骨抗压缩应力很强，而抗剪力和张力较弱；而在骨盆环完整时，除了直接暴力外骶骨只能受到压缩应力作用，所以骶骨骨折常伴发于骨盆骨折。骶骨骨折常常是单侧下肢或者单侧躯体的暴力沿髋骨间接作用于骶骨所致，最常见的应力是张力和剪力。

旋转力：伴发耻骨联合分离或者耻坐骨支骨折的严重暴力。作用于下肢的强大的过伸张力导致髋骨沿骶髂关节的水平轴旋转，如果骶髂关节不旋转（骶髂关节抗这种应力的能力很强），就会发生经 $S_{1\sim2}$ 的骶孔骨折。骨折后髂后上棘上移而髋骨不上移。反方向的髋骨旋转可见耻骨联合端上移，这种损伤相对少见。

杠杆作用：一旦骨盆环的前方被破坏，骨盆的两个半坏产生明显分离，常见于碾压伤或者下肢极度外展。骶髂关节张开到极限，就会产生经骶骨翼的骨折；骨折常常介于第 1、2 骶孔水平之间。其机制类似于完全张开的合页将固定螺钉拔出。反方向的损伤导致耻骨联合端相互重叠，相对少见。

剪切力：坐位时暴力作用于膝部，使半侧骨盆直接向后移位。这种暴力更容易导致髋关节后脱位；但是如果受伤时髋关节轻度外展，就可能导致半侧骨盆向后向上移位，导致骶椎侧块承受剪切力而骨折。

具体到某一例患者各种应力结合到一起并占不同的比例，因此不可能精确地分析某种应力的作用。例如在坠落伤时，身体的重力和下肢、骨盆传导地面的抵抗力共同作用于骶骨水平，使骨盆沿水平轴旋转同时骶骨则受到来自身体重力的作用而产生垂直向尾侧移位的倾向，从而导致骶骨的横行骨折。

二、骶尾椎损伤诊断

（一）骶尾损伤的分类

目前尚无统一的骶骨骨折分类方法。骶骨骨折分类总体而言可以分为三种。

第一种分类方法是将骶骨骨折作为骨盆环损伤的一部分。Letournel、Tile 等将骨盆骨折按照损伤机制和骨盆的稳定程度分为 3 种类型，在此基础上发展成为 AO-ASIF 分类。①A 型骨折：单纯髂骨骨折或骶尾骨骨折，由于骨盆后弓仍保持完整，骨盆稳定性不受影响。②B 型骨折：由旋转暴力而致伤，骨盆环的完整性受到不完全破坏，骨折表现为旋转不稳。B1 型为单侧"翻书样"（open book）外旋损伤；B2 型为侧方挤压性内旋损伤，骶骨前方受到撞击而发生压缩骨折，同时合并对侧或双侧的耻骨支骨折；B3 型则损伤更为严重，表现为双侧的翻书损伤或内旋损伤。③C 型骨折：为一侧或双侧骨盆环的完全性断裂，不仅表现为旋转不稳，而且存在后方及垂直不稳。此时骶骨骨折已不应被作为孤立性损伤来对待，而是应将其作为不稳定性骨盆骨折的一部分来处理。

第二种骶骨骨折分类方法针对累及腰骶交界的骨折，这类骨折非常不容易诊断。腰骶韧带非常坚强，除非有骨质疏松，这个节段的损伤通常只发生于高能量外伤。Isler 根据主要骨折线相对于 $L_5\sim S_1$ 椎小关节的位置，以及腰骶交界稳定性将这种损伤分为三型（图 3-21）。Ⅰ 型，$L_5\sim S_1$ 椎小关节外侧的经骶骨翼的骨折,这种骨折不影响腰骶的稳定性,但是可能影响骨盆环稳定性;Ⅱ型,经L₅～S₁椎小关节的骨折,这种骨折可能会影响腰骶稳定性及骨盆的稳定性,可伴有不同程度移位和神经损伤;Ⅲ型:累及椎管的骨折,这类骨折都不稳定,如果是双侧骨折则可以导致腰骨盆分离,需要予以固定。

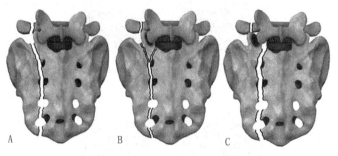

图 3-21　骶骨骨折的 Isler 分型

最后一种骶骨骨折分型强调骶骨的内在特征。根据 Denis 分区对骶骨骨折进行分类,即 1 区(骶孔外侧)骨折、2 区(累及骶孔但未累及骶管)骨折和 3 区(累及骶管)骨折。

Roy-Camille、Strange-Vognsen 和 Lebch 将 Denis Ⅲ区的横行骨折进一步进行分类(图 3-22)。Ⅰ型损伤最轻,表现为后凸畸形而没有移位或者轻度移位;Ⅱ型骨折表现为后凸畸形,骶骨不完全向前脱位;Ⅲ型表现为骶骨完全脱位;Ⅳ型骨折包含的范围比较大,包括伴有 S₁ 椎体粉碎性骨折的全部上述 3 个类型的骨折,这种类型的骶骨骨折非常少见。Roy-Camille 的骨折分型仅考虑到发生于 S₁～₂的横行骨折;但是在少数情况下,横行骨折也可以发生于 S₃ 以下。根据横行骨折发生的位置,又将发生于 S₁～₂的骨折称为高位骶骨骨折,发生于 S₃ 以下的骨折称为低位骶骨骨折。

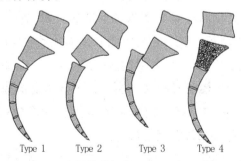

Type 1　Type 2　Type 3　Type 4

图 3-22　骶骨骨折的 Ryo-Camille 分型

而 Gibbons 等则将 Denis Ⅲ型骨折又分为两型:纵行和横行骨折。纵行常伴有严重的骨盆损伤;横行常见于高处坠落伤和交通伤,常伴有严重的神经损伤,又称为跳跃者骨折,或自杀者骨折。当横行骨折同时伴有纵行骨折时,根据骨折线的形状,可以将骶骨骨折分成 H、U、L 及 T 型骨折(图 3-23)。

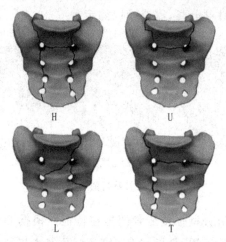

图 3-23　按骨折线形状对骶骨骨折进行分型

此外,根据骶骨骨折的原因不同还可分为暴力性骨折和骶骨不全骨折(SIF)。骶骨不全骨折是指非肿瘤因素引起的骶骨强度下降而发生的应力性骨折,好发于 60 岁以上的女性。

(二)物理检查

据报道,有 24%～70%的骶骨骨折患者在首诊时被漏诊。骶骨骨折的延误诊断可能会对患者的预后产生不良影响。骶骨骨折的患者常常有多发损伤。对于高能量钝性损伤的患者必须进行全面的物理检查;尤其是对于有骨盆周围疼痛的患者更应该高度警惕骶骨损伤,应全面检查骨盆环的稳定性。

除了检查患者的运动和感觉功能以及下肢的反射,神经系统检查还应当包括肛门指诊,并记录肛门括约肌的自发收缩和最大主动收缩的力量,肛周 $S_{2\sim5}$ 支配区轻触觉和针刺觉的情况,以及肛周刺激收缩反射、球海绵体反射和提睾反射的情况。女性患者怀疑有骶骨骨折时应当考虑进行阴道检查。除了支配膀胱和直肠的神经受损外,外伤和骨折移位也可能会损伤支配生殖系统功能的神经。必要时需要请泌尿外科及妇科医师会诊。

骶骨骨折,尤其是伴有神经系统损伤时需要对双侧下肢的血供进行检查。除了评估远端的动脉搏动情况外,还应当测量踝臂指数。发现异常时应当考虑行下肢血管造影。

骨盆周围有软组织损伤时应当考虑到有骶骨骨折的可能性。如果有皮下积液，提示腰骶筋膜脱套伤，应当特别重视；因为经该区域的手术感染风险很高、切口不易愈合。

骶骨骨折的患者常常伴发胸腰椎骨折，在进行神经损伤评估时，应当全面地检查分析。

（三）影像学检查

常规的骨盆 X 线正侧位片表现为骶孔线、椎间盘线的异常，如模糊、中断、消失、结构紊乱、硬化、左右不对称等征象。

1.脊髓造影检查

脊髓造影解决了脊神经根不能显影的困难，同时理想的脊髓造影片也可对 S_1、S_2 以上脊神经根袖内的部分神经显影，而对于 S_2 以下骶神经根、硬脊膜外神经根、骶丛神经、坐骨神经均不能显影。

2.CT 检查

CT 检查能很好地显示骨结构，确定骨折部位，显示椎管形态及椎管内有无骨折块。

3.MRI 检查

MR 较其他影像技术对神经、软组织有良好的显像，采用先进的 MRI 技术，使用适当的表面线圈和脉冲序列能够获得较清楚的周围神经影像。

4.放射性核素扫描（^{99m}Tc）

诊断骶骨不全骨折（SIF）的敏感性很高，表现为单侧或双侧骶骨翼上位于骶髂关节与骶孔之间核素异常浓聚。不过此种检查特异性差，炎症、肿瘤也可有浓聚征。

三、骶尾椎损伤的治疗

处理骶骨骨折患者时，必须首先遵循创伤患者诊治的总体原则。骶骨骨折时常伴有骨盆环的破坏、神经根损伤、马尾神经损伤以及脊柱的损伤，它们之间相互影响。总体而言，应当根据骨盆环和腰骶的稳定性、神经损伤情况以及患者的全身状况来制订治疗方案。

骶骨骨折应当初步分为以下四类：①伴有稳定或不稳定性骨盆环损伤；②伴有腰骶椎小关节损伤；③伴有腰骶分离；④伴有神经损伤及马尾神经或脊髓压迫。

(一)伴有骨盆环损伤的骶骨骨折

必须对骨盆环的稳定性进行评估。当存在明显的骨盆环不稳定时,需要对骨盆环进行初步的复位和固定;方法包括骨牵引、外固定架、骨盆固定带、骨盆钳等。这些方法都可以达到复位骨折、减少出血的目的。如果患者的血流动力学不稳定,可以考虑进一步行血管造影栓塞。

对于骨盆环稳定的患者,并且无神经损伤、软组织损伤也较轻,保守治疗效果比较好。具体方法:对于无移位的稳定骨折采用卧床休息,早期不负重下床活动;对于移位的骶骨骨折可手法复位后行骨牵引,牵引复位时需要准确地设计好牵引的方向和力量。牵引重量一般为患者自身体重的 $1/5\sim1/4$,牵引时间应在伤后 24 小时内完成且不少于 8 周。

(二)伴有腰骶椎小关节损伤的骶骨骨折

Isler 第一个提出了腰骶交界损伤与不稳定性骶骨骨折的关系。他提出骨折线经过 S_1 上关节突或者位于 S_1 上关节突内侧的垂直型骶骨骨折会影响腰骶交界的稳定性。他还发现腰骶交界损伤与半骨盆脱位有关。这种类型的损伤见于 38% 的垂直不稳定型骶骨骨折和 3.5% 的旋转不稳定型骶骨骨折。

但是 Isler 可能低估了伴有腰骶椎小关节损伤的骶骨骨折的发病率,因为限于那个时代的影像学检查条件,很多病例可能漏诊了。对于经骶孔的尤其是伴有移位的骶骨骨折,应当考虑腰骶交界损伤的可能,应当行进一步检查。一旦确诊,应进行手术固定。

(二)腰骶脱位的骶骨骨折

腰骶脱位,也称为创伤性腰骶前脱位,非常少见。临床表现为腰椎滑脱至骶骨前方,可能伴有双侧 $L_5\sim S_1$ 椎小关节脱位、同侧的椎小关节骨折、或者经骶骨椎体的骨折。可能有多种受伤机制,都属于高能量损伤。

腰骶脱位非常少见、表现通常不典型,而且患者的病情通常都非常重,所以腰骶脱位在首诊时常漏诊。脊柱骨盆分离(也称为 U 型骶骨骨折)的损伤与此类似,治疗相当困难。它们的共同特征是骶骨与腰椎及骨盆分离,都是高能量损伤所致,患者存活的概率很小。这种损伤高度不稳定。

固定方法包括骶髂螺钉、接骨板螺钉及腰椎-骨盆桥接固定等。因为发病率很低,虽然各种方法都有一定的临床应用效果的报道,但是各种固定方法的优缺点及临床适应证目前还无法准确评价。

(四)伴有神经损伤和压迫的骶骨骨折

神经损伤的情况对治疗方法的选择也有指导作用。马尾神经完全横断的患者减压固定手术的重要性比马尾神经不完全断裂患者就差一些。

骶骨骨折手术治疗指征是：有神经损伤的表现同时存在神经压迫的客观证据，伴有软组织裂伤以及广泛的腰骶结构损伤。对于多发伤患者固定骶骨骨折后早期活动，可作为相对手术指征，有利于患者康复。手术的目的是稳定骨折、恢复腰骶对线、改善神经状态、充分的软组织覆盖以及改善全身状况。

(五)减压

骶骨骨折时神经损伤的程度不同；轻者可为单一神经根病变，重者可能马尾神经完全横断。横行骶骨骨折时马尾神经完全断裂的发生率是 35％。根据骶骨骨折的移位和成角情况，骶神经根可能会受压、挫伤或者受牵拉。因此可以通过骨折复位间接减压，也可以通过椎板切除或骶孔扩大来直接减压。对于马尾神经横断或者骶神经根撕脱的患者，单纯减压是没有意义的。

减压手术没有绝对的适应证，术后的结果也无法预测。然而在伴有神经损伤的骶骨骨折患者，骨折愈合后神经周围纤维化、骶管及骶孔内瘢痕的形成会令骶神经根减压更加困难。因此，神经减压最好在受伤后的 24～72 小时内完成。对于伴有足下垂的患者行保守治疗或者延期手术，75％的患者预后差。尽管 L_5 神经根在骶骨水平位于椎管外，但是骶骨翼的骨折块向上向后移位可能会导致 L_5 神经根受牵拉、压迫甚至卡压于骨折块与 L_5 横突之间，需要手术减压。

(六)固定

骨折的手术固定通常是与减压同时进行的，因为减压本身就可能会加重不稳定。固定手术指征包括伴有骨盆环或腰骶不稳定以及软组织裂伤的骶骨骨折。固定方法包括前方骨盆固定、骶髂螺钉、骶骨直接固定以及腰骨盆固定等。建议对大多数骶骨骨折患者采用骶髂螺钉固定。

对于需要手术固定的骶骨骨折，应当首先考虑到恢复骨盆前环的稳定性。利用接骨板、外固定架等固定骨盆前环，可以增加骨盆后方结构（包括骶骨）的稳定性。在俯卧位行后路手术时，前方固定还可以起到保护骨盆的作用。但是对伴有垂直不稳定骨盆骨折的骶骨骨折，单独固定骨盆前环并不能为骶骨骨折提供足够的稳定性，还应当手术固定骶骨骨折。

骶骨固定方法的选择不单纯取决于骨折的移位程度和生物力学需要，还应当考虑到局部软组织条件。理想的固定系统应当能够提供足够的生物力学稳定性,同时对软组织刺激小、软组织并发症(如伤口裂开、感染等)少。大多数的骶骨骨折都可以用骶髂螺钉固定。

1.骶髂螺钉

最初设计用于骶髂关节损伤的骶髂螺钉在治疗垂直型骨盆后方损伤及骶骨骨折时非常有用,在 U 型骶骨骨折的治疗中也取得了很好的疗效,但是很少用于横行骶骨骨折。患者仰卧位或俯卧位,可以在透视条件下经皮植入螺钉。螺钉的植入高度依赖于透视成像。这种技术的安全性已经得到广泛验证。相对常见的并发症包括骨折复位的丢失和骨折复位不良,神经损伤或肠道结构损伤非常少见。考虑到骶孔可能会受损,应当避免加压。骶骨翼及骶骨斜坡的解剖存在变异,这种解剖变异可能会导致植入螺钉过程中的神经损伤。此外,经皮骶髂螺钉固定不适用于腰骶严重解剖异常以及无法闭合复位的患者。

2.骶骨棒

后路骶骨棒固定手术简单、安全、创伤小。缺点是:①过度加压可能致骶骨压缩骨折加重,损伤骶神经。②双侧骶髂关节脱位或骨折不适用。③髂后上棘损伤也不适用。骶骨棒适用于 Denis Ⅰ 型骨折,如用于 Denis Ⅱ 型、Denis Ⅲ 型骨折,骶骨棒的横向加压作用可能引起或加重骶神经损伤。骶骨棒加外支架治疗也可用于治疗 Tile C 型骨折,能够达到很好的复位固定,也可将骶骨棒穿过髂骨、骶骨,然后穿过对侧髂骨固定,用于双侧骶髂关节脱位或骨折、中度分离骨折,甚至产后骨盆带不稳定者。由骶骨棒和 CD 棒组合而成的 π 棒也可用于治疗骶骨骨折,由于有 CD 棒的纵向支撑对抗骶骨的垂直移位,骶骨棒无须加压过紧,对于 Ⅱ、Ⅲ 型骨折可使用在髂后棘内侧的螺帽防止过度加压,从而避免损伤骶神经。由于骶骨的复杂化和个体变化大,骶骨棒固定方法操作复杂、难度大、技术要求高,术前应仔细设计骶骨棒的通道。

3.三角接骨术

三角接骨术即联合应用椎弓根螺钉系统和骶骨横行固定系统(骶髂螺钉或骶骨接骨板),适用于治疗垂直剪力引起的骶骨骨折,提供了多平面的稳定,术后即可下床,疗效良好。对于垂直不稳定骶骨骨折治疗,三角固定接骨较单独应用骶髂螺钉固定更稳定。三角固定为静力固定,虽然固定牢靠,但可能产生应力遮挡效应而影响骨愈合,且手术创伤大。

4.接骨板

后路或前路接骨板固定骨盆前环骨折合并骶髂关节骨折,可采用后侧小块接骨板局部固定骶髂关节骨折,单纯后侧接骨板固定的抗分离及抗旋转能力与单枚骶髂螺钉固定相近,但比2枚骶髂螺钉固定差。也可采用2块3~4孔重建接骨板前路固定,前路接骨板固定可解剖复位,提高关节的稳定性,其缺点为:①对骨折仅起连接作用,抗旋转作用差,不能早期下地。②手术创伤大,前路显露困难,操作复杂,出血多。

5.锁定加压接骨板

随着内固定器材的发展,锁定加压接骨板的出现,微创技术的要求及骨质疏松症患者的增多,近来出现了引入内支架治疗骶骨骨折的理念,将LCP用于骶骨骨折治疗。LCP可用于骨质疏松症患者或骨质薄的患者(Denis Ⅱ型、Denis Ⅲ型骨折及粉碎性骨折)。LCP固定创伤小,不足之处在于费用较高。

6.腰椎-骨盆桥接固定

在改良Galveston技术基础上发展而来的腰椎-骨盆固定技术包括L_3~S_2椎弓根螺钉、髂骨钉、骶髂钉、Jackson棒、纵向的连接棒以及横联构成,适用于伴腰骶不稳定的骶骨骨折。通过腰椎-骨盆桥接提供腰骶及骶骨骨盆间的稳定性。患者可以不借助支具早期活动。手术过程中可以进行广泛的神经根减压,还可以与骶髂螺钉联合应用。对于腰骶交界部骨折以及L_5~S_1椎间盘突出的患者还可以行L_5~S_1的椎间融合。近年来,该方法得到不断改进,应用也越来越多,但是该技术对软组织条件要求高,内固定断裂、深部感染、切口愈合困难等并发症不容忽视。

(七)骶骨不全骨折的治疗

几乎所有学者都认为卧床休息是最好的治疗方法,可有效控制疼痛,一般1个月内疼痛缓解,6~12个月内疼痛消失。同时应针对骨质疏松治疗。但也有学者主张早期下床活动,因为骶骨不全骨折属于稳定性骨折,不需手术,且患者多为老年人,卧床休息时间过长将导致肌肉、心脏、呼吸、消化、泌尿生殖、血管、内分泌等系统的并发症,严重影响SIF患者的治疗效果和生活质量,某些并发症甚至会导致患者死亡。在控制疼痛、严密监控的情况下,让患者借助支撑物早期下床活动将会有效减少上述并发症,并可减少患者的住院时间和费用。近年来兴起的骶骨成形术为SIF的治疗提供了新的选择;这项技术可以达到即刻缓解疼痛的目的,但是目前还没有随机对照的临床研究和长期临床应用结果的报道。

(八)尾骨骨折的治疗

1.非手术疗法

非手术疗法包括急性期和慢性期的治疗。

(1)急性期：卧床休息 3～5 天后逐渐下床活动，坐位时垫以充气物或海绵垫。对有骨折移位者，在局部麻醉下通过肛门指诊行手法复位（采取上下滑动、加压，以使远折端还纳原位），3 天后再重复 1 次。由于肛周肛提肌的牵拉作用，常难以获得理想复位。

(2)慢性期：可行理疗、坐浴等疗法，并注意局部勿多受压。病重者，可行骶管封闭疗法，每周 1 次，3～4 次为 1 个疗程。对症状顽固者，可酌情行尾骨切除术。

2.手术疗法

手术疗法主要为尾骨切除术。

手术病例选择：主要是尾骨损伤后长期疼痛且无法缓解的病例。其具体原因不明确，可能是由于瘢痕组织压迫尾神经所致。

第五节 脊 髓 损 伤

一、脊髓损伤的定义与分类

(一)定义

脊髓损伤(spinal cord injury,SCI)是指由于外界直接或间接因素导致脊髓损伤，在损害的相应节段出现各种运动、感觉和括约肌功能障碍，肌张力异常及病理反射等的相应改变。

脊髓损伤的程度和临床表现取决于原发性损伤的部位和性质。脊髓损伤是脊柱骨折的严重并发症，由于椎体的移位或碎骨片突出于椎管内，使脊髓或马尾神经产生不同程度的损伤。胸腰段损伤使下肢的感觉与运动产生障碍，称为截瘫，而颈段脊髓损伤后，双上肢也有神经功能障碍，为四肢瘫痪，简称"四瘫"。

(二)病理生理

脊髓损伤后病理过程分为 3 期。①急性期：伤后立即出现组织破裂、出血，数分钟即出现水肿，1～2 小时肿胀明显，出血主要在灰质，毛细管内皮肿胀，致伤段缺血、代谢产物蓄积，轴突变性、脱髓鞘。②中期：损伤中心区坏死碎片被巨噬细胞移除，胶质细胞和胶原纤维增生。③晚期：大约半年后，胶质细胞和纤维组织持续增生,取代正常神经组织,完全胶质化。

病理上按损伤的轻重可分为脊髓震荡、脊髓挫裂伤和出血、脊髓压迫、脊髓横断伤。

1.脊髓震荡

脊髓震荡与脑震荡相似,是最轻微的脊髓损伤。脊髓遭受强烈震荡后立即发生弛缓性瘫痪,损伤平面以下感觉、运动、反射及括约肌功能全部丧失。因在组织形态学上并无病理变化发生,只是暂时性功能抑制,在数分钟或数小时内即可完全恢复。

2.脊髓挫伤与出血

脊髓挫伤与出血为脊髓的实质性破坏,外观虽完整,但脊髓内部可有出血、水肿、神经细胞破坏和神经传导纤维束的中断。脊髓挫伤的程度有很大的差别,轻的为少量的水肿和点状出血,重者则有成片挫伤、出血,可有脊髓软化及瘢痕的形成,因此预后极不相同。

3.脊髓压迫

骨折移位,碎骨片与破碎的椎间盘挤入椎管内,可以直接压迫脊髓,而皱褶的黄韧带与急速形成的血肿亦可以压迫脊髓,使脊髓产生一系列脊髓损伤的病理变化。及时去除压迫物后,脊髓的功能可望部分或全部恢复;如果压迫时间过久,脊髓因血液循环障碍而发生软化、萎缩或瘢痕形成,则瘫痪难以恢复。

脊髓压迫可分为原发性脊髓损伤与继发性脊髓损伤。前者是指外力直接或间接作用于脊髓所造成的损伤,后者是指外力所造成的脊髓水肿、椎管内小血管出血形成血肿、压缩性骨折以及破碎的椎间盘组织等形成脊髓压迫所造成的脊髓的进一步损害。

(1)原发性脊髓损伤。①脊髓休克:当脊髓与高位中枢断离时,脊髓暂时丧失反射活动的能力而进入无反应状态的现象称为脊髓休克。临床上主要指脊髓损伤的急性期,表现为弛缓性瘫痪,出现肢体瘫痪、肌张力减低、腱反射消失、病理反射阴性,休克期一般持续2～4周,随后肌张力逐渐增高,腱反射活跃,出现病理反射,但是脊髓功能可能无恢复。②脊髓挫伤:血管损伤;神经细胞损伤;神经纤维脱髓鞘变化。有不同程度瘫痪表现,有后遗症,程度不同,表现不同。③脊髓断裂:伤后4小时断端灰质出血、坏死,白质无改变;24小时断端中心损害,白质开始坏死;伤后72小时达到最大程度,3周病变结束成为瘢痕。

(2)继发性脊髓损伤。①脊髓水肿:创伤性反应、缺氧、压迫均可造成脊髓组织水肿,伤后3～6天最明显,持续15天。②脊髓受压:移位的椎体、骨片、破碎的椎间盘均可压迫脊髓组织,及时解除压迫后,脊髓功能有可能全部或大部恢复。③椎管内出血:血肿可压迫脊髓。

4.脊髓断裂(脊髓横断伤)

脊髓的连续性中断,可为完全性或不完全性。不完全性常伴有挫伤,又称挫裂伤。脊髓断裂后恢复无望,预后恶劣。

(三)病因分类

脊髓损伤是因各种致病因素(外伤、炎症、肿瘤等)引起的脊髓的横贯性损害,造成损害平面以下的脊髓神经功能(运动、感觉、括约肌及自主神经功能)的障碍。脊髓损伤可根据病理情况、致病因素及神经功能障碍情况进行分类。

1.外伤性脊髓损伤

外伤性脊髓损伤是因脊柱脊髓受到机械外力作用,包括直接或间接的外力作用造成脊髓结构与功能的损害。脊柱损伤造成了稳定性的破坏,而脊柱不稳定是造成脊髓损伤,特别是继发性损伤的主要原因。

(1)直接外力:刀刃刺伤脊髓或子弹、弹片直接贯穿脊髓,可造成开放性的脊髓损伤。石块或重物直接打击于腰背部,造成脊柱骨折而损伤脊髓。

(2)间接外力:交通事故、高处坠落及跳水意外时,外力多未直接作用于脊柱、脊髓,但间接外力可引起各种类型不同的脊柱骨折、脱位,导致脊髓损伤。间接外力作用是造成脊柱、脊髓损伤的主要原因。

2.非外伤性脊髓损伤

非外伤性脊髓损伤的发病率难以统计,有的学者估计与外伤性脊髓损伤近似。非外伤的脊髓损伤的病因很多,Burke 与 Murra 将非外伤性脊髓损伤的原因分为两类。

(1)发育性病因:发育性病因包括脊柱侧弯、脊椎裂、脊椎滑脱等。脊柱侧弯中主要是先天性脊柱侧弯,易引起脊髓损伤;而脊椎裂主要引起脊髓栓系综合征。

(2)获得性病因:获得性病因主要包括感染(脊柱结核、脊柱化脓性感染、横贯性脊髓炎等)、肿瘤(脊柱或脊髓的肿瘤)、脊柱退化性、代谢性、医源性等疾病。

(四)临床分类

1.完全性脊髓损伤

损伤后在病理上损伤平面的神经组织与上级神经中枢的联络完全中断。临床上表现为损伤的神经平面以下:①深、浅感觉完全丧失,包括鞍区感觉;②运动功能完全丧失;③深、浅反射消失;④大小便功能障碍,失禁或潴留。急性脊髓损伤的早期,常常出现脊髓休克,主要表现为肢体瘫痪、肌张力减低、腱反射消失、病理反射阴性。休克期长短各异,短则2周,长则可达2个月。休克期过后,损伤平面以下脊髓功能失去上运动神经元的抑制,表现出损伤平面以下肌张力增高、腱反射亢进、病理征阳性,即痉挛性瘫痪。但是患者仍然表现为全瘫,不能自主活动,感觉障碍,括约肌功能障碍。

2.不完全性脊髓损伤

损伤后损伤平面以下感觉与运动功能,或者括约肌功能不完全丧失。如损伤平面以下可以无运动功能,但是存有感觉,包括鞍区感觉,也可以保留部分肌肉的运动功能。而无感觉功能。包括以下4个类型:脊髓半侧损伤综合征(Brown-Sequard综合征)、中央型脊髓损伤、前侧型脊髓损伤、脊髓后部损伤。

(1)脊髓半侧损伤综合征:常见于颈椎或胸椎的横向脱位损伤,亦可见于锐器刺伤半侧脊髓,损伤了同侧的下行运动纤维(皮质脊髓束),也损伤了对侧传过来上行的感觉束(丘脑脊髓束)。临床表现为伤侧平面以下运动功能及深感觉障碍,对侧浅感觉和皮肤痛、温觉障碍。

(2)中央型脊髓损伤综合征:常见于颈椎后伸损伤和颈椎爆裂性骨折,脊髓受到前后方挤压,导致中央部位缺血(或出血)损伤,而周边相对保留。临床表现为运动感觉障碍,上肢瘫痪症状较下肢重,近端重于远端;圆锥部位神经功能大多保留,浅感觉多保留。

(3)前侧型脊髓损伤综合征:常见于颈椎爆裂骨折或者颈椎后伸损伤,损伤了脊髓前部,而脊髓后方未受到损伤。临床表现为损伤平面以下深感觉、位置觉保存,浅感觉和运动功能受到不同程度的损伤。

(4)脊髓后侧损伤:较少见,常见于椎板骨折向内塌陷压迫脊髓后部,而前侧脊髓未受到损伤,临床表现为脊髓深感觉障碍或者丧失,运动功能保留或轻度障碍。

3.无骨折脱位脊髓损伤

(1)颈椎无骨折脱位脊髓损伤:颈椎无骨折脱位脊髓损伤多见于中老年人,跌倒或者交通意外等导致头部碰撞,致头颈部过伸(或者过度屈曲)损伤。这类患者通常既往有颈椎病史或颈椎管狭窄的病理基础。临床多为不全性脊髓损伤的表现,严重时也可能出现完全性脊髓损伤。因为患者既往有颈椎病史,所以部分患者有肌张力增高、腱反射亢进、病理征阳性的上运动神经元损伤的表现。MRI能够显示狭窄的椎管和脊髓损伤的表现。儿童在车祸伤或者高处坠落伤时,颈椎过度屈曲和拉伸,也可能出现脊髓损伤,但是较少见。

(2)胸椎无骨折脱位的脊髓损伤:胸椎无骨折脱位的脊髓损伤主要发生于儿童和青壮年,多数因为严重的外伤、碾压伤和砸伤直接作用于胸腰部脊髓导致损伤,也可见于儿童的过度训练致伤。临床表现为损伤平面以下的脊髓功能障碍,多数为完全性脊髓功能障碍,可能与损伤时脊髓直接受损、脊髓血管缺血、脊髓内压力增高有关。

4.圆锥损伤

脊髓圆锥在第一腰椎平面水平,故腰第一腰椎体骨折脱位是圆锥损伤最常见的原因。损伤后出现鞍区、肛周、阴茎的感觉障碍,肛门括约肌和尿道括约肌功能障碍,球海绵体反射、肛门反射消失,患者出现大小便功能障碍。

5.马尾神经损伤

第二腰椎以下为马尾神经损伤,由于马尾神经相对耐受性好,而且是周围神经,故损伤的表现多数为损伤神经的支配区感觉、运动功能障碍或者大小便功能障碍。

二、脊髓损伤病理机制

目前普遍认为急性脊髓损伤包括原发和继发损伤两个阶段。既然原发性损伤已经发生,那么对于到医院治疗的患者。医师的目的就在于尽最大可能减少继发性损伤。

在原发损伤基础上发生的多种因素参与的序列性组织自毁性破坏的过程称为继发性损伤。脊髓继发损伤是脊髓组织对创伤所产生的组织反应,组织反应可加重脊髓原发损伤。其程度取决于原发损伤的大小,一般不会超过原发损伤的程度。

(一)脊髓原发与继发损伤的定义

1.脊髓原发损伤

脊髓原发损伤指受伤瞬间外力或骨折脱位造成脊髓的损伤。根据损伤的程度,临床可见脊髓组织破碎或断裂,亦可见脊髓外形完整,但由于血管和组织细胞损伤,常导致出血、血管闭塞、循环障碍、组织细胞水肿等。

2.脊髓继发损伤

脊髓继发损伤指组织遭受外力损伤后,组织细胞对创伤发生的系列反应与创伤的直接反应分不开,包括出血、水肿、微循环障碍等。此外,还包括组织对创伤发生的生化分子水平反应等,如钙通道改变、自由基蓄积、神经递质内源性阿片增加、细胞凋亡加快、一氧化氮及兴奋性氨基酸增加等。组织的这些变化,使该处的组织细胞受到损伤,加重损伤。对继发损伤的两点说明:①继发损伤是在组织受伤后发生的生化分子水平的反应,是在受伤的生活组织中发生,组织破碎、细胞死亡,则无从发生反应。②脊髓原发损伤程度决定脊髓继发损伤程度。组织受伤重,其组织反应也重;组织受伤轻,其组织反应也轻。

(二)完全脊髓损伤的原发与继发损伤

1.完全脊髓损伤的组织病理学改变

在实验中,完全脊髓损伤模型的脊髓组织并未破裂,但损伤不可逆转。伤后30分钟,可见伤段脊髓灰质出血,有多个出血灶;伤后 6 小时,灰质中神经细胞退变、坏死;伤后 12 小时,轴突退变,白质出血,灰质开始坏死;伤后 24 小时,白质也坏死,致该节段脊髓全坏死,失去神经组织,以后则由吞噬细胞移除坏死组织,并逐渐由胶质组织修复,大约 6 周,达到病理组织改变的终结。这一完全脊髓损伤的过程是进行性加重的过程。

Tator 将此过程分为损伤期、继发反应损伤期和后期。

Kakulas(1999 年)将人体完全脊髓损伤的组织病理学改变归纳为 3 期。①早期:即急性期,伤后即刻发生组织破裂出血,数分钟出现水肿,1～2 小时肿胀明显。出血主要在灰质,尚存的毛细血管内皮细胞肿胀,伤段血供障碍,细胞缺血坏死,轴突溃变。②中期:即组织反应期,在伤后数小时开始,代谢产物蓄积,白细胞从血管壁中移出成吞噬细胞,移除坏死组织及发生一系列生化改变,24 小时胶质细胞增多,断裂轴突溃变,5～7 天胶质增生。③晚期:即终期,坏死组织移除后遗留囊腔,胶质增生,有的囊腔内有胶质细胞衬里,有的伤段脊髓完全胶质化,约 6 个月后组织改变结束。

在临床上,24～48 小时内手术常见的脊髓伤段改变:脊髓和硬膜断裂、硬膜破口、豆腐状脊髓组织溢出,说明脊髓伤段碎裂。亦可见脊髓和硬膜的连续性存在,伤段硬膜肿胀,触之硬,硬膜下脊髓呈青紫色出血、苍白缺血或脊髓稍肿胀,外观近于正常,背侧血管存在。

2.继发损伤与原发损伤的关系

发生完全脊髓损伤后,继发损伤的反应主要在脊髓伤段的两端紧邻生活组织处,可发生退变甚至坏死。

如脊髓断裂或碎裂节段原始有 2 cm 长度者,由于两端组织坏死,坏死长度可达 3 cm。

(三)不全脊髓损伤的原发与继发损伤

1.不全脊髓损伤的病理组织学改变

不论实验观察、Kakulas 人体不全脊髓损伤解剖所见,还是临床手术所见,不全脊髓损伤后脊髓伤段外观正常或稍肿胀,早期可见灰质中出血灶,从伤后即刻至伤后 24 小时,出血灶虽有所扩大,但未导致大片白质出血;晚期可见囊腔形成。严重的不全脊髓损伤,灰质发生坏死,部分白质保存;轻度不全脊髓损伤,灰质中神经细胞退变,大部分白质保存。因此,不全脊髓损伤多可恢复,但不能完全恢复。

2.不全脊髓损伤的继发损伤

在脊髓伤段及其邻近部位可发生继发损伤的组织反应,由于脊髓组织原发损伤轻,其组织反应也轻,继发损伤的程度也轻,并未超过脊髓原发损伤程度。这主要表现在:①在组织学上,伤后 24 小时,未见组织损伤加重;②继发损伤的动物实验模型均为不全脊髓损伤,伤后未治疗均有脊髓功能恢复,未见加重成完全脊髓损伤;③临床治疗的不全脊髓损伤,如治疗得当,患者均有不同程度恢复。

(四)继发性损伤的发生机制

研究较多的参与机制有血管机制、自由基学说、氨基酸学说、钙介导机制、电解质失衡及炎症等。

1.血管学说

在所有脊髓二次损伤机制中,血管学说的地位相对重要。其中比较明确的机制有微循环障碍、小血管破裂出血、自动调节功能丧失及氨基酸介导的兴奋毒性作用。脊髓损伤后损伤区域局部血流量立即降低,此时若不经治疗,则会出现进行性加重的缺血。脊髓损伤后进行性缺血的确切机制还不清楚,目前认为全身性因素及局部因素均参与了这一过程。严重脊髓损伤导致交感神经兴奋性降低,血压下降,从而使脊髓不能得到有效的局部血液供应。Akdemir 等通过实验性脊髓损伤后发现,损伤后几小时内脊髓血流量进行性下降,可持续 24 小时,且以脊髓灰质最为明显。他们经过病理学检查提示损伤区早期中央灰质出血,之后范围逐渐扩大并向周围蔓延,伤后 24~48 小时出血区及其周围白质发生与周围界限清楚的创伤后梗死。有研究显示,有强烈而持久缩血管作用的内皮素(ET)可能在急性脊髓损伤的继发性损伤中起重要作用,而利用药物改善局部血流,随着血流的恢复,坏死面积及功能丧失均明显减少。

2.自由基学说

脊髓损伤后由于局部缺血、缺氧,导致能量代谢障碍,兴奋性氨基酸积聚,自由基的增加,通过脂质过氧化损伤细胞膜的结构、流动性和通透性,使 Na^+-K^+-ATP 酶活性下降,细胞能量代谢失常,细胞内钙超载,最终导致组织坏死和功能丧失。普遍认为脊髓损伤急性期产生的自由基是引起继发性坏死的主要原因。自由基对细胞膜双磷脂结构进行过氧化作用,生成多种脂质过氧化物,损伤细胞膜,并引起溶酶体及线粒体的破裂。脊髓损伤后内源性抗氧化剂明显减少或耗竭,基础及临床研究认为预先给予抗氧化剂如维生素 E、MP 等可明显减轻组织损害。

3.电解质失衡学说

电解质的平衡对于维持机体生理功能有极为重要的作用,而脊髓损伤后局部内环境破坏,引起离子失衡,诱发脊髓的继发性损害。Ca^{2+} 是脊髓继发损伤连锁反应过程中的重要活性离子之一,发挥着极大的作用。脊髓损伤后,脊髓局部血流量进行性下降,脊髓缺血、缺氧,组织细胞膜上的 Ca^{2+} 通道超常开放,Ca^{2+} 大量内流并聚集在细胞内,而细胞内钙超载,会激活多种蛋白酶及磷酯酶 A_2,经过一系列生化反应,产生大量自由脂肪酸,通过脂质过氧化反应损害细胞器及膜结构,致细胞自溶,后者复又加重微循环障碍,形成恶性循环。

脊髓损伤后病理生理变化是一个由多种因素参与的复杂过程,众多机制均起作用。随着脊髓损伤基础与临床研究的不断深入,对损伤机制的不断明确,最终会探索出比较完善的脊髓损伤治疗方案,进一步改善患者的预后。

三、脊髓损伤诊断与治疗

(一)脊髓损伤的临床表现

在脊髓休克期间表现为受伤平面以下出现弛缓性瘫痪,运动、反射及括约肌功能丧失,有感觉丧失平面及大小便不能自解,2～4 周后逐渐演变成痉挛性瘫痪,表现为肌张力增高、腱反射亢进,并出现病理性锥体束征。

胸段脊髓损伤表现为截瘫,颈段脊髓损伤则表现为四肢瘫,上颈椎损伤的四肢瘫均为痉挛性瘫痪,下颈椎损伤的四肢瘫由于脊髓颈膨大部位和神经根的毁损,上肢表现为弛缓性瘫痪,下肢仍表现为痉挛性瘫痪。

(二)脊髓损伤的神经学检查

1."瘫痪"的定义和术语

(1)四肢瘫:指由于椎管内的颈段脊髓神经组织受损而造成颈段运动和(或)感觉的损害或丧失。四肢瘫导致上肢、躯干、下肢及盆腔器官的功能损害,即功能受损涉及四肢。但本术语不包括臂丛损伤或者椎管外的周围神经损伤造成的功能障碍。

(2)截瘫:指椎管内神经组织损伤后,导致脊髓胸段、腰段或骶段(不包括颈段)运动和(或)感觉功能的损害或丧失。截瘫时,上肢功能不受累,但是根据具体的损伤水平,躯干、下肢及盆腔脏器可能受累。本术语包括马尾和圆锥损伤,但不包括腰骶丛病变或者椎管外周围神经的损伤。

(3)四肢轻瘫和轻截瘫:不提倡使用这些术语,因为它们不能精确地描述不完全性损伤,同时可能错误地暗示四肢瘫和截瘫,仅可以用于完全性损伤。相反,用 ASIA 残损分级较为精确。

(4)皮节:指每个脊髓节段神经的感觉神经(根)轴突所支配的相应皮肤区域。

(5)肌节:指受每个脊髓节段神经的运动神经(根)轴突所支配的相应一组肌群。

(6)感觉平面:通过身体两侧(右侧和左侧)各 28 个关键点(图 3-24)的检查进行确定。根据身体两侧具有正常针刺觉(锐或钝区分)和轻触觉的最低脊髓节段进行确定。身体左右侧可以不同。

2.感觉检查

感觉检查的必查部分是检查身体左右侧各 28 个皮节的关键点($C_2 \sim S_{4\sim 5}$)。关键点应为容易定位的骨性解剖标志点。

3.运动检查

肌肉的肌力分为 6 级。

0 级完全瘫痪。

1 级可触及或可见肌收缩。

2 级去重力状态下全关节活动范围(ROM)的主动活动。

3 级对抗重力下全 ROM 的主动活动。

4 级肌肉特殊体位的中等阻力情况下进行全 ROM 的主动活动。

5 级(正常)肌肉特殊体位的最大阻力情况下全 ROM 的主动活动。最大阻力根据患者功能假定为正常的情况进行估计。

5^* 级(正常)假定抑制因素(即疼痛、废用)不存在情况下,对抗重力和足够阻力情况下全 ROM 的主动活动,即认为正常。

应用上述肌力分级法检查的肌肉(双侧)如下。选择这些肌肉是因为它们与相应节段的神经支配相一致,至少接受 2 个脊髓节段的神经支配,每块肌肉都有其功能上的重要性,并且便于仰卧位检查。

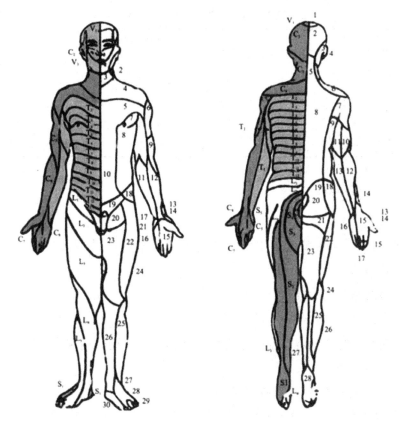

图 3-24 感觉关键点示意

C_5：屈肘肌（肱二头肌、肱肌）。

C_6：伸腕肌（桡侧伸腕长和短肌）。

C_7：伸肘肌（肱三头肌）。

C_8：中指屈指肌（指深屈肌）。

T_1：小指外展肌（小指外展肌）。

L_2：屈髋肌（髂腰肌）。

L_3：伸膝肌（股四头肌）。

L_4：踝背伸肌（胫前肌）。

L_5：足踇长伸趾肌（足踇长伸肌）。

S_1：踝跖屈肌（腓肠肌和比目鱼肌）。

4.Frankel 脊髓损伤分级法

目前临床上应用较多的还有 Frankel 脊髓损伤分级法（表 3-1）。

表 3-1　Frankel 脊髓损伤分级法

等级	功能状况
A	损伤平面以下深、浅感觉完全消失,肌肉运动功能完全消失
B	损伤平面以下运动功能完全消失,仅存某些包括骶区感觉
C	损伤平面以下仅有某些肌肉运动功能,无有用功能存在
D	损伤平面以下肌肉功能不完全,可扶拐行走
E	深、浅感觉,肌肉运动及大小便功能良好。可有病理反射

(三)脊髓损伤的诊断

在临床上诊断并不很困难。根据患者提供的病史、症状,经过全面系统的神经功能检查,再结合 X 线片、CT 和 MRI 等影像学资料,以及诱发电位辅助检查,可得出完整的结论。

(四)脊髓损伤的治疗

1.合适的固定

防止因损伤部位的移位而产生脊髓的再损伤。一般先用颌枕吊带牵引或持续的颅骨牵引。

2.减轻脊髓水肿和继发性损害

(1)地塞米松:10～20 mg 静脉滴注,连续应用 5～7 天后,改为口服,每时 3 次,每次 0.75 mg,维持 2 周左右。

(2)甘露醇:20%甘露醇 250 mL 静脉滴注,每天 2 次,连续 5～7 次。

(3)甲泼尼龙冲击疗法:每千克体质量 30 mg 剂量一次给药,15 分钟静脉注射完毕,间隔 45 分钟后,再以 5.4 mg/(kg·h)维持。脊髓损伤 3 小时内维持 23 小时。脊髓损伤 3～8 小时内维持 47 小时。

(4)高压氧治疗:据动物实验,伤后 2 小时进行高压氧治疗效果最好,这显然不适合于临床病例根据实践经验,一般伤后 4～6 小时内应用也可收到良好的效果。

3.促进神经恢复药物

(1)神经营养因子(NTFs):目前临床较为常用的为鼠神经生长因子(恩经复):18 μg 肌内注射,1 次/天,4 周 1 个疗程。

(2)神经节苷脂(Ganglioside,GM-1):每天 20～40 mg,遵医嘱一次或分次肌内注射或缓慢静脉滴注。在病变急性期(尤急性创伤):每天 100 mg,静脉滴注;2～3 周后改为维持量,每天 20～40 mg,一般 6 周。

4.手术治疗

手术治疗的目的是解除对脊髓的压迫、减轻神经的水肿和恢复脊椎的稳定性。手术的途径和方式视骨折的类型和致压物的部位而定。如果外伤后诊断明确,有明确的骨折脱位压迫神经,原则上无绝对手术禁忌证的情况下急诊手术,可以尽可能挽救患者的神经功能,即便患者神经严重损伤,估计无恢复的希望,也可以稳定脊柱,便于术后护理,大大减少术后并发症。

5.陈旧性脊髓损伤的治疗

实际上是陈旧性脊椎损伤合并脊髓损伤。临床上超过 2 周甚至 3 周,除非手术切开,已不能通过间接整复骨折脱位者为陈旧性脊椎骨折脱位合并脊髓损伤。

陈旧性脊髓损伤分为稳定型和不稳定型,功能障碍主要由不稳定所致。不稳的发生可以是急性、亚急性或慢性,并可引起临床症状和影像学异常进行性加重。不稳定型损伤伴有临床症状者一般需要手术治疗,其目的是:①解除疼痛症状;②改善神经功能;③维持脊柱稳定性,在可能情况下纠正畸形。

四、早期药物治疗与预后评估

(一)脊髓损伤与早期药物治疗的关系

1.脊髓损伤早期药物治疗

治疗的时间窗非常短暂。从病理组织改变看,伤后 12 小时灰质坏死,24 小时伤段脊髓坏死,因此用甲泼尼龙(MP)治疗的时间应控制在伤后 8 小时之内,此时组织的反应已开始,用药可减轻继发损伤。

2.完全脊髓损伤早期药物治疗效果

美国国家急性脊髓损伤研究所(NASCISⅢ)对 499 例脊髓损伤进行治疗,其中完全脊髓损伤占51.5%,分别用 MP 24 小时、48 小时和 lirilazadmesylate(TM)治疗,在 6 个月时,按 ASIA 运动评分,MP 24 小时组为 1.7 分,MP 48 小时组为 4.6 分,TM 组在两者之间,可见完全脊髓损伤,早期药物治疗的效果非常有限,仅有 1 块肌肉功能有所恢复。

据临床观察,完全脊髓损伤早期药物及手术治疗后,颈脊髓损伤可见到 1 个神经根恢复,胸腰段可见腰丛神经根恢复,而胸脊髓伤未恢复。这也说明完全脊髓损伤的药物治疗效果有限。这是因为脊髓已受到完全程度的损伤,继发损伤的作用已经很小。在颈脊髓,同序数神经根是从同序数颈椎的上缘离开颈椎,当颈椎骨折致脊髓损伤时,同序数颈脊髓与其神经根不在损伤的中心而在损伤的上部,损伤相对较轻,故可能恢复。在胸腰段,腰丛($L_2 \sim L_4$)的脊髓在 T_{12} 平面内,L_1 椎体平面为骶髓，当 T_{12}、L_1 骨折脱位时，L_1 骨折，T_{12} 向前脱位，损伤了 T_{12}、L_1 之间的 L_5 与骶髓及其间的腰丛神经根。因为神经根为纤维组织，较脊髓更耐受损伤，所以当脊髓完全损伤时，神经根不一定完全损伤。另外，由于 $L_2 \sim L_4$ 脊髓在 T_{12} 椎管内，它们同时向前移位，不一定损伤，故 $L_2 \sim L_4$ 神经根有可能恢复。

3.不全脊髓损伤早期药物治疗效果

NASCIS Ⅲ 对 48.5% 的不全脊髓损伤患者进行治疗，治疗后 6 个月 ASIA 运动评分：MP 24 小时组为 25.4 分，MP 48 小时组为 28.9 分，TM 组在两者之间，较完全脊髓损伤好。这主要由于脊髓损伤较轻、可逆，抑制继发损伤，有利于脊髓功能恢复。我们在临床中见到较重的不完全脊髓损伤患者（仅保留骶区肛门感觉，上下肢伤平面以下皆瘫），经 MP 24 小时治疗及手术减压后 1 年，上下肢感觉和运动均恢复，排尿功能正常，但遗留病理反射。需要说明的是，虽然在实验研究中许多继发损伤因素分别被抑制后，脊髓功能恢复较对照组佳，但在临床中许多继发损伤因素被抑制后并未见到功能改善，这可能与继发损伤的因素多而我们仅抑制其中一部分，且所占比例或所起作用又较小有关。因此，治疗脊髓继发损伤应采用多方法联合治疗。

（二）脊髓损伤的预后

一般情况下，完全性四肢瘫患者如果损伤超过 1 个月时感觉和运动仍完全丧失，则下肢运动功能几乎没有恢复的可能。也有学者认为患者伤后完全性截瘫 48 小时而无丝毫恢复者，其功能将永久丧失。完全性脊髓损伤患者的大部分神经恢复发生在损伤后 6~9 个月，损伤后 12~18 个月则为进一步恢复的平台期，随后恢复的速度则迅速下降。不完全性截瘫患者损伤 1 个月后肌力 1 或 2 级的肌肉在 1 年后有 85% 肌力提高到 3 级。故目前的临床上，不管是颈椎还是腰椎或者胸椎，对于不完全瘫痪的患者预后较为乐观，而完全性瘫痪的患者，L_2 以下的损伤，可能有部分恢复，也可能由于神经损伤严重无任何恢复。

五、脊髓损伤的展望

脊髓损伤的发病率高，给患者和家属带来严重的身体负担和经济负担，也消耗了大量的医疗资源。目前，对于脊髓损伤的治疗是全世界迫切需要解决的问题。从研究损伤的机制，到干细胞治疗，到转基因治疗，投入了大量的人力和资金。另外，为了脊髓损伤的康复治疗，各种先进的支具也逐渐得到研究发展。我们相信，经过不断地完善和改进，伴随着科学技术的发展，在治疗脊髓损伤上必将取得更大的突破，使更多的截瘫患者站起来成为可能。

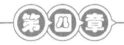

骨盆及髋臼骨折

第一节　骨盆骨折

　　骨盆是由耻骨、坐骨和髂骨组成的(图4-1),髋骨连同骶骨尾骨构成的环状骨性结构,两侧髋骨与骶骨组成的骶髂关节,与脊柱相连,两侧髋臼与股骨头组成髋关节与下肢相连,骨盆是脊柱与下肢间的桥梁。

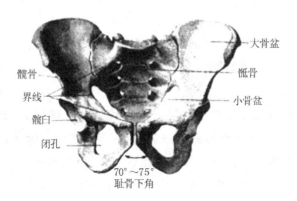

图 4-1　骨盆示意

　　骨盆系一完整的闭合骨环。由骶尾骨和两侧髋骨(耻骨、坐骨和髂骨)构成。两侧髂骨与骶骨构成骶髂关节,并借腰骶关节与脊柱相连;两侧髋臼与股骨头构成髋关节,与双下肢相连。因此,骨盆是脊柱与下肢间的桥梁,具有将躯干重力传达到下肢,将下肢的震荡向上传到脊柱的重要作用。

　　骨盆的两侧耻骨在前方由纤维软骨连接构成耻骨联合(有 4～6 mm 间隙)(图4-2);骶髂关节间隙为 3 cm,关节韧带撕裂时此间隙增宽。骨盆呈环状,其前半部(耻、坐骨支)称为前环,后半部(骶骨、髂骨、髋臼和坐骨结节)称为后环。

骨盆负重时的支持作用在后环部,故后环骨折较前环骨折更为重要;但前环系骨盆结构最薄弱处,故前环骨折较后环骨折为多。

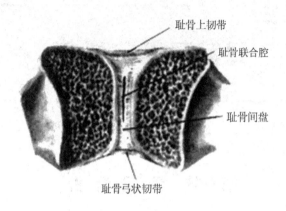

耻骨上韧带

耻骨联合腔

耻骨间盘

耻骨弓状韧带

图 4-2　耻骨联合示意

骨盆对盆腔内脏器、神经、血管等有重要的保护作用。当骨折时,也容易损伤这些器官,盆腔内脏器,虽男女不同,但其排列次序基本一致,由前至后为泌尿、生殖和消化三个系统的器官。位于前方的膀胱、尿道和位于后方的直肠极易损伤。盆腔内有骶神经丛,来源于第 4～5 腰神经和第 1～3 骶神经前支,位于骶骨的前外侧,发出坐骨神经、阴部神经和臀上、下神经。盆腔的血管主要是髂内动脉,在骶髂关节前方由髂总动脉发出后,很快即分为前后支;后支主要供应盆壁,也称壁支,分有闭孔动脉、臀上动脉、臀下动脉、阴部内动脉;前支除供应盆壁外,还供应盆腔内各脏器和外生殖器,也称脏支,分有膀胱上、下动脉、直肠下动脉和子宫动脉。静脉分为壁静脉和脏静脉,前者与同名动脉伴行,后者构成静脉丛,最后都注入髂内静脉。由于盆腔内血管丰富,骨盆本身亦为血循丰富的松质骨,因而骨盆骨折时,常常出血很严重,据资料统计,骨盆骨折出血量为 3 000～5 000 mL,导致失血性休克。

骨盆骨折是一种严重外伤,多由直接暴力骨盆挤压所致。多见于交通事故和塌方。战时则为火器伤。骨盆骨折,半数以上伴有合并症或多发伤。最严重的是创伤性失血性休克及盆腔脏器合并伤,救治不当有很高的死亡率。

一、病因及分类

骨盆骨折主要由直接暴力所致,作用于骨盆力量的方向、部位不同,可造成不同类型的骨折。分类方法较多,但均依据骨盆骨折的部位、暴力方向及骨盆的稳定性进行分类。

（一）按骨盆骨折的部位分类

见图 4-3、图 4-4、图 4-5。

1.骨盆边缘撕脱性骨折

此型骨折骨盆环不受影响。这类骨折多因外力骤然作用,使肌肉猛烈收缩或直接暴力造成,骨折发生在骨盆边缘部位,骨盆环未遭破坏为稳定性骨折。

（1）髂前上棘或坐骨结节撕脱骨折。前者因缝匠肌,后者因腘绳肌猛力收缩所致。

（2）髂骨翼骨折。骨折多因直接暴力（如侧方挤压伤）所致,发生在骨盆边缘,未波及骨盆环。骨折可为粉碎性,一般移位不大。

（3）骶骨骨折或尾骨骨折脱位。多为直接暴力所致,不累及骨盆环。

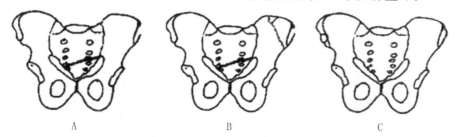

图 4-3　骨盆边缘撕脱骨折示意

A.骶骨骨折;B.骶骨和髂骨骨折;C.右髂前上棘骨折

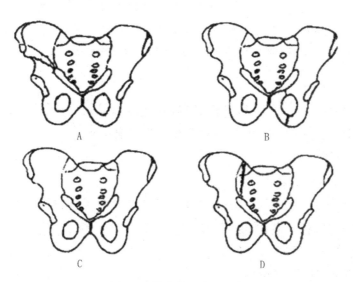

图 4-4　骨盆单处骨折示意

A.髂骨骨折;B.闭孔处骨折;C.轻度耻骨联合分离;D.轻度骶髂关节分离

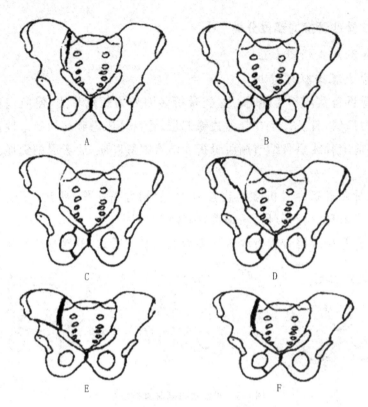

图 4-5　骨盆双处骨折示意

A.耻骨联合分离合并右骶髂关节骨折脱位;B.双侧耻骨上下支骨折 C.右侧耻

骨上下支骨折合并耻骨联合分离;D 右耻骨上下支骨折合并右髂骨骨折 E.髂

骨骨折合并骶髂关节脱位;F.右耻骨上下骨折合并右骶髂关节脱位

2.骶尾骨骨折

(1)骶骨骨折分三区:Ⅰ区在骶骨翼部;Ⅱ区在骶孔处;Ⅲ区在正中骶骨区;

Ⅱ、Ⅲ区损伤会引起骶神经根与马尾神经终端的损伤。

(2)尾骨骨折。

3.骨盆环单处骨折

单处骨折一般不会引起骨盆环变形,其中可分为:①髂骨骨折;②闭孔处骨

折;③轻度耻骨联合分离;④轻度骶髂关节分离。

4.骨盆环双处骨折

(1)双侧耻骨上下支骨折。

(2)一侧耻骨上下支骨折合并耻骨联合分离。

(3)耻骨上下支骨折合并骶髂关节脱位。

（4）耻骨上下支骨折合并髂骨骨折。

（5）髂骨骨折合并骶髂关节脱位。

（6）耻骨联合分离合并骶髂关节脱位。

(二)按骨盆环的稳定性分类(AO分类)

见表4-1。

表4-1　骨盆骨折AO分类表

类别	对损伤的描述
A	稳定性
A$_1$	骨盆环未破裂的骨折
A$_2$	盆环单发伤
A$_3$	移位很少的盆环损伤
B	旋转不稳定、纵向稳定
B$_1$	骶骨压缩性骨折
B$_2$	单侧骶髂关节不完全损伤
B$_3$	双侧骶髂复合体不完全损伤
C	旋转及纵向不稳定
C$_1$	单侧骶髂复合体完全损伤
C$_2$	一侧骶髂复合体完全损伤，另一侧不完全损伤
C$_3$	双侧骶髂复合体完全损伤

二、临床表现

有明确的外伤史，尤其是骨盆受挤压的外伤史。疼痛广泛，活动下肢或坐位时加重。局部有疼痛、肿胀、皮肤损伤、瘀血和浮肿，表浅部位有压痛常可触及移位的骨折端。常有以下特征。

(一)测量脐棘距及髂后上棘高度

脐棘距是指脐部到髂前上棘的距离。正常时双侧相等。压缩损伤时变短，分离损伤变长，髂后上棘后高度，在压缩型伤侧，髂后上棘更为突出且有压痛，在分离型伤侧髂后上棘较对侧低平，也有压痛。

(二)骨盆挤压实验和分离实验阳性

从两侧髂嵴部位向内挤压或向外分离骨盆环，骨折处均因受到牵扯或挤压而产生疼痛（骨盆挤压分离试验阳性）。

(三)肢体长度不对称,患侧肢体缩短

测量脐孔至双踝之间距离,患侧缩短。但从髂前上棘至内踝长度患侧常不缩短股骨头中心脱位的例外。在骶髂关节有脱位时,患侧髂后上棘较健侧明显凸起,与棘突间距离也较健侧缩短。表示髂后上棘向后、向上、向中线移位。

(四)会阴部的瘀斑

会阴部的瘀斑是耻骨和坐骨骨折的表现。

三、并发症与合并症

(一)腹膜后血肿

骨盆骨折为松质骨骨折,本身出血较多,加以盆壁静脉丛多,且无静脉瓣阻挡回流,以及中小动脉易损伤,严重的骨盆骨折常有大量出血,积聚于后腹膜后,患者表现为轻度或重度休克。

(二)腹部脏器损伤

骨盆遭受损伤发生骨折时,也可伤及腹部脏器。肝、肾、脾等实质性脏器损伤可表现为腹痛与失血性休克,空腔脏器破裂,主要是腹膜刺激症状及肠鸣音消失或肝浊音界消失等。

(三)尿道及膀胱损伤

耻骨联合分离和耻骨支移位骨折常合并尿道、膀胱损伤。尿道损伤后排尿困难,尿道口有血迹,膀胱在充盈状态下破裂,尿液可流入腹腔,出现腹膜刺激症状。膀胱在空虚状态下破裂,尿液可渗出到会阴部,导尿管常不能顺利插入膀胱。

(四)直肠、肛管及阴道损伤

耻骨下支和坐骨支骨折时可刺破直肠、肛管及阴道。检查时肛门有血迹,阴道有流血。肛指检查可扪及骨折端。指套上有鲜红的血迹。确诊需直肠镜、窥阴器检查,该损伤早期并无化学性腹膜炎和盆腔炎的表现,一般要在损伤 24 小时以后才能出现症状,此时诊断已晚。

(五)神经损伤

由于骨折部位的不同,神经损伤的部位也不同。骶骨管骨折脱位可损伤支配括约肌及会阴部的马尾神经,骶骨孔部骨折,可损伤坐骨神经根,S_1 侧翼骨折可损伤 L_5 神经,坐骨大切迹或坐骨骨折有时可损伤坐骨神经,耻骨支骨折偶可

损伤闭孔神经或股神髂经,前上棘撕脱骨折可伤及股外皮神经。

(六)大血管损伤

骨盆骨折偶可损伤髂外动脉或股动脉,损伤局部血肿及远端足背动脉搏动减弱或消失,此是大血管损伤的重要体征。

四、诊断

骨盆骨折的诊断,依据外伤史、症状及前述骨盆骨折体征,辅以X线检查,诊断不难做出。重要的是应及时对其并发症及腹腔脏器损伤做出诊断。

(一)X线平片

绝大多数骨盆骨折都能被X线片发现,并可确定骨折部位、移位情况、损伤程度及骨折类型(图4-6)。

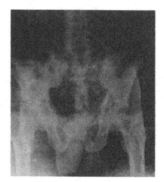

图4-6 右侧坐耻骨盆骨折X线片

1.骨盆前后位片

骨盆前后位片可显示骨盆全貌,应列为常规检查。为了清楚了解骨盆环联合骨折移位情况,有时须加摄骨盆入口位与出口位片。

2.骨盆入口位片

骨盆入口位片能较好地显示骶骨、两侧髂骨的后部,骶髂关节的上方,耻骨联合、耻骨支的上缘部和髋臼的顶部。

3.骨盆出口位片

骨盆出口位片可显示骶骨、髂骨翼、髋臼和髂耻隆突部位的骨折。

(二)CT

CT显示骨盆骨折整体不及普通X线片好,但显示局部微小损伤又较X线照片可靠(图4-7)。此外,CT能显示软组织阴影,这些对进一步判断骨盆损伤的稳定性都有帮助。

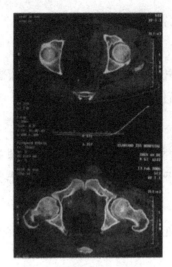

图 4-7　右侧坐耻骨盆骨折 CT 片

(三)螺旋 CT

螺旋 CT 三维重建技术越来越多地应用于骨盆骨折的诊断,使骨盆完整、直观、立体地展现在医师面前,并且可以使图像任意轴向和角度旋转,选择暴露病变的最佳视角观察,对于判断骨盆骨折的类型和决定方案均有指导意义。

五、治疗

骨盆骨折往往伴有严重合并伤,其常较骨折本身更为严重,治疗原则是:应根据全身情况,首先救治危及生命的内脏损伤及出血性休克等并发症,其次才是骨盆骨折本身。以下分述骨盆骨折本身的治疗及合并伤合并症的治疗。

(一)骨盆骨折的治疗

1.骨盆边缘性骨折

无移位者不必特殊处理。髂前上、下棘撕脱骨折可于髋、膝屈曲位卧床休息3～4 周;坐骨结节撕脱骨折则在卧床休息时采用大腿伸直,外旋位。只有极少数骨折片移位明显者才需手术处理。髂骨翼部骨折只需卧床休息3～4 周,即可下床活动;但也有主张对移位者应用松质骨螺钉、动力加压钢板及重建钢板内固定。

2.骨盆环单处骨折

此类骨折无明显移位,对骨盆稳定性的影响不大,卧床休息数周即可。也可用骨盆兜带悬吊牵引固定。骨盆兜带用厚帆布制成,其宽度上抵髂骨翼,下达股骨大转子,悬吊重量以将臀部抬离床面为宜(图 4-8)。5～6 周后换用石膏短裤固定。

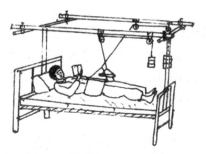

图 4-8　**骨盆兜悬吊牵引固定**

3.耻骨联合分离

单纯性耻骨联合分离且较轻者,可用骨盆兜悬吊固定,但此法时间长,愈合差,目前大都主张手术治疗,在耻骨弓缘用重建钢板做内固定(图 4-9)。

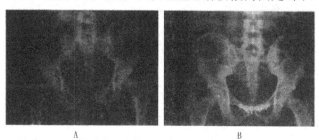

图 4-9　**耻骨联合分离手术前后 X 线片**

A.术前;B.耻骨弓缘重建钢板内固定

4.骶尾骨骨折

采用非手术治疗。以卧床休息为主,骶部垫气圈或软垫。对不稳定性的骶骨骨折,可采用二枚骶骨棒进行内固定。有移位的尾骨骨折,可在局麻下,将手指插入肛门内,将骨折片向后推挤复位。

5.骶髂关节脱位

对髂骨移位不明显者,可采用持续牵引复位,牵引重量应占体重的 1/7～1/5,一般无过牵,且 6 周之前不宜减重,以免又向上脱位,牵引时间不应少于 8 周。对脱位移位较大者,需行闭合复位,必要时可采用松质骨螺钉于骶髂关节后侧固定。

6.骨盆环联合骨折

骨盆环联合骨折为不稳定性骨折,传统治疗方法是采用股骨髁上大重量持续牵引,但此方法难以整复和固定。近20年来,对此类严重骨折,多采用手术复位固定,以使骨折得到良好的复位,同时可缩短治疗时间,减少骨盆骨折后遗症的发生。

7.骨盆外固定器的应用

对生命有威胁的骨盆骨折,早期用骨盆外固定器(图4-10)可使骨折端稳定,控制出血,迅速减轻疼痛,有利于抢救治疗。另外垂直剪力型骨折及难复位的骶髂关节脱位,可采用骨盆外固定器结合股骨髁上牵引治疗。

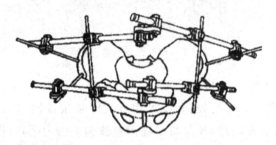

图 4-10　骨盆骨折外固定示意

(二)骨盆骨折合并伤及合并症的治疗

1.腹膜后血肿的治疗

骨盆骨折引起的腹膜后血肿一般不主张手术探查止血,因盆壁静脉丛出血及中等动脉血管出血,常在剖腹后腹腔压力减低使出血加重,上述出血可以来自髂内动脉,也可来自于与髂内动脉无关的血管,且盆腔的侧支循环非常丰富,结扎双侧髂内动脉可减少盆腔出血量,但不一定能完全止血。因此,此种出血性休克一般采用输血治疗,当快速输入一定数量血后,血压仍不能维持者,可先结扎髂内动脉,同时继续大量输血,仍不能稳住血压时,再找寻出血处止血,此种手术成功的机会不多。

2.腹腔脏器损伤

骨盆骨折引起的腹腔脏器损伤多应急诊手术治疗,但有些实质性包膜下破裂,血压稳定,可采用保守治疗,但必须密切观察病情变化。

3.尿道及膀胱损伤

骨盆骨折引起的尿道损伤,应细心的插入较细的软导尿管,不可粗暴放入较硬的导尿管,以免增加尿道的损伤,保留导尿管10～20天,然后定期扩张尿道,防止狭窄。膀胱损伤均应手术治疗探查与缝合。

4.直肠、肛管及阴道损伤

直肠损伤应予修补并做结肠造瘘,低位直肠损伤不能满意缝合肠壁破损处,则强调局部引流,必要时持续负压吸引,同时合理使用抗生素等。阴道损伤应及时修补,避免阴道狭窄。

5.神经损伤

S_1、S_2神经损伤,坐骨神经痛者,可先保守治疗,无效者可手术探查,有足下垂者,应早手术探查减压,骶管区骨折伴大小便功能障碍者,手术椎板减压比保守治疗为好。

6.大血管损伤

骨盆骨折偶可伤及髂外动脉或股动脉,此时应尽早手术修补损伤之血管,控制出血并挽救肢体、挽救生命。髂内动脉栓塞技术可有效控制急性大出血。

第二节　骶骨骨折

骶骨由 5 块椎骨组成,全骨呈倒三角形,比较坚固,其骨折可以单独发生,也可以和骨盆其他部位的骨折同时出现,单独的骶骨骨折以女性多见,有人认为可能与女性的骶骨较为后突有关。

一、病因病理

骶骨骨折多为直接暴力所致,多为高能量损伤的结果,如从高处跌落、车祸事故,建筑物倒塌,骶部被物体撞击或是挤压等,都可以导致骶骨骨折。间接暴力较为少见。从骨盆的结构来看,其最薄弱的部分是髂骨翼和坐耻骨支,如果受到暴力,骨折多发生在上述的部位,单独的骶骨骨折较为少见且多为横行。骨折线多位于骶髂关节平面以下,或第 3 骶椎。视暴力的大小可以是横贯骶骨的完全断裂,也可以是偏向一侧的裂隙骨折,如果暴力较大加之提肛肌的牵拉可以向前移位。由于骶骨的侧块和椎体之间有骶前后孔而较为薄弱,因此骨盆环的多发损伤中,常致该部位的纵向骨折。由于暴力的大小不同,该部位骨折可以呈部分或完全的断裂,一般无移位,严重的可以和同侧骨盆一起上移。骶骨的撕脱骨折较为少见,一般发生在骶结节韧带的附着部,主要是由于骨盆损伤时的变形,而致该韧带的强烈牵拉收缩所致。骶骨骨折根据骨折线的关系,可分为:①垂直型骨折。②斜形骨折。③横行骨折。见图 4-11。

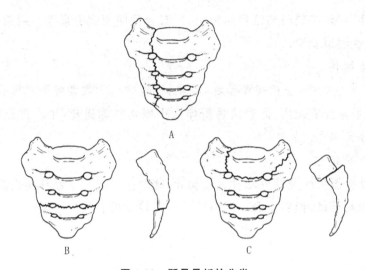

图 4-11　骶骨骨折的分类

A 型包括垂直骨折；B 型包括骶髂关节水平以下
的横行骨折；C 型包括骶髂关节水平的横行骨折

二、临床表现与诊断

有明显的外伤史，骶部疼痛，不能取坐位，行走时由于臀肌的牵拉而使疼痛加剧，如果合并骨盆其他部位的骨折则更为严重，局部有明显的压痛，肿胀和淤血，并可以见到皮肤的擦挫伤。如果骨折伴有骶神经的损伤，则可以出现骶神经的损伤症状，如鞍区麻木和下肢疼痛，多是放射痛，少数患者可以出现尿潴留、尿失禁及下肢肌肉瘫痪。如果骨折发生在骶孔部位，多易伤及 S_1、S_2 神经根，表现为小腿有异样的感觉和触觉痛觉减退，腘绳肌和臀肌肌力减弱，病程长的可以出现肌肉萎缩，跟腱反射减弱或消失。X 线片可以明确骨折线的形态和移位方向，应注意观察骶骨的两侧是否等宽，骶孔的排列是否整齐。如果骶孔的一侧变窄，则说明有挤压骨折，一侧变宽则有裂隙，骶孔的边缘不整齐，多有骨折存在。如果不能确诊，则可拍骨盆的斜位 X 线片或 CT 扫描加以确诊。

三、治疗

无移位的骶骨骨折仅仅需要在臀下放置气垫或其他软的衬垫，卧床休息 2～3 周后，即可下地活动。如果骨折移位但是无明显的神经症状，可以用骨盆兜固定，卧床休息 3～4 周，并配合屈髋屈膝和抬腿等活动。对于纵形骨折的卧床时间以 4～5 周为宜，并且下床的时候应当控制负重，以免因为负重不当而引起骨折移位。若骨折移位明显并且伴有神经的症状，可以用手法复位，以解除神经的压迫,如果复位不成功,可以用钢针撬拨复位或行手术治疗。

四、并发症

主要并发症是直肠和骶神经的损伤,对于前者,治疗的方法同尾骨骨折。对于骶神经的损伤以保守的治疗为主,可以注射营养神经的药物,促进神经的恢复,必要时可以行探查术,手术以解除对神经的压迫、松解粘连为主。

第三节　尾　骨　骨　折

尾骨骨折常发生于滑倒臀部着地或坐位跌下时,在临床上以女性为多见,往往因为忽视治疗而遗留长时间的尾痛症。尾骨在人类的发生学上是一个退化的骨头,在婴幼儿时期尾骨由 4~5 块骨组成,后随发育最后融合成一块尾骨,也可能为 3 节。尾骨在坐位时并不负重,而是由坐骨结节负重,尾骨上端为底、较宽,有卵圆形的关节面和骶骨相关节,其间有纤维软骨盘,尾骨后上部的凹陷和骶骨相连的部分为骶尾间隙。在关节面的后部有一个尾骨角,相当于第 1 尾骨的椎弓和上关节突,尾骨的侧缘是韧带和肌肉的附着处。尾骨的形状可以有很多的变异,长短不一,两侧可以不对称,其屈度可以前弯,可以侧屈,尾骨的各节可以成角。尾骨尖一般为圆形,可以呈分歧状,尾骨可以改变骨盆出口的形状,在妇女分娩的时候有重要意义。骶尾关节可以发生融合,而使尾骨和骶骨愈合成一块骨骼。

一、病因病理

多由于不慎跌倒时,臀部着地,尾骨尖直接撞击于坚硬的物体,致使尾骨骨折或是脱位,并由于提肛肌和尾骨肌的牵拉作用,使骨折端向前方或是侧方移位。

二、临床表现与诊断

有明显的外伤史,伤后局部的疼痛剧烈,尤其是坐位时疼痛加重,由于臀大肌的部分纤维附着于尾骨上,故患者在坐位、站位或者是在行走、跨台阶时,由于肌肉的牵拉而出现疼痛加重。检查时局部有明显的压痛,但是肿胀不明显,肛诊时可以触及尾骨的前后错动。尾骨骨折脱位后,由于附着于其上的提肛肌、尾骨肌和肛门外括约肌以及韧带的张力发生变化,患者往往出现肛门的坠胀感,里急后重等症状。X线片可以确诊,侧位片可以看到尾骨向前移,正位片上可以见到尾骨的远端向侧方移位。

三、治疗

(一)非手术疗法

1.中药治疗

早期可以内服七厘散,元胡伤痛宁等消肿止痛药物,中后期可以口服接骨丹,配合外敷膏药。

2.手法复位

对于骨折无移位或是有移位但是没有肛门坠胀感和大便异常者,不作特殊的处理,仅需卧床1~2周,坐位时可以用气垫保护;对于移位较多而且伴有肛门坠胀和大便次数改变者,要用肛内手法复位胶布固定。

具体方法是:患者取胸膝位或者是侧卧位,医师戴手套,一手的食指或中指插入肛门,抵住骨折或是脱位的远端向后顶挤,另一手用食指和拇指向前挤按骨折或是脱位的近端,双手协作配合,即可复位。复位后可以用宽 2~3 cm,长 20~30 cm 的胶布,一端从中间劈开,劈至离另一端约 10 cm 左右,将未劈开的一端固定于尾骨尖和骶骨部,劈开的两条分别向后外上方绕过臀部拉向双侧髂前上棘加以固定,固定后患者休息2~3周,避免骶尾部的直接坐位,疼痛缓解后应用舒筋活血中药坐浴熏洗。少数患者日后可遗留顽固的尾痛症,可用醋酸泼尼松 25 mg,加透明质酸酶 1 500 U 及适量利多卡因行局部封闭,也可以行骶管封闭,每周1次,3~4次为1个疗程。

(二)手术疗法

病情严重者可以采取尾骨切除术。患者俯卧位,骶尾处的纵行或是"人"字形切口,注意显露骶尾韧带并切断,用骨膜剥离器剥离尾骨,用长钳持住,取出尾骨。术中注意保护肛门周围的括约肌和它的支配神经不受损伤。

四、并发症

尾骨骨折的主要并发症是直肠的损伤,往往有会阴部的坠胀感,肛门指诊可见到手套的血迹及饱满感,应采取直肠修补和造瘘,以防并发弥漫性腹膜炎,引起中毒性休克。

第四节　髋　臼　骨　折

髋臼骨折可由骨盆骨折时耻骨、坐骨或髂骨骨折而波及髋臼,也可由髋关节中心性脱位所致。

一、损伤机制

引起髋臼骨折的最常见机制见于人体自高处坠落时一侧股骨大粗隆撞击地面,此时股骨头撞击髋臼可造成髋臼无移位骨折或髋臼内壁骨折块向盆腔内移位。而当屈髋屈膝时沿股骨纵轴的暴力亦可造成髋臼的后缘骨折。如果下肢处于内收位时则除了导致髋臼骨折之外还容易发生髋关节的后脱位,而当下肢外展时则可造成髋臼顶部的粉碎骨折。此外,挤压伤亦可造成髋臼骨折。

二、分类

关于髋臼骨折目前已有多种分类,其中以 Letournel 和 Judet 的分类最为常用。该分类方法将髋臼视为被包含在两个柱状结构内,即前柱(髂耻柱)和后柱(髂坐柱)。前柱由髂嵴前上方斜向前内下方,经耻骨支而止于耻骨联合,其后外侧面为髋臼关节面的前半部及髋臼前缘;后柱则自坐骨大切迹下降直至坐骨结节,包括坐骨的垂直部分及坐骨上方的髂骨,其前外侧面为髋臼关节面的后半部及髋臼后缘。后柱的内侧面为四边形,称作方形区。基于这些解剖概念,可将髋臼骨折作如下分类(图 4-12)。

(一)简单骨折

1.后壁骨折

见于髋关节后脱位。髋臼后方关节面发生骨折并有移位,但髋臼后柱主要部分未受累及。其中多数后壁骨折表现为骨折片与后柱分离,少数表现为后壁关节面受到压缩并向软骨下骨形成塌陷。部分病例骨折可累及髋臼顶或后壁下缘。

2.后柱骨折

多见于髋关节中心性脱位,少数见于髋关节后脱位。骨折线始于坐骨大切迹顶部附近,于髋臼顶后方进入髋臼关节面,向下至髋臼窝、闭孔及耻、坐骨支,但并不累及髋臼顶。

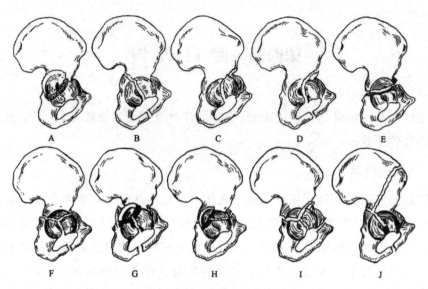

图 4 -12 髋臼骨折的分类

A.后壁骨折；B.后柱骨折；C.前壁骨折；D.前柱骨折；E.横形骨折；F.T 形骨折；G.后柱合并后壁骨折；H.横形合并后壁骨折；I.前壁或前柱合并后半横形骨折；J.两柱骨折

3.前壁骨折

见于髋关节前脱位。指髋臼前缘骨折，发生骨折的关节面与髂耻线相对应，其骨折可为横形或纵形，亦可累及髋臼顶的内侧部分。

4.前柱骨折

见于髋关节前脱位。骨折线常起于髂嵴终于耻骨支使髋臼前壁与髋臼顶前部分离，也可起于髂前上棘与髂前下棘之间的切迹而向耻骨角延伸。此外，当骨折线位置较低时则由髂腰肌沟向耻骨、坐骨支移行部延伸并累及前柱下部。

5.横形骨折

典型横形骨折系指骨折线横行离断髋臼将髋骨分为上方的髂骨和下方的坐骨和耻骨。骨折线可横穿髋臼的任何位置，通常位于髋臼顶与髋臼窝的交界处，称为顶旁骨折；有时骨折线也可经过髋臼顶，称经顶骨折；偶尔骨折线也可经过髋臼窝下方，称顶下骨折。发生横形骨折时，其坐、耻骨部分常向内侧移位而股骨头向中央脱位。

（二）复杂骨折

指同时存在至少 2 种简单骨折。

1.T 形骨折

系在横形骨折基础上又并发下方坐、耻骨的纵形骨折，这一纵形骨折可垂直向下劈开闭孔环或斜向前方或后方,当纵形骨折线通过坐骨时闭孔可保持完整。与横形骨折相似的是,发生 T 形骨折时髋臼顶多不受累及。

2.后柱并发后壁骨折

后柱骨折片可以是一块或数块,而后壁骨折常为不完全性,无明显移位。

3.横形并发后壁骨折

较为常见。多由后脱位所致,也可见于髋关节中心性脱位。

4.前壁或前柱并发后半横形骨折

指前壁或前柱骨折并发与横形骨折后半部分相一致的后柱劈裂骨折。

5.两柱骨折

较为常见,骨折同时累及前柱和后柱,为髋臼骨折中最为严重的类型。其中骨折线在后柱的部分与单纯后柱骨折表现相同,通常位于坐骨大切迹与髋臼之间,另有一前柱骨折线与其汇合。根据前柱骨折线的形态可将两柱骨折分为2个类型。①骨折线与髋臼缘平行并止于髂骨前缘。②骨折线斜向前上止于髂嵴不同部位。两柱骨折时常有后壁粉碎骨折,而前柱的劈裂骨折常累及前壁。

在 Letournel 和 Judet 分类的基础上,AO 分类根据骨折的严重程度进一步将髋臼骨折分为以下类型。①A 型:骨折累及髋臼的前柱或后柱。A1 后壁骨折。A2 后柱骨折。A3 前壁和前柱骨折。②B 型:横形骨折,髋臼顶与髂骨保持连续性。B1 横形骨折,横形并发后壁骨折。B2 T 形骨折。B3 前壁或前柱加后半横形骨折。③C 型:前柱与后柱骨折,髋臼顶与髂骨不连续。C1 前柱骨折延伸至髂嵴。C2 前柱骨折延伸至髂骨前缘。C3 骨折累及骶髂关节。

三、髋臼的生物力学

只有充分了解髋臼的生物力学,才能更好地诊断和治疗它。当股骨头强力作用在髋臼上时可造成髋臼骨折,大部分力作用在足、膝和粗隆上,力的方向从力的作用点画一条直线而到达股骨头的中心,这个方向可判断骨折的位置。例如汽车挡板型损伤、膝髋均屈 90°,如受伤者在受伤时髋处于中立的位置或外展位,暴力方向将向内侧造成后柱骨折。其次损伤还决定于力的特殊性与患者骨的质量。但知道受力的方向可判断大致的骨折类型。

虽然准确的创伤性关节炎发生的病理因素还不清楚,但生物力学因素为其重要因素之一。目前可接受的理论为关节面有效负重区减少,因此接触面的应力增加(应力=力/面积)。另一种理论认为髋臼骨折后,关节对合差,造成髋关节不稳定而引发偏心应力集中,使软骨受损导致骨性关节炎。

目前我们对髋臼骨折后究竟如何影响接触应力的变化知道其少。正常髋关节接触应力为 $0.5 \sim 5.5$ MPa,这依赖于髋关节所处的位置与步态的分期。Adams 认为峰值应力范围 $4.93 \sim 9.57$ MPa,但 Sodge 报道从椅中站起时可达 18 MPa。应力的大小在不同区域是不相同的,较高应力的区域在负重区的中心,低应力区在外围范围。在正常活动时,力通常向上、后内方向传导,但正常髋臼接触区不易确定。移位的骨折通过髋臼上部多波及下部的骨折而更多影响应力接触区。目前最有力的证据是临床的总结。

在日常生活中髋关节所产生的力较其他关节易于分析。在负重时,髋关节所产生的力是体重的 $2.4 \sim 4.8$ 倍,快走与跳跃,力可增加到体重的 5.5 倍。峰值力多发生在足跟触地时,在静止期会减少,在摇摆期力可减少到体重的 $0.1 \sim 0.8$ 倍,此力相当于患者扶拐非负重时的状态。直腿提高可产生相当于体重的 $1.0 \sim 1.8$ 倍的力;起床为 $0.8 \sim 1.4$ 倍;上床为 $0.8 \sim 1.5$ 倍。当人被绊倒时产生的力最大,为体重的 $7.2 \sim 8.2$ 倍,这些正常载荷的证据为我们术后患者的康复训练提供了依据,而且也给我们手术固定提供了力学上的要求。

Sawaguchi 在尸体上做成髋臼横型骨折模型,前柱使用 6.5 mm 拉力螺钉固定和用 3.5 mm 动力加压钢板或重建钢板固定,后柱用重建钢板或 Letournel 钢板固定,当加载的力到体重的 2 倍后,固定未失败,但骨折间隙可见增加 $2 \sim 4$ mm,载荷去除后骨折间隙恢复正常。Schopfer 在尸体上截断后柱骨折用 3.5 mm 重建钢板制动或重建钢板加拉力螺钉固定骨折间隙无变化,但它仅给予体重 75% 的负荷。

上述研究说明尸体模型在研究固定方法方面受到某些限制,目前主要的依据还是靠临床病历的总结。Letournel 已用标准的手术方法成功治疗了许多病例,他的结果提供了最好的证据。

四、临床表现

主要表现为髋关节局部疼痛及活动受限,如并发股骨头脱位则表现为相应的下肢畸形与弹性固定。当发生髋关节中心性脱位时,其疼痛及功能障碍程度均不如髋关节前、后脱位,体征也不明显,脱位严重者可表现为患肢缩短。髋臼骨折时可能并发有盆腔内大出血、尿道或神经损伤,以及骨盆环的断裂和同侧下肢骨折,应仔细检查,以防遗漏。

五、影像学检查

(一)X线平片

为诊断髋臼骨折的常规检查。

1.投照位

Judet 等认为对怀疑有髋臼骨折的病例至少应摄骨盆前后位片、患侧髋关节的前后位片及斜位片。骨盆前后位片有助于诊断双侧髋臼骨折,而髋关节前后位片则可显示以下标志。

(1)髂耻线:起于坐骨大切迹上缘,止于耻骨结节。为前柱内缘线,该线中断常提示前柱或前壁骨折。

(2)髂坐线:由方形区的后 4/5 构成,该线中断提示后柱骨折。

(3)泪滴:外侧缘为髋臼窝的前下缘,内侧缘为方形区的前部,正常情况下泪滴应与髂坐线相交或相切。

(4)髋臼顶线:代表髋臼负重区,与泪滴外侧缘相连续。

(5)髋臼前缘线:代表髋臼前壁。

(6)髋臼后缘线:代表髋臼后壁。髋关节斜位片包括闭孔斜位片与髂骨斜位片。

2.X 线表现

(1)后壁骨折:正位片示髋臼后缘线中断,髋臼骨折块多有移位。由于后缘线的中断或移位,髋臼前缘线显得更为清晰。

(2)后柱骨折:正位片示股骨头中央脱位并伴有髋臼大骨折块的内移,髂坐线中断并脱离泪滴内移,髋臼后缘线在上方中断,并可见髂骨、耻骨支骨折,髋臼顶无异常。

(3)前壁骨折:正位片示髂耻线中断,股骨头前脱位,泪滴内移偏离髂坐线,但仍与移位的髂耻线保持正常关系。

(4)前柱骨折:正位片示髂耻线中断,主要表现为髋臼前缘线中断和(或)泪滴内移偏离髂坐线,并可见髂嵴及坐、耻骨支的骨折线。

(5)横形骨折:正位片可见髂坐线、髂耻线及髋臼前、后缘线等所有纵形及斜形标志线中断,骨折线下方坐、耻骨部分常随股骨头向内侧移位,但髂坐线与泪滴之间关系仍保持正常,髋臼顶多不受累.有时其内侧部分可有骨折但外侧部分始终与髂骨翼保持连续。

(6)T 形骨折:横形骨折线的表现与同横形骨折,而纵形骨折部分则在 OOV

上最为清晰。

(7)后柱并发后壁骨折:后壁骨折及股骨头位置在正位片及 OOV 上显示最为理想,而后柱骨折在正位及斜位片上均表现为髂坐线中断及坐、耻骨支的骨折。

(8)横形并发后壁骨折:正位片常见股骨头后脱位(有时可见股骨头中心脱位),髂坐线、髂耻线及髋臼前、后缘线等中断均提示横形骨折,但闭孔环仍保持完整。OOV 可清晰显示后壁骨折片的形状与大小,IOV 上则可发现髋骨后缘横形骨折线。

(9)前壁或前柱并发后半横形骨折:正位片与 OOV 可显示骨折线前半部分,髂耻线中断并随股骨头移位,髂坐线及髋臼后缘线则因横形骨折而中断。IOV 显示横形骨折位于髋骨后缘。

(10)两柱骨折:表现为围绕中心脱位股骨头的髋臼粉碎骨折。正位片髂坐骨折块及髋臼顶均有明显移位,但泪滴与髂坐线关系少有变化,髂耻线中断,髂骨翼骨折累及髂嵴前缘。OOV 可清楚显示分离移位的前柱骨折,移位的髋臼顶上方可见形如"骨刺"的髂骨翼骨折断端,此为两柱骨折的典型特征。IOV 主要显示后柱骨折的一系列征象。

3.髋臼顶受累程度

Matta 等认为髋臼顶负重区的受累程度在相当程度上决定了髋臼骨折后髋关节的稳定性,并提出顶弧的概念对髋臼顶受累程度进行定量。其具体方法如下。

在 X 线平片上作一通过髋臼几何中心(注意并非股骨头中心)垂线,在由髋臼顶骨折处作一与该几何中心连线,两条线夹角即为顶弧的角度。正位片测得角度为内顶弧角,OOV 和 IOV 测得角度分别为前顶弧角和后顶弧角。当任一顶弧角度小于 45°时髋关节即处于不稳定状态,对于诊断后柱或前柱骨折、横形骨折、前柱并发后半横形骨折具有重要价值,但对两柱骨折及后壁骨折诊断价值不大。

(二)CT 扫描

X 线平片本身所具有的局限性使其有时无法显示髋臼骨折的全貌,根据 Pearoson 和 Hargadon 的统计,髋臼骨折在初次 X 线检查时有 1/3 显示不清,直至 3 个月后复查时才发现有骨折。CT 扫描对关节腔内游离骨折块以及隐匿的股骨头或后骨盆环骨折显示比较满意,而这些异常在 X 线平片上则常因显示不清而容易被遗漏。对于髋臼后缘骨折、髋臼顶骨折以及方形区骨折等,CT 扫描也具有较 X 线平片更好的敏感性,骨折块的位置、范围及粉碎程度均可被清楚显示。此外,对于泪滴、闭孔以及软组织损伤的显示,CT 扫描也有其优越性。Harley 等将 X 线平片与 CT 扫描对于髋臼骨折的诊断价值进行比较,认为尽管两者在诊断髂骨翼、前柱、后柱及耻骨支等部位骨折敏感性无差别,但 CT 扫描结果可信性更高。然而,多数意见认为,CT 扫描在诊断髋臼骨折方面尚不能代替 X 线平片,只有与 X 线平片相结合才能获得更为全面的信息。

近年来,CT 扫描图像的三维重建技术已被用于髋臼骨折的诊断,这对于 X 线平片和轴位 CT 扫描的发现无疑是一种补充,有助于对髋臼骨折进行全面评价。

六、治疗

关于髋臼骨折的治疗目前意见尚未统一,多数意见主张对骨折块无移位或移位较小者应行下肢骨牵引,骨折块移位较大或股骨头脱位者则先行闭合复位及下肢骨牵引,效果不满意者则应尽早行手术复位及内固定治疗,无法行早期手术治疗者可行非手术治疗,后期视病情行关节重建手术。髋臼骨折多为高能损伤,并发胸腔、腹腔脏器损伤以及其他部位骨折比例较高,并常因大出血而导致出血性休克。因此,髋臼骨折的治疗应特别强调优先处理那些对于生命威胁更大的损伤及并发症。

(一)非手术治疗

1.适应证

一般认为,髋臼骨折无移位或移位程度较轻者应行非手术治疗,而如并发股骨头脱位时则应先行闭合复位。某些髋臼骨折虽有移位但估计对预后影响不大者也可考虑非手术治疗。一些作者提出,对于较为严重的两柱骨折,如髋臼与股骨头对合良好应行非手术治疗。需手术治疗的髋臼骨折如并发全身其他部位严重损伤或严重并发症威胁生命时,应先行非手术治疗;待病情允许时方考虑手术治疗。而局部发生感染或有软组织严重挤压伤者也不应行手术治疗。老年性骨质疏松患者一般应行非手术治疗。

2.髋关节脱位的闭合复位

多数髋关节中心性脱位可经下肢骨牵引完成闭合复位。牵引方法多采用合力牵引,即沿股骨干纵轴牵引与经股骨上端向侧方的牵引,其合力与股骨颈纵轴一致。沿股骨干纵轴的牵引多采用股骨髁上骨牵引,牵引重量一般需 30 kg 左右;而经股骨上端的侧方牵引一般采用经股骨大粗隆穿钉的方法,牵引重量为

5～7 kg,也可采用宽布带牵引。Rowe 和 Lowell 主张在全身麻醉下行闭合复位,在下肢牵引基础上通过外展内旋或内收下肢使股骨头复位。有人认为,如果股骨头脱位程度较轻,仅行下肢骨牵引即可使其复位;但脱位程度较严重甚至整个股骨头已进入盆腔,只凭下肢骨牵引恐难使其复位,尚应辅以手法整复。如闭合复位失败或效果不满意则应尽早行手术治疗。

3.下肢骨牵引治疗

对于髋臼骨折无移位者或经闭合复位效果满意者,一律应行下肢骨牵引。牵引方法同髋关节中心性脱位闭合复位,但牵引重量应相应减轻。牵引期间应尽早开始髋关节功能锻炼,并逐步减轻牵引重量,股骨上端侧方牵引一般 2～3 周后即可去除。2～3 个月后去除牵引持拐杖下地活动,但开始负重时间应推迟至复位后 3～6 个月。对于髋臼裂缝骨折或无移位骨折,下肢骨牵引时间可相应缩短,开始负重时间也可相应提前。

(二)手术治疗

1.适应证

髋臼骨折移位明显、骨折累及髋臼顶负重区或股骨头与髋臼对合不佳者,应行手术复位及内固定治疗。而在多发性骨折的病例为便于治疗和护理也可考虑行手术治疗。Stewart和Milford 曾将髋臼骨折的移位程度分为无移位、轻度移位和重度移位,但这一尺度较难掌握。目前多数意见系将3 mm 作为标准:当骨折片移位超过 3 mm 时一般应行手术治疗,≤3 mm时则可不考虑手术。如骨折线位于髋臼顶负重区,尽管髋臼骨折移位程度较轻,但髋关节稳定性可能较差,此时仍应考虑手术治疗。

股骨头与髋臼对合不佳是影响髋臼骨折远期疗效的重要因素之一。一般常用正位片上髋臼顶弧与股骨头的几何中心之间关系来表示股骨头与髋臼对合关系:正常情况下髋臼顶弧与股骨头的几何中心重合,当两中心不重合时提示股骨头与髋臼对合不佳。关节腔内游离骨块的存在常常是妨碍股骨头解剖复位,即股骨头与髋臼对合不佳的主要原因,而关节腔内游离骨块在 X 线平片上常显示不清,因此当股骨头与髋臼对合不佳时应考虑这一可能,必要时应行 CT 扫描或三维重建以明确诊断。

2.手术前准备

除开放性损伤外,髋臼骨折一般不须立即手术。待完成急救处理、明确诊断及病情稳定后可考虑手术治疗。通常髋臼骨折的手术治疗应在伤后 3～10 天内进行,超过这一时限将使手术难度增大并对疗效产生不利影响。

术前应对患者进行全面、细致的检查,对已有的影像学资料应反复阅读并进行分析,对急诊未能完成的特殊位置的 X 线检查应予补充,有条件者应行 CT 扫描。对于手术途径、步骤以及可能遇到的困难应心中有数,较为复杂的骨折应事先安排好复位与内固定的顺序。

麻醉一般采用全身麻醉或硬脊膜外麻醉。使用手术台应有利于肢体放置和牵引,手术过程中应保持膝关节屈曲 45°～60°,以防止坐骨神经受到牵拉。国外已开始对髋臼骨折手术实行术中监护。

3.手术入路

Letournel 认为,任何手术入路都无法满足暴露所有类型髋臼骨折的需要,但就一特定类型的髋臼骨折而言,总有一个最适合的手术入路。用于髋臼骨折手术治疗的主要入路有:①Kocher-Langenbeck入路;②髂腹股沟入路;③延长的髂股入路;④腹直肌旁入路;⑤经皮闭合复位穿钉固定。

(1)Kocher-Langenbeck 入路:患者俯卧位,切口起自髂后上棘处 3 cm 经股骨大粗隆顶端转为沿大腿垂直向下 15～20 cm。依次切开皮肤、皮下组织及阔筋膜,顺切口将臀大肌分开,于股骨转子间窝处将外旋肌群的肌腱附着点切断。由此可显露后柱自坐骨切迹至坐骨上缘部分以及髋臼顶的后部,必要时可将一根斯氏钉打入坐骨结节作为牵引。需行关节内探查时还可切开关节囊。Kocher-Langenbeck 入路适用于:①后壁骨折;②后柱骨折;③后柱并发后壁骨折;④横形并发后壁骨折;⑤坐、耻骨向后移位明显的横形骨位,切口起自前 2/3髂嵴,沿髂嵴向内下方至耻骨联合上方 2 横指处切开,自髂嵴内面牵开并剥离腹肌和髂肌的附着点,显露髂窝直至骶髂关节和真骨盆上缘。于髂前上棘处沿切口切开腹外斜肌腱膜及腹直肌鞘直至腹股沟外环上方 2 cm 处,打开腹股沟管并用橡皮条对精索或圆韧带加以牵引保护。确认腹内斜肌及腹直肌在腹股沟韧带的附着点,并用第 2 根橡皮条对髂腰肌、股神经和股外侧皮折;⑥后柱下方骨折块移位明显的 T 形骨折;⑦骨折线延伸至髂骨前缘的两柱骨折。手术中应注意避免坐骨神经及臀上神经的损伤。

(2)髂腹股沟入路:患者仰卧神经等加以牵引保护,在股血管内侧切开腹内斜肌和腹横肌的联合腱,进入耻骨后间隙,用第 3 根橡皮条牵引保护血管和淋巴管。必要时可将腹直肌肌腱在耻骨的附着部分切断以扩大显露。由此可显露整个髂骨翼的内侧面、前柱和耻骨联合,并可有限地显露后柱。而通过对橡皮条作不同方向的牵引,可作不同部位的显露:最外侧(即髂腰肌外侧)可显露髂窝、前柱和骶骨外侧,而在髂腰肌和血管之间可于前壁水平显露前柱以及方形区、坐骨大切迹等,最内侧可在血管内侧显露耻骨上支甚至耻骨联合。手术后应在耻骨后间隙和髂窝分别置引流管。髂腹股沟入路适用于:①前壁骨折;②前柱骨折;③前壁或前柱并发后半横形骨折;④少数移位不明显的横大腿中段。切开臀筋膜并于髂骨翼外侧面剥离臀肌至髂前上棘,注意勿损伤股外侧皮神经,然后纵行劈开阔筋膜,显露髋关节囊及股骨大粗隆,自大粗隆外侧剥离臀小肌和臀中肌。最终将包括臀肌、阔筋膜张肌以及神经血管束等在内的皮瓣牵向后方,在切断髋外旋肌群后即可显露整个后柱直至坐骨结节。事实上,这一入路可显露除髂耻隆起以上、除前柱下部以外的整个髋骨的外侧面,并可在髂窝和髋关节前方剥离髂腰肌后有限地显露髋骨内板,如切开关节囊还可行关节内探查。

(3)延长的髂股入路:患者侧卧位,切口起自髂后上棘,沿髂嵴向前至髂前上棘沿大腿前外侧向下(指向髌骨外缘),止于上棘之间,水平向前至股三角外侧。分开臀大肌并切断阔筋膜张肌。于股骨大粗隆部截骨,由此可显露髋臼后柱。如需显露前柱尚要于髂前下棘处剥离股直肌附着点,并将腰大肌牵向内侧。切开关节囊后即可显露髋臼关节面。这一入路适用于横形骨折、横形并发后壁骨折以及两柱骨折。还有人采用所谓放射入路,即以股骨大粗隆为中心作 Y 形切口,上至髂前上棘和髂后上棘,下沿股骨干走行,行股骨大粗隆截骨后即可同时显露前、后柱。但也有不少作者认为对于较为复杂的髋臼骨折可采用Kocher-Langenbeck 与髂腹股沟联合入路或 Kocher-Langenbeck 与延长的髂股联合入路,而不必勉强在一条切口内完成难度较大的手术,尤其是陈旧性骨折。此外,尚有人于耻骨联合上方 2 cm 作横切口,于盆腔内行骨折复位及内固定,使骨折复位及内固定效果更为确实可靠,并使并发症发生率有所减低。

延长的髂股入路适用于:①前壁和前柱骨折;②前壁或前柱并发后半横形骨折;③两柱骨折,尤其是骨折线累及骶髂关节者;④部分经顶横形或 T 形骨折,骨折线斜向前下方;⑤受伤时间超过 10 天;⑥粉碎骨折。手术中应注意避免坐骨神经及臀上神经的损伤。

以上 3 个入路最为常用。其中延长的髂股入路可显露整个后柱和大部分前柱,对于同时累及前、后柱的髋臼骨折尤为适宜。腹直肌旁入路对处理前柱及前臂、方形区有很好的显露。

4.手术中复位与内固定

髋臼骨折手术时最为常用的器械包括各种型号的复位钳和复位巾钳,用于控制骨折块的复位及在骨块上钻孔。手术野窄小所造成的器械及内固定物操作不便是术中经常遇到的问题,可用克氏针作临时固定以便利于操作。带有 T 型手柄的 Schanz 螺钉常被旋入坐骨棘以控制容易发生旋转的后柱或横形骨块。股骨牵开器的使用也比较常见,其作用是使股骨头与髋臼相互分开从而便于对关节腔进行探查,也可在处理受伤时间较久之骨折时帮助复位。

髋臼骨折复位时一般应先复位并固定单一的骨折块,然后再将其他骨折块与已固定的骨折块相固定。每一步复位步骤都应力争准确,其中关节外骨折块的复位质量将直接影响到关节面复位的质量,而根据关节外骨折块的复位情况也可间接判断关节面是否复位。当然,关节面复位质量的检查最好应在直视下进行。骶髂关节脱位或移位的骶骨骨折应先行复位与固定。经 Kocher-Langen-beck 入路手术时钢板通常置于髋臼后方,而在延长的髂股入路可将钢板固定在髋臼后方或髂骨翼上,髂腹股沟入路钢板放置位置则多在真骨盆缘以上。某些骨折块可仅用拉力螺钉固定。手术中应行 C 臂透视或摄 X 线平片以检查骨折复位及内固定情况。

5.手术后处理

手术后伤口常规负压引流 24～72 小时,尽早开始髋关节功能锻炼,有条件者应使用 CPM 器械进行锻炼。开始负重视骨折严重程度及内固定质量而定,但完全负重时间不应早于2～3个月。

七、髋臼骨折的并发症

(一)早期并发症

1.死亡

术前的死亡率据报道 0～2.5%,多数为脑栓塞死亡。心肌梗死、脑血管突发疾病也是死亡的原因之一。髋臼骨折为高能量损伤,常并发其他部位的损伤如胸、腹、头部损伤,长骨干的骨折。坐骨大切迹的骨折移位可造成臀上动脉出血,造成腹膜后潜在性出血不易发现。上述的情况必须在髋臼手术前进行治疗,超过 60 岁者死亡率相对增加。

2.感染

在大宗病例报道中,髋臼骨折的感染率为 2%～5%之间,感染率增加的因素之一是并发尿道与肠道损伤。局部软组织损伤可增加感染率。局部肌肉损伤在手术时要清除坏死的肌肉。过度肥胖的患者也较易感染。手术医师无创操作都是减少感染率的原因,一旦出现感染,早期手术引流十分重要。

3.神经损伤

坐骨神经损伤主要波及腓总神经支,常常由于手术中牵拉的医源因素造成。

Moed 认为医源性损伤的情况往往见于患者原始就存在坐骨神经损伤,手术使损伤的概率增加。在用 Kocher Langenbeck 入路时保持伸髋屈膝 60°是非常重要的。晚期坐骨神经损伤发生少见,一般认为异位骨化压迫神经造成。神经损伤的预后,胫神经好于腓总神经,神经恢复时间范围 3 个月至 3 年,前入路可损伤股神经与大腿外侧皮神经。如大腿外侧皮神经损伤,可将残端包埋在肌肉中防止神经瘤产生。如臀大肌向内劈开太多可损伤臀下神经。广泛牵拉臀中肌可造成臀上神经损伤,损伤臀上与臀下神经可造成明显步态跛行,如神经完整预后较好。

4.深静脉栓塞(DVT)

髋臼骨折 DVT 准确发生率还不清楚。Letournel 报道 DVT 与肺栓塞(PE)为 6%。近来 White 使用超声波诊断髋臼骨折并发 DVT,据报道可达 15%。在随机性调查中,骨盆骨折的 DVT 发生率 11%,其中 DVT 占 8%,PE 占 3%。肝素与低分子右旋糖酐等药物可预防此种并发症。小腿泵或足泵可减少这种并发症。

5.血管并发症

在髂腹股沟入路中,可发生股动脉栓塞,动静脉破裂发生率为 0.89%～2.0%,如在大血管附近剥离,可造成淋巴回流受阻。忽视结扎"髂外与髂内吻合支血管"可造成大出血,发生率可达82.5%。固定前柱时,螺钉穿出耻骨可造成股浅动脉、破裂。在坐骨大切迹处可损伤臀上动脉,扩展切口可造成臀肌缺血坏死。

6.螺钉穿入关节

在术毕前用 C 臂机检查螺钉位置相当重要。手术者要相当熟悉髋臼三维解剖,术毕应摄正位、Judet 位评价螺钉的位置,也可使用 CT 检查,如发现螺钉在关节内应尽早取出。

7.继发骨折移位

发生率为 1%,常常由二次暴力造成。第二次手术应慎重考虑,这依赖于移位的程度,因为二次手术可增加异位骨化与复位困难。

(二)晚期并发症

1.不愈合

髋臼骨折内固定术后骨不愈合率 1%,Letournel 报道 569 例在 3 周内手术患者,只有 4 例不愈合。目前报道仅限于少数复杂髋臼骨折及复位不完全髋臼骨折发生此种并发症。

2.异位骨化

通常用 Brooker 分类来描述骨化的程度,近年来有些作者将此分类改良。即不仅在正位相上描述骨化的程度,而且在 Judet 位甚至在 CT 上也做详细描述,在指导治疗上更为有意义。虽然 HO 在髋臼骨折术后发生率较高,但手术切除较少采用。手术指征是只有在其影响关节运动情况下才能切除之。CT 扫描有助于帮助手术的判断,手术时机应在 HO 成熟期进行,通常 6～12 个月。可采用原始切口,坐骨神经与臀上神经血管束应松解,术后通常可改善髋关节运动范围。

3.骨坏死

股骨头坏死率 3%～4%,常常发生在股骨头后脱位的损伤中。在大部分病例中,股骨头塌陷在 2 年内,其预后差。

4.创伤后关节炎

此种损伤是由于复位不完全、软骨损伤、螺钉进入关节造成。软骨损伤与股骨头损伤发生骨性关节炎的概率明显增加。Romness 认为髋臼手术后的全髋置换术失败率较高。

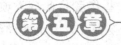

骨科围术期准备

第一节 骨科手术的术前准备

术前准备从门急诊接诊时就已经开始,根据手术的大小、难易和患者的具体情况进行评价,然后决定手术与否。入院后要详细询问病史、全面体检与实验室检查,准确评估心、肺、脑、肝、肾等重要脏器功能、患者的营养和心理状态,分析影响手术安全和术后恢复的因素,采取预防措施,保证患者在最佳状态下进行手术,最大限度防范手术并发症的发生。按照病情的轻重缓急,骨科手术一般被分为急症、限期、择期3种手术方式,术前准备各具特点。

一、急症手术的术前准备

骨科急症手术以创伤为主,快速问清楚致伤因素、受伤时间、过程与机制,判断病情的严重程度。对严重创伤患者,临床上需要决定哪个器官系统损伤的诊治优先处理,正确的处理顺序常决定治疗成功与否,需要在5~10分钟内快速完成对生命体征评估,立即处理呼吸道阻塞、休克、心脏呼吸骤停、大出血等紧急情况,马上建立畅通快速的静脉补液通道,必要时选择深静脉穿刺或静脉切开。需要注意心率增快可能是休克早期的唯一表现,以免延误诊治;对难以控制的大出血,在抗休克同时,需要快速做好手术止血的准备。

患者生命体征一旦稳定,进一步详细询问病史,明确外伤发生的时间、地点、损伤机制、治疗经过、用药情况、进食时间,进行全面的体格检查,可以按照ABCDE的顺序:气道(A,airway)、呼吸(B,breathing)、循环(C,circulation)、功能障碍(D,disability,主要指神经损伤,包括颅脑损伤、脊髓损伤)、暴露检查(E,exposure,脱掉衣服,仔细检查,不能遗漏),注意是否合并血管、神经、重要脏器损伤;对于严重的多发伤,要注意临床表现明显的损伤并不一定是最危急的损伤(如颅脑损伤开始可能没有症状)。在治疗观察12~24小时后,随着病情稳定,一些表现明显的损伤症状缓解,有些起初表现不明显的重要损伤可能显示出来,通过再次全面仔细的体格检查可以发现,结合 B 超、CT 以及 MRI 等明确诊断,避免漏诊。若存在多发伤、复合伤,需要相应多科专家参与讨论手术时机、方案以及相应的术前准备,如同时存在张力性气胸、连枷胸需要胸外科紧急处理。现在老年骨折患者明显增多,多伴有心脑血管疾病、糖尿病等,要重视合并疾病给予急症手术带来的风险,采取相应的处理措施。

在急诊过程中,要注意病史资料的及时记录与完整,特别要注意重要体征的变化和相应的救治措施,体征主要包括精神状态、末梢循环、脉搏、血压以及神经功能等。在生命体征稳定的前提下,根据诊断需要选择进一步辅助检查,X 线常规拍摄正侧位片,包括邻近关节,必要时加摄轴位等特殊体位或对侧摄片对比;CT 可以明确细微骨折和深部位的损伤,如髋关节、骨盆、脊柱等部位的骨折与移位程度、了解有无脊髓受压等;MRI 对于脊柱、脊髓、肌肉和韧带损伤具有独特优势;B 超对判断胸腹部脏器损伤是简便实用的有效方法。

(一)伤口的处理

用无菌纱布或敷料包扎伤口,临时加压止血,防止污染;刺入胸腹部的异物应固定好后搬运,过长者应设法锯断,在手术室取出比较安全,不能当场拔出。离断指(肢)体用干净敷料包裹,可外置冰袋降温保存。

(二)有效固定

四肢骨折可用各种夹板或替代物品进行妥善固定;怀疑脊柱损伤的患者,进行检查、搬动时要平托,颈椎损伤给予颈托或颈部固定器固定,避免脊柱的任何扭曲。

(三)转运流程

对严重创伤患者诊断、手术治疗转运时,需要评估患者的生命体征,一般以生命体征稳定时转运为宜,并记录清楚,备好转运过程急救药品、设施,与接受部门交代清楚,做好相应准备工作。转运前需要与家属做好沟通,告知风险并签字。

二、限期、择期手术的术前准备

限期手术主要针对骨科的恶性肿瘤、部分骨折的复位内固定、神经损伤的探查修复等,需要在一定的时限内完成,否则会影响手术效果或失去手术时机;择期手术患者的病情短时期内不会发生很大变化,手术时间的早晚不会影响治疗效果,可以进行充分的术前准备,选择患者的最佳状态进行手术。例如,系统性红斑狼疮患者进行关节置换手术可以选择系统性红斑狼疮控制稳定后再行手术。

(一)一般准备

(1)手术前与患者和家属进行充分的沟通,签署手术志愿书、知情同意书、手术授权委托书、输血同意书、麻醉同意书;对难度高、风险大以及新开展的手术技术要与麻醉师、患者和家属进行充分沟通,告知清楚。

(2)对骨盆、脊柱等部位进行耗时长、出血量大的手术,如半骨盆切除、骶骨肿瘤切除等,术前必须准备好充足的血制品才能施行手术。

(3)术前2周停止吸烟;纠正水、电解质失衡、贫血、低蛋白血症,术前血浆清蛋白<30 g/L,需要予以支持纠正,降低感染、伤口愈合延迟的发生率。

(4)常规手术术前12小时禁食、4小时禁水,以防吸入性肺炎或窒息;对腹膜后、骶骨前手术需要胃肠道准备,术前3天开始进食流质、口服肠道抑菌剂、术前1天口服泻药或清洁灌肠。

(5)术前有无凝血障碍,术前7天停用阿司匹林、华法林等抗血小板和抗凝药,血小板建议保持在7.5×10^9/L以上。

(二)特殊准备

1.心血管系统

心血管系统疾病是围术期最主要的死亡原因,因此术前手术风险评估的很多指标是针对心血管系统。美国麻醉医师学会(ASA)制订的第一个身体状况分级系统用来评估手术风险,对于手术死亡风险有一定指导意义,原分为五级,现改为六级,具体如下。

Ⅰ:正常健康的患者。

Ⅱ:患者患有中度的系统疾病。

Ⅲ:患者患有严重的系统疾病,其活动能力受到影响但没有丧失。

Ⅳ:患者患有使其丧失活动能力的系统疾病,威胁到生命。

Ⅴ:患者濒临死亡,不手术也将死亡。

Ⅵ:宣布脑死亡的患者,器官被用于移植。

Goldman指数是评估心脏病患者进行非心脏手术风险使用最广泛的方法

（表 5-1）；新近的心肌梗死、不稳定型心绞痛、心力衰竭等属于手术禁忌证，需要治疗稳定后才可手术，一般在 2～3 个月后。临床上非常简便实用的方法是患者能否爬 2 层楼梯，能够爬上 2 层楼梯患者的手术并发症明显低于不能爬上去的。

表 5-1　Goldman 指数

临床表现	得分
收缩期第二心音奔马律或静脉压增高	11
近 6 个月以内的心肌梗死	7
心电图每分钟＞5 个室性期前收缩	7
非窦性节律或心房期前收缩	7
年龄＞70 岁	5
急症手术	4
胸腔、腹腔、主动脉手术	3
显著主动脉瓣狭窄	3
患者一般情况差	3

注：严重心血管并发症的发生率：0～5 分＝1%；6～12 分＝7%；13～25 分＝14%；＞26 分＝78%

高血压为骨科老年患者常见的合并疾病。术前应将血压降至适当水平，未加以控制的高血压患者麻醉手术期间血压波动大，有可能发生心脑血管外，术前需要评估心脑血管功能，检查肾功能和眼底，了解高血压的严重程度，不要求降低到正常水平，一般控制在 21.3/11.3 kPa（160/100 mmHg）以内。术前抗高血压药一般继续使用至手术日晨，术前停药有可能促使高血压反跳和围术期心律失常。鉴于抗高血压药可能加重麻醉期间低血压，目前主张术前采用短效降压药，如钙离子通道阻滞剂，停用长效降压药物如血管紧张素转换酶抑制剂类药物卡托普利，对曾有心脑血管意外的老年患者尤应注意。

2.脑血管

脑卒中多与低血压、心源性栓塞等有关，近期内有短暂脑缺血或脑卒中发作史，择期手术推迟 1～3 个月后进行。

3.呼吸系统

慢性肺部疾病，如气管炎、肺气肿、慢性阻塞性肺病，要了解有无咳嗽、咳痰、气喘和呼吸困难；肺部疾病、严重脊柱侧弯、肥胖患者，术前需要评估肺功能检查或进行血气分析，有助于术中的呼吸管理和术后并发症的风险评估和预防。

4.糖尿病

糖尿病影响伤口愈合，增加感染的发生。术前血糖应该控制在 5.6～

11.2 mmol/L,空腹血糖控制在8 mmol/L以内,尿糖控制在＋～＋＋。

5.长期服用激素

类风湿关节炎、哮喘或股骨头无菌坏死等长期服用激素的患者,术前必须了解肾上腺皮质功能。一般术前2天氢化可的松100 mg/d,手术日300 mg氢化可的松。术中、术后根据应激反应调节剂量,逐步减量。

6.其他

详细了解患者术前的用药情况非常重要,有些药物需要使用到手术前,如心脑血管系统疾病、糖尿病等;有些药物需要停用,如对凝血有影响的阿司匹林、低分子肝素、布洛芬等需要停药。术前中药也要停止使用。

(三)手术部位准备

1.手术部位的标记

所有手术患者术前必须做好手术部位标识,由手术医师用记号笔进行标记,并请患者及家属对手术部位共同确认。手术室工作人员在接患者时依据手术通知单和病历,与病房护士及患者或家属三方核对,再次确认手术患者及手术部位标识。在麻醉与手术开始前,手术医师、麻醉师、手术室护士严格按照手术安全核查制度进行三方核对,确保手术患者与手术部位正确。

2.备皮

传统的术前一日备皮已经不再采用,在毛发稀疏部位无须剃毛。在毛发稠密区可以剪毛或用电动剃刀去毛。必须用剃刀剃毛时(如开颅手术),应在手术开始前在手术室及时剃毛。

3.止血带使用

四肢手术常采用止血带,减少术中出血,保证术野清晰。临床使用的止血带有气囊止血带和橡皮止血带。现一般采用气囊止血带,安全、方便,部分医院仍在沿用橡皮止血带。止血带安放在上臂或大腿上段,止血带与皮肤之间必须用平整的纱布垫予以保护,对于肥胖的患者,肢体呈圆锥形,最好采用锥形的止血带,可以使压力均匀,减少软组织损伤。气囊止血带使用分为消毒与不消毒两种,前者先行手术野消毒铺巾后再安放止血带,后者先安放止血带,再进行手术部位消毒;止血带的压力上肢为250～300 mmHg(33.3～40 kPa),下肢为500～600 mmHg(66.7～80 kPa),充气后一定要记录时间,止血带时间1小时为宜,不能超过1.5小时,以免发生肢体缺血坏死和神经麻痹的严重后果;若在限定时间内不能完成手术,用纱布、棉垫压迫创面,气囊彻底放气后10分钟,再次驱血、充气、止血。

4.患者常见的手术体位与消毒铺巾

骨科手术根据病变部位、手术入路、操作需求的不同,患者体位有多种。各种手术体位需要遵循一般手术基本的注意事项,保持呼吸道通畅、避免胸腹部受压、眼部受压,其次对骨性突起部位受压时要用衬垫保护,以免出现压疮,如骶骨、髂前上棘、股骨大转子、腓骨小头、额面部。对周围神经的直接压迫可导致术后功能性麻痹,如腓骨小头长时间压迫可导致腓总神经麻痹。侧卧位时,应放置腋垫来缓解对腋动、静脉的压迫。长时间侧卧位手术的患者,固定架必须仔细安置,以免影响股静脉回流。类风湿关节炎患者的手术体位是非常重要的,不能过度屈曲颈部。另外,还需避免气管导管扭曲或移位、体位不当引起腹压及硬膜外静脉压增高,致使术中出血增加以及脊髓损伤等。

常用的消毒方法有:①安尔碘皮肤消毒剂完整涂擦皮肤两遍,对黏膜具有一定刺激性;②碘伏是单质碘与聚乙烯吡咯烷酮的不定形结合物,具有刺激小的优点,消毒时碘伏涂擦两遍,对婴儿、面部皮肤、肛门与外生殖器等部位可以选用;③2.5%~3%碘酊完整涂擦皮肤,1~2分钟碘酊自然干后,必须用70%乙醇擦两遍脱碘,待干燥后贴消毒薄膜。

四肢消毒常需要巡回护士协助,托起患肢,直至完成铺巾。消毒上肢时,可以托肘部或上臂,先消毒手和前臂,然后刷手医师戴无菌手套,用无菌手术巾包裹手腕部,提起上肢,消毒余下部分。消毒下肢时,可以将小腿放在支架上,将足踝部消毒完毕后,医师用无菌手术巾包裹足跟,抬起下肢,消毒完余下部分。消毒范围距离切口至少15 cm,四肢通常超过1个关节,如髋关节消毒要达到小腿中段、腕关节要达到肘关节上方。消毒铺巾后,通常采用消毒手术膜覆盖切口周围。完成消毒铺巾后,需要在患者颈部水平拉起两块双层消毒小单,使手术区域与前方麻醉区域隔断。

(四)上肢手术

1.手腕部与前臂手术

患者仰卧位,若为前臂远端手术,上臂可安放非消毒气囊止血带,然后消毒铺巾;若手术部位是前臂近端,消毒铺巾后安放消毒气囊为妥。巡回护士先握患者肘部,消毒手腕部,然后,由一名刷手医师用无菌手术巾包好手部提起患者上肢,消毒前臂、肘部及上臂。若使用消毒气囊止血带,于手术床边铺双层小单,上臂用双层手术巾包裹,消毒绷带包扎,将铺好消毒巾的手术桌移到手术床旁边,上肢置于消毒铺好巾的手术桌上,将上肢套入手术大单的孔洞中,铺好大单。

2.肘部与上臂手术

肘关节前方手术和上臂的前方与内侧手术可采用平卧位。若进行肘关节后方、上臂外侧和后方手术，患者可采用半侧卧位，患侧在上，消毒铺巾后患肢放在胸腹部上进行手术操作。

3.肩部手术

肩关节前侧手术患者仰卧体位，头、颈转向对侧。患侧肩部垫一小枕，使肩关节后方抬高，以备切口延长之需。巡回护士从健侧向上提起患侧，并稍向对侧牵拉，方便消毒肩关节后方，消毒完毕，先在肩关节后方铺双侧中单，减少对上肢牵拉，使肩部向后退回，压住中单，用一大单从腋窝开始向下铺在胸腹部，使患肢靠近胸部，保持轻度外展，在腋前锁骨中段铺消毒手术巾，然后从锁骨上方到肩关节后方铺一消毒手术巾，用毛巾钳固定，用双侧消毒小单，包裹患肢未消毒的手和前臂，再铺腹单。

（五）下肢手术

1.足踝部手术

患者仰卧位，安放止血带后，用一支架从小腿将患肢托起，消毒足趾、足踝部两遍后，刷手医师用无菌手术巾包裹足部，提起患肢，消毒至膝关节上方。在患肢下方用双层中单覆盖手术床和健侧下肢，用无菌手术巾包裹膝关节下方，毛巾钳固定，铺好腹单，用消毒手术贴膜覆盖手术部位。

2.小腿与膝部手术

小腿与膝关节前方手术的消毒铺巾方法同足踝部手术，但消毒需至少到大腿中上部。小腿手术可以使用不消毒气囊，大腿中上部先安放不消毒气囊止血带，然后再消毒铺巾；膝关节手术如果消毒范围受限的话，可使用消毒气囊止血带，在消毒铺巾完成后再安放消毒气囊止血带，消毒范围需到大腿根部。对于小腿与膝部后方手术需要采用俯卧位。铺巾完成后，足部可以套大号无菌手套，再用消毒手术贴膜覆盖。

3.大腿与髋部手术

常见有平卧与侧卧两种手术体位。平卧位通常患侧臀部或骶尾部正中垫枕，使患侧臀部后方离开手术床，方便消毒、手术操作，如髓内钉通常需要从后方插入。抬高患肢，从小腿中段到髂骨上方 15 cm，并向上、向外抬高患肢，消毒后，先用双层无菌手术巾覆盖外阴，中单从臀下方覆盖手术床和健侧肢体，用无菌手术巾或小单铺髋关节周围，双层无菌小单包裹未消毒下肢。铺好腹单，用消毒手术贴膜覆盖手术部位。侧卧位手术，腰部需要垫枕，保持骨盆垂直不动，固定要可靠,以免影响术中判断。患者无菌巾方法与平卧位基本一致。

(六)脊柱手术

常见手术体位有俯卧位、平卧位、侧卧位 3 种。消毒铺巾方法和原则基本相似,以俯卧位为例说明。患者俯卧在四点支撑的腰椎手术支架上,要做好衬垫,保护好髂前上棘和胸部受压部位,避免腹部受压。以手术切口标记为中心消毒,双侧至腋中线,上下范围距离切口 15 cm 以上。铺 4 块无菌手术巾,毛巾钳固定,上下各用无菌小单覆盖,铺好腹单,用消毒手术贴膜覆盖手术部位,铺好手术大单。

第二节　骨科手术的麻醉选择

骨科手术的麻醉分为局部麻醉、全身麻醉或两者联合使用。其中,局部麻醉除了椎管内阻滞外,还包含局部浸润麻醉、表面麻醉、四肢和躯干多部位神经阻滞以及局部静脉麻醉等。

一、麻醉的术前准备

为了保障手术患者在麻醉手术期间的安全,增强患者对手术和麻醉的耐受能力,避免或减少围术期的并发症,应认真做好麻醉的手术前准备工作。麻醉师需要复习病历,补充询问与麻醉有关的病史,如了解既往的麻醉与手术史、吸烟史、药物过敏史,药物治疗中是否使用过类固醇、降压药、强心药、单胺氧化酶抑制药、抗凝药、抗生素、抗胆碱酯酶药等可能对麻醉有影响的药物,尤其遇到特殊、危重病例时,需共同讨论确定手术指征,补充必要的检查和治疗措施,保证医疗安全。

二、麻醉方法的选择

骨科手术可选用局部麻醉、全身麻醉或两者联合,麻醉方法取决于患者的健康状况、手术时间和方式、麻醉医师的技能和习惯,以及患者和手术医师的要求等。椎管内阻滞、神经阻滞与全身麻醉相比,有以下优点:术后提供良好镇痛、恶心呕吐发生率低、呼吸循环抑制较轻、有利于患肢血供、减少静脉血栓形成的机会,以及由于良好镇痛而可以尽早进行活动和功能锻炼等,但椎管内阻滞对需要进行抗凝防止深静脉血栓的患者可能引起硬膜外血肿,严重可导致下肢瘫痪,使用时要注意抗凝时间。

骨科下肢手术常见麻醉选择双侧或单侧蛛网膜下腔阻滞、腰丛加坐骨神经阻滞、神经阻滞复合全身麻醉、单纯全身麻醉(气管插管或喉罩)等。上肢手术根据是否用止血带、手术部位,可在不同径路的臂丛神经阻滞、外周神经阻滞或局部静脉麻醉下完成。肩部手术可实施 C_6 横突神经阻滞、单独经肌间沟臂丛阻滞或臂丛加颈丛联合阻滞;若切口延长到腋窝,可补充皮下局部麻醉药浸润。肘部手术采用肌间沟、锁骨上、锁骨下或腋路臂丛神经阻滞。采用腋路臂丛神经阻滞时,应同时在腋下阻滞 $T_{1\sim2}$ 支配的臂内侧皮神经,以使麻醉效果更完善。手和前臂内侧手术,肌间沟法有时阻滞不全,最好采用锁骨上、锁骨下或腋路臂丛神经阻滞。长时间手术可用持续臂丛阻滞或采用长效局部麻醉药如丁哌卡因或罗哌卡因复合小剂量肾上腺素。上述手术也可以直接选择全身麻醉或复合全身麻醉。双上肢同时手术直接选用全身麻醉。

为减轻患者的恐惧和焦虑,一般在椎管内阻滞或神经阻滞的同时进行清醒镇静。对阻滞失败、有阻滞禁忌证、复杂手术及大儿童患者应选用气管插管(或喉罩等)全身麻醉。估计有气管插管困难时,应在表面麻醉和镇静下行气管内插管或用纤维支气管镜进行气管插管。

类风湿关节炎、强直性脊柱炎、脊柱侧凸畸形、肌营养不良性疾病,都可影响呼吸功能。严重胸廓活动受限,可使胸式呼吸消失,此类患者应避免肌间沟或锁骨上臂丛神经阻滞,否则一旦膈神经阻滞,自主呼吸将无法维持。肌营养不良、肌强直、先天性肌无力患者,均可因呼吸肌无力而致肺活量降低。脊髓前角灰质炎后遗症多见于下肢,偶尔上肢亦可累及,并有肺活量下降,容易引发肺部感染。对骨科患者做胸部X线片有重要意义,可了解肺部情况,并可做术后对照。

外周神经阻滞以往采取直接盲探获得异感的方法,有一定的失败率或神经损伤的潜在风险。采用超声和(或)神经刺激仪定位神经,直观地反映穿刺针的准确位置,穿刺针无须直接接触神经,安全可靠。

三、术中及术后管理

(一)术中监测

部分骨科手术体位特殊、手术持续时间较长、大量失血等,术中需要良好的监测和体液管理。对大手术,除常规的无创动脉压、心电图、指端氧饱和度、呼气末二氧化碳、尿量监测等项目外,最好还进行有创动脉压和中心静脉压监测,有时更需用漂浮肺动脉导管或经食管超声心动图进行监测。对某些脊柱手术,需作脊髓功能监测,常用体感诱发电位(SSEP)、运动诱发电位(MEP)和唤醒试验。需要注意的是:挥发性吸入麻醉药使 SSEP 和 MEP 的潜伏期明显延长,幅度下降,且随吸入浓度的增加抑制作用增强。

(二)失血及节血技术

部分骨科手术会引起大量失血。骨组织血运丰富,手术时骨断面和骨髓腔的渗血不易控制。影响出血的因素包括手术部位、手术时间、操作技巧、患者的凝血功能及麻醉管理质量。脊柱手术时,如腹部受压,也会导致出血量增多。为最大限度地减少失血,减少异体血输入量,可采用多种措施(表 5-2)。

表 5-2 减少失血和异体血输入量的措施

术前自体血储备	麻醉技术
术前红细胞生成素的应用	保持正常体温
急性血液稀释	使用血浆代用品
术中、术后红细胞回收	高浓度氧吸入
抗纤溶药的应用	控制性降压
人工载氧溶液	外科技术的改进

(三)低体温及保温

围术期低体温会影响心血管呼吸系统功能、代谢、凝血功能障碍以及降低免疫力,增加感染率和住院时间。导致低体温的因素包括大型骨科手术时间长,出血量大,体液转移量大,术中冲洗伤口,以及麻醉干扰体温调节中枢,扩张血管,机械控制呼吸散热等。最近,外科手术越来越强调维持正常体温的重要性,通过很多办法实现这一目的,比如保温毯、强力鼓风机、液体加温等。

(四)脂肪栓塞

所有长骨骨折的患者都会产生不同程度的肺功能障碍,但临床上出现明显脂肪栓塞症状者仅占10%~15%,其表现为低氧血症、心动过速、意识改变,以及在结膜、腋下、上胸部有出血点。在尿中查出脂肪滴还不能诊断脂肪栓塞,当X线片显示肺浸润者基本可诊断为脂肪栓塞。脂肪栓塞的病理生理是毛细血管内皮细胞破坏导致毛细血管周围出血渗出,主要表现在肺部和脑部。肺血管渗出造成肺水肿和低氧血症,脑缺氧和脑水肿可导致神经功能障碍。麻醉处理包括及早发现,充分供氧和控制输液量。大剂量激素在严重创伤后短期应用可减轻脂肪栓塞的临床症状,但大多数患者只要适当输液,充分通气以避免低氧血症,其预后通常都很好。

四、骨科患者的某些特殊问题

(一)显微骨科手术的麻醉

各种显微外科手术,包括断指再植、手指转位、游离肌肉和皮瓣移植、游离腓骨移植、足趾移植及手再造术等,手术时间长,要求手术野清晰,同时,保持良好的末梢血供。因此,麻醉作用应完善,防止因疼痛而引起血管痉挛或手术野的移动;麻醉时间能根据手术需要而延长;术中循环稳定,防止低血压,忌用血管收缩药;术后能有持续的镇痛效果。区域阻滞联合轻、中度镇静可满足大多数四肢显微手术的要求,并有利于患肢的血供。双侧上肢手术最好直接选用全身麻醉。下肢可根据手术时间选用硬膜外阻滞或腰麻。复杂的手术也应直接选用全身麻醉。术中应注意失血补充和体液平衡。因手术时间长,应防止局部压迫引起的组织损伤、神经麻痹、关节强直和疼痛。必要时可以应用血液稀释或控制性降压,使出血减至最少并保持清晰手术野。

(二)强直性脊柱炎

由于脊柱韧带、椎间盘逐渐骨化,最终导致整个脊柱僵硬,可累及髋关节、肩关节和肋椎关节,胸廓顺应性下降,影响肺功能,心脏会出现主动脉瓣反流和束支传导阻滞。颈部不能活动的患者,椎骨往往已融合,施行椎管内麻醉很困难,甚至不可能,应选用全身麻醉。上肢手术若用臂丛神经阻滞,应采用腋路法而不用肌间沟法。气管插管应考虑使用纤维支气管镜导引。

第三节　骨科围术期镇痛

疼痛是外科手术最常见问题,影响患者身体康复和生活质量,被称为继血压、呼吸、脉搏、体温之后的"第五大生命体征",因此围术期镇痛非常重要。

骨科围术期疼痛是原发疾病和手术操作引起的疼痛,包括痛觉和反应。痛觉是一种复杂的生理、心理反应,受周围环境、机体状态、心理状态影响;疼痛反应指机体对疼痛刺激产生的一系列病理生理变化,如呼吸急促、血压升高、出汗等。良好的镇痛有助于患肢功能锻炼、促进康复、降低术后并发症、缩短住院时间,提高患者生活质量。

骨科手术疼痛起初由手术切割皮肤引起,而后由创伤导致的受损组织释放化学物质和酶引起,使疼痛呈现"瀑布效应"样扩大,此阶段延续至术后较长时间。

一、疼痛的分类

按疼痛持续时间分为急性和慢性;按程度分为轻、中、重,临床常用的疼痛强度评估方法如下。

(一)数字分级法(NRS)

数字分级法用 0~10 代表不同程度的疼痛,0 为无痛,10 为剧痛(图 5-1)。

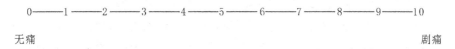

无痛　　　　　　　　　　　　　　　　　　　　　　　　　剧痛

图 5-1　数字分级法

(二)根据主诉疼痛的程度分级法(VRS 法)

0 级:无疼痛。

Ⅰ级(轻度):有疼痛但可忍受,生活正常,睡眠无干扰。

Ⅱ级(中度):疼痛明显,不能忍受,要求服用镇痛药物,睡眠受干扰。

Ⅲ级(重度):疼痛剧烈,不能忍受,需用镇痛药物,睡眠受严重干扰可伴自主神经紊乱或被动体位。

(三)Wong-Baker 脸部表情疼痛强度评分法

每一张脸孔代表所感受疼痛的程度,要求患者选择能够代表其疼痛程度的表情(图 5-2)。方法简单易懂,适用面较广,即使不能完全用语言表达清楚的幼儿也可供临床参考。

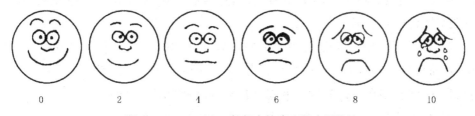

图 5-2　Wong-Baker 脸部表情疼痛强度评分法

二、不同骨科手术的疼痛强度

不同手术的疼痛强度及疼痛持续时间有较大差异,与手术部位及手术类型相关,可以指导镇痛模式的选择。

轻度疼痛评分(1～3分):关节清洗术,局部软组织手术,内固定取出等。

中度疼痛评分(4～7分):关节韧带重建,脊柱融合术,椎板切除术等。

重度疼痛评分(8～10分):骨肿瘤手术,关节置换术,骨折内固定术,截肢术等。

三、疼痛处理原则

围术期镇痛按照时段可以分为术前、术中、术后3个阶段,达到解除疼痛、改善功能、提高患者生活质量的目的。过去"按需镇痛"的传统理念逐步被超前、个体化、多模式镇痛的新理念所替代,处理原则包括5个方面。

(1)重视健康宣教,得到患者配合,消除焦虑、紧张情绪,提高疼痛治疗效果。

(2)准确完善的疼痛评估,需要包括静息与运动两种状态下的程度变化,只有运动时疼痛明显减轻,才更有利于患者的功能锻炼、康复,防止并发症。

(3)超前镇痛:属于术前镇痛。在中枢与外周敏化加重之前采取干预性措施,对伤害性刺激加以阻滞,提高痛阈,达到术后止痛或减轻疼痛目的。部分患者由于原发疾病需要术前镇痛治疗,但要注意停用对出血有影响的药物,如阿司匹林。超前镇痛可抑制周围组织损伤对中枢致敏作用,抑制神经可塑性的形成,减少术后镇痛药物用量。其中心环节是镇痛措施应用的时点和时程。

(4)多模式镇痛:包括同一机制不同镇痛药物、不同作用机制镇痛药物以及不同镇痛方法的联合应用,降低单一用药的剂量和不良反应,提高对药物的耐受性,加快起效时间,延长镇痛时间。

多途径药物镇痛的方式:硬膜外自控持续镇痛泵具有镇痛效果好,但存在低血压、尿潴留、影响肌肉力量、抗凝患者存在椎管内出血的风险;静脉自控镇痛泵临床有恶心、呕吐、呼吸抑制的不良反应;周围神经阻滞常选用股神经、坐骨神经;关节腔内药物注射。

非药物干预措施:包括疼痛教育、放松疗法、按摩疗法、冷冻压迫法(使局部血管收缩,血流减慢,毛细血管的渗透性降低,局部代谢减慢,耗氧量降低,肌肉的紧张度减弱,因而可以有效控制局部出血、减轻组织肿胀和控制疼痛)。

(5)个体化镇痛:治疗方案、剂量、途径及用药时间个体化,应用最小的剂量达到最佳的镇痛效果。

术后疼痛强度高,炎症反应重,强调在初始阶段对疼痛进行有效控制。否则,持续的疼痛刺激可引起中枢神经系统发生病理性重构,如血压升高、焦虑、肺炎、深静脉血栓等,急性疼痛可能发展为难以控制的慢性疼痛,需要重视镇痛。

四、围术期镇痛的常用药物与方案

常用的药物有:①注射药物包括吗啡、哌替啶、曲马朵、COX-Ⅱ抑制剂、消炎镇痛药物;②口服药物包括曲马朵片、COX-Ⅱ抑制剂、消炎镇痛药物。药物选择考虑起效快、持续时间长、给药方便安全、患者舒适。

常用多模式镇痛方案,联合下述 2～3 种方法。

(一)术前

塞来昔布 200～400 mg,术前 4～8 小时口服,或塞来昔布 200 mg 每天1次,术前口服 3 天。

(二)术中关节周围注射

配方是 0.25% 丁哌卡因 400 mg＋吗啡 5 mg＋甲泼尼龙 40 mg＋生理盐水 50 mL。注射部位:植入假体前在膝关节后侧、内侧关节囊及内外侧副韧带起止点处注射;放入骨水泥后在伸肌装置、髌韧带及脂肪和皮下组织处注射。

(三)术后

骨科手术围术期常规使用低分子肝素等抗凝药物,可能引起硬膜外血肿导致肢体瘫痪,近年来硬膜外阻滞镇痛已逐渐少用,多采用静脉镇痛泵;局部神经阻滞采用丁哌卡因或罗哌卡因行单次浸润,可以达到 12～18 小时的镇痛。置管行持续股神经、臂丛神经阻滞可以取得更长时间的镇痛。关节腔内注射局部麻醉药或阿片类药物也可以产生有效镇痛,且十分安全,特别适用于门诊关节镜手术的患者。另外,非甾体抗炎止痛药也可提高镇痛效果,如注射用帕瑞昔布钠 40 mg 肌内注射,每天 1～2 次或塞来昔布胶囊200～400 mg 口服,每天 1 次,使用 1～2 周。也可选用哌替啶、硫酸吗啡缓释片,注意呼吸抑制的发生。

有效的术后镇痛能减少或消除患者身体和精神的痛楚,降低分解代谢,有利于进行早期康复锻炼,降低血栓形成及栓塞发生率,缩短住院天数等。术后镇痛中应注意某些骨科手术可能并发症的发生,如胫腓骨骨折患者术后可发生肌筋膜间隙综合征,其早期症状(剧痛、麻木、无力)在镇痛情况下往往不明显,因而术后应密切注意患肢的情况变化;复杂的全膝关节置换术、足外翻矫形术、高位胫骨截骨术等术后有可能发生腓总神经损伤,早期发现、早期诊断可通过屈曲膝关节、变换包扎方式避免或减轻神经损伤。

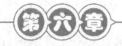

骨科围术期并发症的防治

第一节 术后休克

休克是指机体有效循环血容量减少、组织灌注不足,细胞代谢紊乱和功能受损的病理过程,它是一个多病因引起的综合征。氧供给不足和需求增加是休克的本质,产生炎症介质是休克的特征,有效循环血量锐减是休克的特点,因此恢复有效循环血量,重新建立氧的供需平衡并促进其有效的利用和保持正常的细胞功能是治疗休克的关键环节。现代休克的研究表明,休克是一个从亚临床阶段的组织灌注不足向多器官功能障碍综合征或多器官衰竭发展的连续过程。

一、病因及病理生理

有效循环血容量的减少及组织灌注不足,以及产生炎症介质是各类休克的共同的病理生理基础。

(一)微循环的变化

1.微循环收缩期

血容量减少,引起内脏小动静脉平滑肌、毛细血管前括约肌收缩和动静脉短路开放,毛细血管血流减少,以保证心、脑等重要脏器的有效灌注,维持血压,补充循环血量。

2.微循环扩张期

微循环内动静脉短路等进一步开放,组织灌注更为不足,细胞严重缺氧,酸性代谢产物、组胺等增多,使毛细血管前括约肌舒张,而微静脉仍收缩,微循环"只灌少流或不流",导致血流淤滞,静水压增高,通透性增强,血液浓缩,进一步降低回心血量,致心排血量继续下降,心、脑等重要器官灌注不足。

3.微循环衰竭期

血流淤滞,血液浓缩,黏稠度增加,以及缺氧、渗透性增加,使血液凝集,微血栓形成,从而发生 DIC,细胞和组织损害,功能衰竭。

(二)代谢的改变

1.无氧代谢引起代谢性酸中毒

缺血缺氧使酸性代谢物增加,血管对儿茶酚胺等反应下降,引起血管通透性增加,渗出增加,从而抑制心肌收缩。

2.能量代谢障碍

创伤和手术使机体处于应激状态,交感神经-肾上腺髓质系统和下丘脑-垂体-肾上腺皮质轴兴奋,使儿茶酚胺和肾上腺皮质激素明显升高,从而抑制蛋白合成,促进蛋白分解,促进糖异生,抑制糖降解,并且增强脂肪的分解代谢。

(三)炎症介质释放和细胞损伤

手术、严重创伤刺激机体释放过量的炎症介质形成"瀑布样"级联放大效应。炎症介质包括白介素、肿瘤坏死因子、集落刺激因子、干扰素和一氧化氮等。

代谢性酸中毒和能量不足使细胞膜受损,Na^+-K^+泵、Ca^{2+}泵功能障碍,引起血 Na^+ 降低、血 K^+ 升高,还导致线粒体破坏,引起细胞氧化磷酸化障碍,从而影响能量生成。

(四)内脏器官的继发性损害

1.肺

缺氧使肺毛细血管内皮细胞和肺泡上皮受损,引起肺泡萎陷和不张、水肿,导致肺分流和无效腔通气增加,严重时可引起急性呼吸窘迫综合征(ARDS)。

2.肾

血压下降、儿茶酚胺分泌增加使肾入球血管痉挛和有效循环容量减少,肾小球滤过率下降,发生少尿;休克时肾内血流重新分布,引起肾皮质肾小管缺血坏死,可导致急性肾衰竭。

3.脑

因脑灌注压和血流量下降将导致缺氧,引起脑细胞肿胀、血管通透性增加而导致脑水肿和颅内压增高,出现意识障碍,严重者发生脑疝、昏迷。

4.心

冠状动脉血流减少,导致缺血和酸中毒,损伤心肌,引起心肌的局灶性坏死,影响心肌收缩功能。

5.胃肠道

当有效循环血量不足、血压降低时,胃肠等内脏和皮肤、骨骼肌等外周血管首先收缩,以保证心、脑等重要器官的灌注。随着休克的加重,这种代偿机制如果没能及时纠正,胃肠道可因严重缺血、缺氧导致黏膜细胞损伤、糜烂、出血,甚至肠道屏障作用的破坏。

6.肝

休克可引起肝缺血、缺氧性损伤,可破坏肝的解毒与代谢功能。

二、临床表现

按照休克的发病过程可分为休克早期、休克中期和休克晚期。

(一)症状

1.休克早期

神志清楚,精神紧张;皮肤苍白,口唇甲床轻度发绀;血压尚正常,甚至稍高或稍低,脉压缩小;心率加快,脉细速;尿量正常或减少。

2.休克中期

神志烦躁,意识模糊;四肢温度降低,皮肤湿冷,有花斑;脉细数而弱;血压低于 10.7 kPa(80 mmHg)或测不出,脉压<2.7 kPa(20 mmHg);心音低钝;呼吸表浅;尿少或无尿。

3.休克晚期

意识不清或昏迷,可出现 DIC、急性肾衰竭、急性心力衰竭、急性呼吸衰竭以及脑、消化道和肝功能的障碍。

(二)辅助检查

1.血常规

了解血红蛋白、血小板和白细胞情况,以及是否血液浓缩等。

2.尿常规和肾功能

了解肾血液灌注以及肾功能情况。

3.血电解质检查

了解 Na^+、K^+ 和 Ca^{2+} 等离子情况,是否存在电解质紊乱。

4.动脉血气检查

了解呼吸以及酸碱平衡情况。

5.中心静脉压

反映全身血容量及心功能状态。

6.凝血机制测定

了解凝血因子的消耗程度及反映纤溶活性的多项指标。

三、分类及治疗

休克的分类是为了指导治疗,根据不同类型选择适合的治疗方法。休克的分类方法很多,目前仍无一致意见。主要有按病因分类及按血流动力学特点分类两种。

(一)低血容量性休克

治疗上主要包括补充血容量和积极处理原发病,常规先头低位吸氧,必要时双路给氧。

1.补充血容量

(1)开放多条静脉通路,可行深静脉置管,保证快速补液。

(2)根据血压和脉率的变化来估计失血量,可经静脉快速滴注平衡盐溶液和人工胶体,一般认为血红蛋白浓度>100 g/L可不必输血,低于70 g/L可输浓缩红细胞,70~100 g/L时,根据患者代偿能力、一般情况和其他器官功能来决定是否输红细胞;输入液体的量应根据病因、尿量和血流动力学进行评估,临床上常以血压结合中心静脉压的测定指导补液。

(3)随着血容量补充和静脉回流恢复,组织内蓄积的酸性代谢产物进入循环,应给予碳酸氢钠纠正酸中毒。

2.纠正病因

在补充血容量同时,仍有活动性内、外源性出血,则难以保持血容量稳定,休克也不易控制。因此,查找病因、迅速止血是关键。对于肝脾破裂、急性活动性上消化道出血病例,应在积极补充血容量纠正休克的同时及时手术探查。对于骨科大手术(如髋部手术)后的髓腔或创面渗血,应动态观察引流量,必要时可暂时夹闭引流管,甚至再次手术探查止血。

(二)心外梗阻性休克

骨科术后心外梗阻性休克最常见是由肺栓塞引起。

1.紧急处理

(1)绝对卧床休息,侧卧位,患侧向下避免误吸和窒息。

(2)大流量给氧,力争保持血氧饱和度在95%以上,必要时气管插管或行气管切开。

(3)建立多条静脉通路,留置深静脉管。

（4）密切观察血压、脉搏、呼吸、神志和瞳孔变化。

（5）紧急配血和备血。

2.病因和支持治疗

（1）补液：通常疑似诊断后即开始补液，同时使用血管活性药物。

（2）血流动力学支持：多巴酚丁胺扩张体循环和肺循环血管，增强心肌收缩力，同时降低右心灌注压；多巴胺具有正性肌力作用，剂量过大过小均无效，反而有害。

（3）镇静和镇痛：有焦虑的患者可以选用地西泮静脉或肌内注射，必要时可重复；严重胸痛者还可以使用 NSAIDs 药物。

（4）纠正右心衰竭：可给予硝酸甘油、硝普钠和酚妥拉明等。

（5）抗凝治疗：快速经静脉行有效抗凝，常用的抗凝药物有普通肝素、低分子肝素和华法林。

（6）溶栓治疗：对有明显血流动力学异常，经上述处理无效，且无溶栓禁忌证，可以快速溶栓治疗，首选阿替普酶（tPA），备选链激酶、尿激酶。溶栓绝对禁忌证：活动性内脏出血和近期有自发性颅内出血。

（7）介入治疗和手术治疗：有溶栓禁忌证及经过充分的内科治疗病情迅速恶化的患者，可考虑介入或者手术治疗（经静脉导管碎解和吸栓、肺动脉血栓摘除术）。

第二节　手术部位感染

1999 年美国疾病预防与控制中心（CDC）根据多年的监测结果，提出手术部位感染（SSI）概念代替以往使用的手术切口感染。SSI 是常见的医院内感染和手术并发症，是影响临床疗效的常见原因。根据美国 CDC 院内感染监测系统的报道，手术部位感染在院内感染中居第 3 位，占院内感染患者的 14%～16%，是手术患者最常见的院内感染。手术部位感染常导致手术切口延迟愈合、切口裂开，甚至引起全身感染乃至患者死亡，给患者及社会带来了沉重的负担。有效的控制并降低手术部位感染有助于提升医疗质量，已经成为院内感染控制的重要内容。

SSI 预防控制现状：1999 年 4 月美国 CDC 发布了《手术部位感染预防指南》；2008 年 10 月英国 NICE 发布《手术部位感染预防与治疗指南》，我国原卫生部 2010 年 11 月发布《外科手术部位感染预防与控制技术指南（试行）》。

一、病原微生物学及病因学

细菌、真菌、支原体、衣原体等病原微生物均可导致手术部位感染。大多数手术部位感染是细菌引起的，其中凝固酶阴性葡萄球菌、金黄色葡萄球菌、肠球菌及大肠埃希菌是四种从手术感染部位分离出来的最常见病原微生物。目前由如耐甲氧西林金黄色葡萄球菌（MRSA）或白色念珠菌等抗生素抵抗的病原体导致的手术部位感染正在增多。真菌导致的手术部位感染的发生率也在逐年增加。这部分感染的增加反映了重症患者的增多以及广谱抗生素滥用的影响。暴发性的手术部位感染也可由不常见病原微生物引起，如产气荚膜杆菌、军团菌、假单胞菌等。这些不常见病原体感染的暴发流行，通常可追溯到被污染的敷料、弹性绷带、被定植手术人员、自来水或被污染的消毒剂。当群发手术部位感染包含不常见病原体时，必须正式开展流行病学调查。

二、临床表现

浅表和深部 SSI 伴有红肿痛、压痛及切口渗出等，局部通常柔软或有波动感，也可能表现出体温异常、切口裂开和炎性标志物的升高。根据国际联合委员会（JCI）健康组织认定 SSI 应满足 4 个条件：①伤口中引流出大量脓性物质；②伤口自发裂开，有脓性引流液；③伤口引流液培养阳性，或革兰氏染色细菌阳性；④手术医师注意到切口红肿或引流物流出，认定存在感染，敞开切口。

三、分类与诊断标准

（一）浅表手术切口感染

仅限于手术切口涉及的皮肤和皮下组织，感染发生于术后 30 天内。

具有下列情形之一者即可诊断。

（1）浅表切口有红、肿、热、痛或有脓性分泌物。

（2）通过无菌方式从浅表切口中取得的液体或组织培养分离出微生物。

（3）临床医师诊断的浅表切口感染。

病原学诊断：临床诊断基础上分泌物细菌培养阳性。

(二)深部手术切口感染

无植入物术后 30 天内,有植入物(如人工关节、人工心脏瓣膜等)术后 1 年内发生的,与手术有关并涉及切口深部软组织如肌肉组织或深筋膜的感染。

符合上述规定,并具有下列条件之一的即可诊断。

(1)深部切口引流出或穿刺到脓液(感染性手术后引流液除外)。

(2)切口裂开或者由医师有意敞开的深部切口有脓性分泌物或发热超过 38 ℃,局部有疼痛或者压痛。

(3)手术探查、组织病理学或影像学检查发现涉及深部切口脓肿或其他感染证据。

(4)临床医师诊断的深部切口感染。

病原学诊断:临床诊断基础上分泌物细菌培养阳性。

(三)器官或腔隙感染

无植入物术后 30 天内,有植入物手术后 1 年内发生的,与手术有关(除皮肤、皮下、深筋膜和肌肉外)的器官或腔隙感染。

符合上述规定,并具有下列条件之一的即可诊断。

(1)引流出或穿刺到脓液。

(2)手术探查、组织病理学或影像学检查发现涉及器官或腔隙感染的证据。

(3)临床医师诊断的器官或腔隙感染。

病原学诊断:临床诊断基础上分泌物细菌培养阳性。

四. 易感因素

(一)患者因素

高龄,肥胖,吸烟,营养不良,贫血,免疫抑制,激素应用,各种慢性疾病如糖尿病、慢性肾病等。

(二)医院因素

术前住院时间,术前皮肤消毒,备皮方式及时间;手术部位消毒,术前预防性应用抗生素;手术人员手卫生,感染或带菌手术人员的管理;手术室环境管理:通风,消毒等;手术器械的灭菌,手术过程的无菌操作;手术技术:止血、异物等,手术的持续时间;污染或感染性手术、开放性手术,植入物应用,术中输血等。

常见手术预防使用抗菌药物表,见表 6-1。

表 6-1　常见手术预防使用抗菌药物表

手术名称	抗菌药物选择
一般骨科手术	第一代头孢菌素
应用人工植入物的手术：包括骨折内固定手术、脊柱融合术、关节置换术	第一、第二代头孢菌素,头孢曲松

五、预防及处理措施

(一)术前

(1)缩短患者术前住院时间。

(2)控制糖尿病患者的血糖水平。

(3)戒烟。

(4)纠正营养不良。

(5)正确准备手术部位皮肤：术前晚沐浴,手术前备皮局部擦洗,术前即刻剪除毛发。

(6)合理预防性使用抗菌药物(术前 0.5～2 小时内)。

(二)术中

(1)手术室环境：手术室空气的纯净度直接影响手术部位的愈合,减少人员数量和流动、房门开启、敷料抖动等进而减少浮游菌数量;建设洁净层流手术室,关注普通手术室空调系统污染。

(2)手术室环境管理：保持手术室正压通气和房门关闭;定时对手术室空气及物体表面进行清洁消毒;手术完成手术室需经消毒后才可再次使用;特殊感染手术需进行额外的隔离及消毒处理。

(3)手术器械、手术用物需经严格的消毒、灭菌,并按照规定存放。

(4)手术人员严格的手消毒。

(5)按照规范穿戴无菌手术衣和手套。

(6)无菌敷料覆盖,创造局部无菌环境。

(7)手术过程的遵循严格的无菌操作。

(8)手术技术：彻底止血、清除异物及坏死组织、闭合残腔、正确引流、良好的缝合等。

(9)缩短手术时间。

(10)术中患者保温,防止低体温。

(11)减少输血:输血可抑制免疫功能,异体输血增加手术部位感染率。

(三)术后

(1)保持病床及患者清洁卫生。

(2)加强营养,纠正贫血,保持水、电解质平衡。

(3)注意手卫生:接触患者手术部位、更换手术切口敷料前后进行手卫生。

(4)更换敷料时严格遵守无菌技术操作原则及换药流程。

(5)术后保持引流管通畅,根据病情尽早拔除引流管。

(6)定时观察手术切口愈合情况。

(7)分泌物进行微生物培养,根据药敏试验结果合理使用抗生素。

(8)根据手术切口愈合情况拆除缝线。

(9)制订出院计划:告知院外手术切口护理要求及随访计划。

六、手术部位感染监测

开展手术部位感染监测、收集手术部位感染数据及易感因素信息是减少医院感染的重要手段之一。经过分析,将感染率及感染控制措施反馈给外科医师可明显降低手术部位感染率。

监测方法有:①直接监测法,由外科医师、经培训护士或院感监控人员直接查看手术切口部位发现手术切口感染的方法,研究资料显示该方法最准确,但敏感性较差;②间接监测法,院感监控人员通过审查实验室报告、病历或与基础护理提供者讨论。

仅监测住院患者会低估手术部位感染的发生率,还应重视出院患者监测,12%~84%手术部位感染发生在出院后,多在出院后 21 天内表现出来。因此,无植入物出院患者提倡监测 1 个月,有植入物的需监测 1 年。同时还应该对门诊患者手术部位感染进行监测。对医院进行目标性监测,针对高危人群、高发部位、重点环节进行目标监测,对医院病房、手术室等定期进行环境卫生学监测。

第三节 骨筋膜室综合征

骨筋膜室综合征(CS)又称筋膜间室综合征,系肢体创伤后发生在四肢特定的筋膜间室内的进行性病变,即由于间室内容物的增加,压力增高,致间隙内容物主要是肌肉与神经干发生进行性缺血坏死。

一、病因及发病机制

凡可使筋膜间室内容物体积增加、压力增高或使筋膜间隔区的容积减小,致其内容物体积相对增加者,均可发生筋膜间室综合征。常见的原因有以下几种。

(一)肢体的挤压伤

肢体受重物砸伤、挤压伤或重物较长时间压迫,受压组织缺血,于压力除去后,血液再灌流,使受伤组织主要是肌肉组织出血、反应性肿胀,使间隔区内容物的体积增加,随之压力增高而发病。

(二)肢体血管损伤

肢体主要血管损伤,受其供养的肌肉等组织缺血在 4 小时以上,修复血管恢复血流后,肌肉等组织反应性肿胀,使间室内容物增加,压力增高,而发生本征。肢体创伤出血,在急救时上止血带时间较长,如2~3 小时以上,肢体尚未坏死,但除去止血带之后,肢体反应性肿胀严重者,在下肢可发生小腿筋膜间室综合征。

(三)肢体骨折内出血

肢体骨折,出血流入筋膜间隙内,由于筋膜间室的完整结构并未受到破坏,积血无法溢出而内容物体积增加,使压力增高而发病,可见于胫骨骨折及前臂骨折等。

(四)石膏或夹板固定不当

外用小夹板或石膏夹板固定,由于固定过紧、压力太大,使筋膜间室容积压缩,损伤组织、肿胀,亦使间室内容物增加,如不及时放松夹板,可发生本征,见于前臂或小腿骨折。

(五)其他

截石位手术时,两小腿置于托架上,小腿三头肌受压超过 5 小时,也可致此征。前臂及手部输液渗出,也可致手筋膜间室综合征。

当肢体遭砸压或其他上述病因之后,筋膜间室内的肌肉出血、肿胀,使间室内容物的体积增加,由于受骨筋膜管的约束,不能向周围扩张,而使间室内压力增高。压力增高使间隙内淋巴与静脉回流的阻力增加,而静脉压增高,进而使毛细血管内压力增高,从而渗出增加,更增加了间隔区内容物的体积,使间室内压进一步升高,形成恶性循环,即内容物增加→内压升高→静脉压升高→毛细血管压升高→渗出增加→内容物增加。由于间室内压的增高可使区内组织毛细血管压闭,微循环受阻致组织灌流减少,因缺血、缺氧而坏死。毛细血管在缺氧状态下,其通透性增加,又增加了渗出,形成恶性循环。

二、临床表现

骨筋膜室综合征的发病一般均比较迅速,严重者大约 24 小时即可形成典型的症状和体征。

(一)症状

疼痛及活动障碍是主要症状。肢体损伤后一般均诉疼痛,但在筋膜间室综合征的早期,其疼痛是进行性的,该肢体不因肢体固定或经处理而减轻疼痛,肌肉因缺血而疼痛加重,直至肌肉完全坏死之前,疼痛持续加重而不缓解。由于该肌肉损伤肿胀,主动活动将出现障碍。

(二)体征

肿胀、压痛及肌肉被动牵拉痛是本病重要体征。肢体肿胀是最早的体征,在前臂、小腿等处,由于有较坚韧的筋膜包绕,肿胀不甚严重,但皮肤肿胀明显,常起水疱。肌腹处明显压痛是筋膜间室内肌肉缺血的重要体征。于肢体末端被动牵拉该肌,如前臂掌侧筋膜间室综合征时,被动牵拉伸直手指,则引起屈指肌的严重疼痛。

通过筋膜间室的动脉干供养的肢体末端,颜色大都正常,微血管充盈时间基本正常,但脉搏常减弱或摸不清。神经干对缺血的反应很敏感,短时间缺血即可出现神经传导功能障碍,表现为所支配的肢体末端的感觉减退、肌力减弱,如神经传导功能完全丧失,则支配区感觉完全丧失。

当缺血继续加重,发展为缺血性肌挛缩或坏疽时,症状和体征也将随之改变。缺血性肌挛缩主要临床表现为:①由疼痛转为无痛;②苍白或发绀、大理石花纹等;③感觉异常;④麻痹;⑤无脉即临床的"5P"征象。应注意,一旦"5P"征象均出现时,肌肉多已坏死,即使减压,也将会发生不同程度的功能障碍。

(三)好发部位

骨筋膜室综合征在上肢最好发于前臂掌侧及背侧筋膜间室;下肢好发于胫后深间室及胫前间室,其次为胫后浅间室。手内骨间肌间室也是可能发生筋膜间室综合征的部位。上臂间区及髂腰肌间室偶有发生。

如不及时治疗,筋膜间室综合征的病理变化将继续发展,肌肉、神经干等相继坏死,故晚期体征主要有肢体挛缩畸形及神经干损伤两个方面。

三、诊断

筋膜间隙综合征的诊断贵在早。被动牵拉试验有重要诊断意义,在筋膜室高压发生在前臂掌侧间隙,被动牵拉手指伸直时引起疼痛,大都不能完全伸直手指;在小腿胫前间隙时,被动牵拉足趾跖屈时引起疼痛,而在胫后深间隙,则被动牵拉足趾背屈引起疼痛。

筋膜间室综合征的患者,其体温可能升高,白细胞计数增加,血沉也可能增快,但不一定说明患者有感染。筋膜间室综合征为一种进展性疾病,刚发生时可能症状不明显,遇到可疑情况,应密切观察、反复检查,以便早期确诊,并及时采取治疗措施。

直接测量筋膜间隙测压即间区内压(ICP)在早期诊断和明确手术指征中非常重要。最简单的测压方法是 Whiteside 法。利用普通汞柱血压计,连接三通管,三通的另两端分别连接普通针头和内有生理盐水的注射器。将血压计与被测肢体置于同一平面,刺入筋膜间隙内而刚好不进入肌组织之中,汞柱即可显示筋膜间隙内的压力(图 6-1)。正常压力在 1.3 kPa(10 mmHg)以下,1.3～4.0 kPa(10～30 mmHg)即为增高,超过 4.0 kPa(30 mmHg)为明显增高,有切开减压的手术指征。

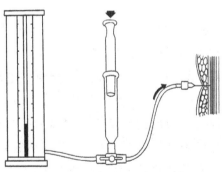

图 6-1　Whiteside 组织压力测试法

四、治疗

筋膜间隙综合征治疗不及时,后果将非常严重,可致神经干及肌肉坏死,从而导致肢体畸形及神经麻痹,康复困难。避免严重并发症的唯一方法,只有早期诊断、早期治疗。

(一)非手术治疗

采用制动、抬高患肢、严密观察。经 7～10 天,肿胀消退,症状消失,可能完全治愈而不留任何后遗症。

(二)手术治疗

进行手术切开筋膜减压的时机对预后至关重要。早期即 24 小时内行切开筋膜减压的患者,除合并有神经本身损伤外,可能完全恢复;晚期手术的病例,随术前时间延长而损伤加重。

1.手术指征

包括:①肢体明显肿胀疼痛;②筋膜间隙张力大、压痛;③肌肉被动牵拉疼痛;④筋膜间隙测压在 4.0 kPa 30 mmHg以上。具有这些症状体征者,应立即手术切开。

2.手术方法

应切开受累间室全长,包括皮肤及深层筋膜,切开长度不够则减压不彻底。前臂一般取掌侧 S 形切口,小腿部采用前外及后内侧双切口切开减压。筋膜切开后,即见肌腹膨出于切口之外,观察肌肉的血运与颜色,一般逐渐红润好转,如有肌膜较肥厚仍约束肌腹不得减压者,可行肌膜切开。除伴有血管损伤者外,一般不探查深部组织,术前桡动脉或足背动脉搏动减弱者,术后脉搏可迅速改善,说明减压有效。

3.术后处理

切开后肌肉颜色迅速转红恢复血运者,应用大量无菌的大网眼纱布覆盖。筋膜间隙内肌肉等组织减压后,由于淋巴与静脉回流,渗出物很多,故需用大量无菌敷料。筋膜间隙切开减压是一个无菌手术,避免继发感染的主要方法是避免污染及尽早二期缝合消灭伤口。有条件者可采用 VSD 等持续负压吸引装置覆盖切开创面,能较好地达到封闭创面及持续引流的目的。术后 1 周左右待肢体消肿后,可在手术室无菌条件下打开创面,给予清创缝合术,可一次缝合或分次缝合,遗留中间不能缝合的部位,如表面肉芽新鲜,可立即行植皮,或待 10~12 天时再次缝合或植皮消灭创面。

(三)筋膜间隙综合征的中晚期治疗

1.中期治疗

筋膜间隙综合征病例至伤后 3~4 周,肢体肿胀开始消退,疼痛消失,可视为中期,此时肌肉已坏死,神经干也已遭受损害,但挛缩畸形尚未出现,应尽快进行肌肉活动锻炼促进恢复,同时仔细检查受累神经的功能。如神经功能无进一步恢复者,应行手术探查,在手术显微镜下做神经松解,以期获得进一步功能恢复。

2.晚期治疗

晚期治疗的目的是矫正畸形、恢复肌肉活动力量及恢复神经功能。一般采用松解术及肌腱延长术来恢复挛缩的肌肉组织,尽可能恢复患肢功能。对于小腿肌缺血挛缩,可酌情采用肌腱延长术及踝、足关节融合术以利于恢复足的负重功能。

第四节　骨折延迟愈合和不愈合

骨折延迟愈合是指骨折经过治疗后,超过其愈合通常所需要的时间(不同部位骨折其通常愈合时间不一样,通常4~8个月),骨折端仍未连接愈合。骨折延迟愈合表现为骨折愈合缓慢,但仍有继续愈合的能力,针对骨折延迟愈合的原因进行恰当处理后,可达到骨折愈合。

骨折不愈合又称骨不连,是指骨折已经超过其愈合通常所需要的时间尚未愈合,且经再度延长治疗时间后(通常骨折后8个月),仍达不到骨性愈合,骨折端可形成假关节,骨折修复过程完全停止,不经特殊治疗则不能产生骨性连接。尽管骨骼的自我修复能力很强,但临床上仍有5%~10%的骨折愈合受到各种因素干扰,导致骨折延迟愈合或者不愈合。骨折延迟愈合和不愈合最常发生于胫骨下段、股骨颈及手舟骨等部位的骨折,主要是因为这些部位骨折后其血供受到严重影响。

一、影响骨折愈合的因素

影响骨折愈合的因素有全身性因素和局部因素。全身性因素包括患者的代谢、营养、健康状况和活动情况。另有报道认为吸烟也与之有关。但除了严重的营养不良外,全身性因素对骨折愈合的影响远不如局部因素的影响大。

局部因素主要有骨折部的血液供应、感染的影响、软组织损伤程度、骨折端软组织嵌入及治疗方法的影响。后者包括反复多次的手法复位、切开复位时对软组织的切开及骨膜的剥离、持续骨牵引时牵引过度、骨折固定不确实、不恰当的功能锻炼,以及开放性骨折清创时摘除碎骨过多等。

二、骨折不愈合临床分型

1976年,Weber和Czech将骨折不愈合分为两大类。

（一）第一类为血管丰富型（肥大型）

骨折端富有生命力，产生明显的生物学反应，摄取^{85}Sr 研究显示骨折端血运丰富。此型骨断端硬化，髓腔闭塞，周围有肥大增生骨痂，但不连续。这种类型又可以分为几种亚型。

1.象足形

骨折端有肥大和丰富的骨痂，该骨折端具有活力，主要由于骨折复位后固定不牢、制动不充分或者负重过早引起。

2.马蹄形

骨折端轻度肥大，骨痂很少。主要由于钢板和螺钉固定不够牢固，骨折端有一些骨痂形成，但是不足以连接骨折端，并且可能有少量硬化。

3.营养不良性

骨折端为非肥大型，缺乏骨痂。主要发生在骨折端明显移位、分离或者内固定时骨折端未能准确对位时。

（二）第二类为缺血型（萎缩型）

骨端缺乏活力，生物学反应较少。摄取^{85}Sr 研究显示骨折端血运较差。骨端萎缩吸收，有的呈锥形，骨质疏松，骨断端间有间隙，无明显骨痂形成。这种类型又可以分为几种亚型。

1.扭转楔形

两骨折端间有一块缺乏或无血供的中间骨片，骨片与一端愈合而与另一端未连接。多见于钢板螺钉固定的胫骨骨折。

2.粉碎性

存在一块或多块无血供的中间骨折块，X线片示未见骨痂。多见于固定骨折的钢板断裂时。

3.缺损性

骨折端存在骨缺损，骨折端虽有血供，但骨痂不能跨过缺损部位，骨折端疏松萎缩。多见于开放性骨折、继发性骨髓炎或因肿瘤切除部分骨干后。

4.萎缩性

中间骨片缺损，其间瘢痕组织缺乏成骨活力，骨折端疏松萎缩。

1989 年，Paley 等根据胫骨骨折端骨缺损、畸形、短缩和分离情况对胫骨骨折不愈合的进行了如表 6-2 所示的分类，同样也适用于其他部位骨折不愈合。

表 6-2　Paley **骨折不愈合分型**

	骨折不愈合类型	主要依据
A 型(骨缺损<1 cm)	A1	松弛性
	A2	僵硬性
	A2-1	无畸形的僵硬性不愈合
	A2-2	伴有畸形的僵硬性不愈合
B 型(骨缺损>1 cm 或有短缩)	B1	有骨缺损,但不短缩
	B2	短缩,但无骨缺损
	B3	短缩,伴骨缺损

三、治疗方法

骨折延迟愈合和不愈合治疗方式的选择,首先应该明确诊断是延迟愈合还是不愈合、临床分型、骨折部位,是否存在畸形、成角和旋转及短缩,邻近关节的功能情况,是否合并感染,局部软组织条件如何,既往手术方式及失败原因等,同时还要考虑患者年龄、身体一般状况如营养状况,以及患者对肢体的功能要求等以便选择最佳的治疗方案。

治疗目的主要是达到骨折愈合,恢复肢体功能,提高生活质量。在治疗骨折延迟愈合和不愈合时还应改善全身营养状况,戒烟,避免服用非甾体类消炎镇痛药和糖皮质激素等药物。

骨折延迟愈合的治疗方式:存在稳定和有效固定并不合并畸形的情况下,可采用局部注射红骨髓或生长因子以及高压氧、电、电磁刺激和低强度脉冲式超声波治疗等。当存在固定不确切,加强固定是最重要的措施,如原已有内固定,可以采用局部外固定加强稳定性或者更改内固定,固定方式的选择需考虑到局部软组织条件。

如已确诊骨折不愈合,则应采用手术治疗,其治疗原则为骨折端准确复位、坚强固定和充分植骨。一般而言,肥大型不愈合单纯牢固固定即可能愈合,而萎缩型不愈合则必须将骨皮质切除并同时植骨才能愈合。

(1)肥大型不愈合:此种类型具有良好的成骨能力和血运,不愈合常是固定失效所致,在骨折端没有骨缺损的情况下,单纯加压固定即可达到骨性愈合,可采用加压内固定或外固定支架加压,但当存在骨缺损时则必须植骨。

(2)萎缩型不愈合:此种类型的血运和成骨能力都较差,手术治疗时必须切除萎缩的骨皮质并充分植骨。植骨术有多种方式,移植骨的来源也较多,有自体骨、异体骨和人工合成骨替代物等。切除萎缩的骨皮质后如缺损较小,可以采用取自体髂骨植骨,若缺损较大,则可考虑其他大段骨移植重建如松质骨嵌入植骨术、腓骨段移植或大块骨移植骨术等。

(3)若存在大段骨缺损,可采用的治疗方法有:一是用带血管蒂腓骨段重建,但是需要具备显微外科技术,手术复杂;二是采用 Ilizarov 外固定技术,其手术方法较简单,但是治疗时间较长。

(4)骨折不愈合合并感染:治疗方案为彻底清除感染灶,修复周围软组织和恢复骨的连续性。其中最为重要的是清除感染,应彻底切除感染的软组织、肉芽组织和窦道,根据药敏试验结果选择敏感抗生素,采用游离或带蒂皮瓣、肌皮瓣等显微外科技术修复软组织缺损,一期行骨延长或二期骨移植重建骨的连续性。最近临床上也逐步开始采用 Ilizarov 外固定技术治疗感染性不愈合。

(5)骨折不愈合合并关节功能障碍:骨折不愈合合并关节功能障碍通常为关节内纤维性僵硬,因为关节松解之后需加强关节功能锻炼,但这会增加骨折内固定失败的风险,除非确信内固定非常牢靠,一般可待骨折不愈合治疗后再行关节松解术。某些关节内骨折不愈合如股骨颈骨折不愈合可考虑行人工髋关节置换术。

(6)如果患者全身情况较差,对患肢功能要求不高,存在大块骨缺损,慢性骨髓炎长期窦道流脓,肌肉、肌腱、神经或血管不能恢复的损伤,软组织覆盖不满意,存在恶变可能等情况下,可以慎重考虑是否行截肢手术。

第五节 异 位 骨 化

异位骨化(HO)是指在正常情况下没有骨组织的软组织内出现成骨细胞,并形成骨组织。多半发生在大关节周围,例如髋关节、肘关节等,发病机制不清。早期局部有明显肿痛,关节活动受限。晚期由于骨组织形成,导致关节活动限制。其基本病理改变是在纤维结缔组织中,原始细胞增殖活跃伴有丰富的毛细血管网,钙盐沉积,形成骨。成熟的异位骨化具有骨的结构,外层包裹纤维结缔组织,里面是成骨细胞,具有小梁结及类骨组织,中心是活跃的原始细胞。

异位骨化与骨化性肌炎有一定区别,后者是指肌肉组织由于损伤或者出血,导致组织机化,形成硬结和挛缩。异位骨化一般有明确的局部损伤史。局部疼痛不一定很明显,但有一定程度的活动受限。骨化性肌炎未必在关节周围,而是比较集中在肌肉内。异位骨化的病因不很清楚,因此预防困难。其产生可能与损伤早期过度活动肢体有关。

一、病因和发病机制

异位骨化形成的是成熟的板层状新生骨,与骨痂形成并无区别。早期表现为大量成纤维细胞的增殖,成熟后与周围软组织分界清楚,呈现典型的分层现象,内层包含大量未分化的间质细胞,中层有大量骨样组织及丰富的成骨细胞,外层有大量矿物质沉积,形成外壳,最后形成致密板层骨。

对于异位骨化的发病机制目前仍不清楚,早在 20 世纪 60 年代有学者即发现了脱钙的骨基质可以诱导异位骨化的形成,并提出骨形态诱导蛋白(BMP)是真正的诱导物。在一个合适的环境里,BMP 具有很强的能力使原始的间充质细胞分化成成骨细胞。并认为,在局部损伤后的炎症反应、静脉淤滞的条件下,正常骨组织可向周围软组织释放 BMP。之后的研究则发现,在骨基质中除了BMP,还存在多种诱导成骨的因子,如 FGF、PDGF、TGF-β 等。一些研究者则认为存在一种中枢型介质,以解释在中枢神经系统损伤患者中异位骨化的高发生率。最近的研究发现前列腺素(PGE_2)是促进原始细胞分化的一种介质。Chalmers 等提出了异位骨化形成所必需的 3 个条件:成骨诱导物、成骨的前体细胞和允许成骨的组织环境,并认为异位骨化的形成与否取决于局部和全身多种刺激成骨和抑制成骨因素的平衡结果。

二、临床表现

早期主要是出现肿痛,可伴有或不伴关节活动受限。但随着病情进展,晚期由于骨组织形成,会导致关节活动限制。

异位骨化通常从临床表现及普通 X 线检查即可确诊。其他诊断技术,如动脉造影、B 超、ECT 骨显像、CT、MRI 等检查也可以帮助诊断,但并不应该作为常规的诊疗方法。这些诊断方法更多的意义在于提示病灶的成熟程度。慢性病灶与急性和亚急性病灶的 MRI 表现可有很大差别。慢性病灶相对容易诊断,典型表现为拥有广泛的低信号强度,其中包含脂肪信号,偶尔慢性病灶 T_2 加权像上显示为高信号强度;急性和亚急性期,不同时期信号强度的差别可能很明显,T_2 加权像上可以看到高信号强度,静脉注入放射性核素增强剂后可见非特异性弥散性增强信号,如增强像足够清楚可见薄边的低信号强度被高信号强度包围。

CT 通过异位骨化病灶的连续切面显示病变具有一个完整包膜,周围是骨化带,中心为透亮区。在病变和创伤骨之间可见明显的隔离区。

移位骨化注意与骨肿瘤相鉴别,主要是骨外膜骨肉瘤和骨软骨瘤等。

三、治疗

对于异位骨化而言,预防比治疗更重要。目前临床上最为常用的 2 个预防骨科创伤后患者异位骨化发生的方法是 NSAIDs 及单剂量的放疗。NSAIDs 的作用机制是通过抑制前列腺素相关的炎症因子而预防异位骨化的形成。目前最常用的 NSAIDs 药物为吲哚美辛,治疗周期为 6 周。单次剂量的放疗主要作用机制为抑制快速增殖和分化的骨祖细胞,因此需在异位骨化始动因子开始发挥作用的 72 小时内进行,甚或更早。

目前公认的治疗异位骨化原则是,在异位骨化形成的早期使用 NSAIDs 药物。目的在于减少炎症反应及疼痛,而非预防或者减少异位骨化的形成。若以上治疗疗效欠佳,存在持续的异位骨化系统症状,可以进行手术切除,术后辅助以预防措施减少异位骨化的再发生率。目前已有研究证据表明,在异位骨化形成早期即进行手术治疗,术后联合应用预防措施,可取得良好疗效。通常手术治疗异位骨化需要待血液中碱性磷酸酶水平降低,同时异位骨化部位的骨在放射学及骨扫描上显示成熟后才可以进行。

参考文献

［1］李文强.现代骨外科手术治疗学［M］.开封:河南大学出版社,2020.

［2］刘英男.现代骨外科显微外科学［M］.开封:河南大学出版社,2020.

［3］骨关节与脊柱外科学［M］.长春:吉林科学技术出版社,2019.

［4］黄江.骨与关节手术学［M］.开封:河南大学出版社,2019.

［5］闫金峰.实用骨关节疾病治疗技术［M］.长春:吉林科学技术出版社,2019.

［6］(日)安田和则.膝、踝关节及足趾截骨术［M］.郑州:河南科学技术出版社,2019.

［7］李浩亮.现代骨外科疾病手术技术［M］.北京:科学技术文献出版社,2020.

［8］宜华兵.骨外科疾病处置与临床实践［M］.北京:科学技术文献出版社,2020.

［9］田全良.脊柱外科与骨创伤系统疾病诊疗学［M］.昆明:云南科技出版社,2020.

［10］魏清柱.骨与关节临床病理学［M］.北京:科学出版社,2019.

［11］(美)梅尔·马默.创伤骨科诊治决策［M］.上海:上海科学技术出版社,2018.

［12］刘祥伟.骨科疾病手术技术［M］.北京:科学技术文献出版社,2018.

［13］管廷进.创伤骨科诊疗学［M］.天津:天津科学技术出版社,2018.

［14］周劲松,贺宝荣.骨科神经损伤学［M］.西安:陕西科学技术出版社,2018.

［15］贾宝欣.临床骨科规范化诊治［M］.天津:天津科学技术出版社,2018.

［16］张宇.骨与关节疾病治疗规范［M］.昆明:云南科技出版社,2019.

［17］何波,何飞.骨关节创伤影像征象解析［M］.北京:人民卫生出版社,2019.

［18］杜心如,张西峰.脊柱外科临床解剖学［M］.济南:山东科学技术出版社,2020.

［19］(英)lennard funk.肩关节运动损伤［M］.北京:中国科学技术出版社,2020.

［20］杨海鹏,杨卫青.常见九大骨关节疾病诊断与治疗［M］.郑州:河南科学技术

出版社,2021.

[21] 李玉军.骨关节外科综合治疗及进展[M].北京:科学技术文献出版社,2019.

[22] 王一民,刘黎军,邓雪峰.实用创伤骨科学[M].北京:科学技术文献出版社,2019.

[23] 孙海军.临床骨科诊治难点与对策[M].北京:科学技术文献出版社,2018.

[24] 高洪宽.临床骨科手术技巧与康复[M].武汉:湖北科学技术出版社,2018.

[25] (美)查德·斯塔奇(Chad Starkey),(美)莎拉·D.布朗(Sara D.Brown).骨科与运动损伤检查手册[M].天津:天津科技翻译出版公司,2018.

[26] 王建航.现代创伤骨科急救学[M].西安:西安交通大学出版社,2018.

[27] 王世辉.临床骨科手术技巧与进展[M].武汉:湖北科学技术出版社,2018.

[28] 郭亚.现代骨科手术与关节外科学[M].武汉:湖北科学技术出版社,2018.

[29] 杨镇源,朱换平,王宗儒.脊柱骨关节疾病及新技术治疗[M].北京/西安:世界图书出版公司,2020.

[30] 孙鲁宁.膝关节镜与肩关节镜手术康复指导[M].江苏凤凰科学技术出版社,2020.

[31] 张建.新编骨科疾病手术学[M].开封:河南大学出版社,2021.

[32] 樊政炎.临床外科与骨科诊疗[M].长春:吉林科学技术出版社,2019.

[33] 刘军译.骨科关键技术[M].济南:山东科学技术出版社,2019.

[34] 韦向荣,高海鹏,梁智林.骨科临床诊断与手术学[M].长春:吉林科学技术出版社,2019.

[35] 刘红喜.简明创伤骨科治疗学[M].长春:吉林科学技术出版社,2019.

[36] 谭小波,莫世赞,李翱翔,梁华杰.2种多模式镇痛方案在膝关节周围骨折术后早期镇痛的效果[J].中国伤残医学,2021,29(3):10-11.

[37] 樊仕才,刘涵,黄复铭.髋臼骨折手术入路选择的原则与复位固定技巧[J].中华骨科杂志,2021,41(1):58-66.

[38] 吕根.脊柱内镜在脊柱手术患者中的应用效果[J].医疗装备,2021,34(2):43-44.

[39] 常青,胡雪峰,孙金磊.常用骨科封闭疗法技巧[J].包头医学院学报,2020,36(5):113-116.

[40] 吴傲.探讨微创脊柱创伤手术治疗脊柱创伤的效果[J].中国伤残医学,2021,29(19):22-23.